백년운동

척추·관절 아프지 않게 100세까지 운동하는 방법

백 년 운 동

정선근

untangling

영미와 범준, 수은, 기량에게

프롤로그

빛나는 졸업장을 드리는 진료실에서…

진료실에서 척추와 관절 문제가 해결된 분들께 '졸업장'을 드린다. '치료가 끝났으니 병원에는 그만 오셔도 되고 혹시 문제가 생기면 다시 연락하시라'라는 내용이 적힌 한 페이지짜리 인쇄물이다. 졸업장을 받고 기쁜 마음으로 진료실을 나서다가 황급히 되돌아오는 분이 많다. 십중팔구는 운동 관련 질문이다. "운동해도 되나요?", "운동은 언제부터 할 수 있나요?" 혹은 더 구체적으로 "골프 쳐도 되나요?", "탁구 쳐도 되나요?" 등이다. 졸업을 하고 상급학교로 진학하는 설레는 마음이 느껴지는 대목이다. 이 책은 이런 분들을 위해 쓰기 시작하였다.

드물게는 졸업장을 받으면서 눈물짓는 분도 있다. 감격에 겨운 눈물이 아니라 졸업했다 다시 아프면 어떻게 하나 하는 걱정에서 흘리는 눈물이라는 것을 최근에 알았다. 졸업 후에 다시 진료실을 찾을 일이 생기지 않도록 도와 드리는 것 역시 이 책의 목표이다.

생명과학과 의학의 눈부신 발전으로 웬만하면 100세까

지 살 수 있는 세상이 되었다. 문제는 그 100년을 '어떤 모습으로 살 것인가'이다. 천근만근 무거운 몸을 이끌고 마지못해 살아가며 배우자나 자식에게 큰 짐으로 100세를 채울 것인지, 아니면 빛나는 중년, 활기찬 노년으로 100세까지 청춘으로 살아갈 것인지가 포인트이다. 진료실을 졸업하다 돌아서는 이유도 이 포인트를 깊이 공감하기 때문이리라.

결국은 운동이다. 유산소운동으로 심장과 폐에서 두뇌에 이르기까지 우리 몸의 모든 장기와 조직의 생물학적 기능을 향상하고, 근력운동으로 근골격계의 기능을 증진하며 활성화하는 것이 정답이다.

그런데 누가 운동 좋은 줄 몰라서 안 하는가? 나이가 들면서 운동하기 어려운 데는 이유가 있다. 더 건강해지려고 하는 운동이 오히려 독이 되어 뒤통수를 치는 경우가 흔하기 때문이다. 허리가 아파 시작한 운동이 심한 디스크탈출증을 유발하는 경우는 너무나 흔하다. 잘 치료되던 허리가 잘못된 운동으로 다시 요통의 나락에 빠지는 경우도 있다. 어깨나 무릎 통증을 치료하려고 매일 하던 운동이 관절을 점점 더 망가뜨리는 경우도 있지만 운동을 하면 나을 병인데도 몰라서 방치하다가 병을 키우는 경우도 있다.

이 책에는 나이가 들어 약해지는 척추와 관절 기능을 향상하는 적절한 운동법을 소개한다. 이른 여름 신록과 같은 생생한 젊은이부터 내일모레 100세를 바라보는 어르신까지 척추와 관절에 문제가 생기지 않으려면 무슨 운동을 어떻게 해야 하는지 그 내용을 정리하였다.

1부 '운동, 최고의 명약 그리고 딜레마'는 운동의 개론적인 내용과 장수와 운동이 만날 때 필연적으로 마주하게 되는 딜레마를 다루었다. 과학적으로 증명된 운동 효과를 따져 보고, 건강한 몸을 만드는 운동의 양대 산맥인 유산소운동과 무산소운동을 원칙과 효과면에서 비교하였다. 100세까지 청춘으로 살기 위한 운동을 할 때 척추와 관절에 생기는 당혹스러운 문제와 이를 극복하는 과정을 실제 사례를 통해 살펴보았다.

2부 '척추와 관절에 좋은 유산소운동'에서는 유산소운동을 하는 기본적인 방법을 알아보았고, 각종 유산소운동이 척추와 관절에 미치는 좋은 영향과 나쁜 영향을 다루었다. 유산소운동의 최고봉인 걷기운동 방법을 자세히 기술하였다. 걷기운동의 효과, 정확한 방법, 걸을 때 생기는 척추와 관절의 통증 해석법과 대책을 설명하였다.

3부 '척추와 관절에 좋은 근력운동'에서는 척추와 관절에 부담을 줄이면서 근력운동을 하는 구체적인 방법을 최신 연구 결과와 함께 설명한다. 튼튼한 척추와 관절로 100세를 맞기 위해 중요한 10개의 근육을 소개하고 각 근육과 척추, 관절의 관계를 감안하여 근력강화운동의 동작을 안전도 순으로 나열하여 속속들이 들여다본다.

4부 '내 몸에 꼭 맞는 백년운동'에서는 척추와 관절 부담은 줄이고 근력강화 효과는 최대로 늘리는 추천 근력운동의 20

개 동작을 엄선하였다. 아홉 가지 맨몸운동과 열한 가지 기구 운동이다. 선택한 20가지 근력운동의 동작과 유산소운동을 종합하여 젊은이부터 노쇠하신 어르신까지, 허리 아픈 분부터 어깨 아픈 분까지, 여러 가지 상황에 맞는 최선의 운동 방법을 제시한다. 100세까지 살면서 생길 수 있는 갖가지 상황에 가장 적합한 운동 처방이다. 바로 백년운동이다.

최대한 학술적인 용어 사용을 줄이려고 애썼으나 운동을 설명하기 위해 근육, 뼈, 관절 이름 등 해부학 용어가 어쩔 수 없이 사용되었다. 의학계에서도 해부학 용어는 영어, 한문, 순우리말이 혼용돼 있다. 이 책은 학술 서적이 아니므로 어느 한 쪽을 따르기보다 널리 알려진 용어를 우선적으로 쓰고 덜 유명한 용어를 괄호에 넣어 표시하였다. 따라서 어떤 경우에는 한문 의학용어를 사용하였고 또 어떤 경우에는 순우리말 의학용어를 사용하였다. 의학 전문 서적이 아니므로 일관성을 유지하기보다는 독자의 이해가 더 중요하다고 판단하였기 때문이다.

운동 방법과 운동 동작 이름도 영어와 한글이 혼용되고 있다. 운동 전문가나 운동을 좀 해 본 젊은이에게는 영어 이름이 한결 친숙할 것이다. 그러나 이 책의 궁극적인 목표는 그동안 운동을 제대로 못했던 분도 모두 운동을 시작할 수 있도록 하는 것이다. 따라서 익숙한 영어 명칭을 순우리말로 바꾸는 등 나름대로 노력을 기울였다. 예를 들면 운동 좀 한다는 사람은 옆집 강아지 부르듯 하는 '랫풀다운(Lat Pull-down)'

같은 동작 이름도 '아래로 당기기'로 번역하였다. 영어 동작 이름이 익숙한 분은 생뚱맞다고 느낄 수 있으나 연세도 있고, 운동 경험이 없는 분을 위한 노력임을 이해하시라. 영어 이름은 발음과 영문 모두 괄호 안에 병기하였다. 예를 들면 '아래로 당기기(랫풀다운, Lat Pull-down)'라고 표기하였다. 운동 동작이 이 책의 주인공이므로 운동 동작 이름은 붉은색으로 강조하였다.

한 가지 근육운동의 동작은 수십 가지가 넘는다. 크고 작은 변형을 포함하면 수백 가지가 될 수도 있다. 이 책은 그 모든 동작을 다 섭렵하기보다는 대표적이고 기본적인 운동 동작을 주로 소개한다. 그와 함께 어떤 운동이 척추관절 통증에 더 안전하고 어떤 운동이 더 위험한지 같은 정보를 제공하려고 노력하였다. 독자들은 그림만 보고 다 알았다고 섣불리 생각하지 말고 내용을 찬찬히 읽어 그 원칙을 이해하는 것이 더욱 중요하다. 그래야 수많은 변형 운동에 적용할 수 있기 때문이다.

운동에는 통증이 따른다. 나이가 많을수록 더 그렇다. 100세까지 오래오래 운동하려면 운동하면서 어떤 통증이 생길 수 있는지 이해할 필요가 있다. 이 책에서는 운동할 때 생길 수 있는 척추와 관절의 통증 원인과 대처 방법을 빠짐없이 언급하려고 노력했다. 그러나 운동을 설명하는 전체적인 흐름에 방해되지 않도록 아주 상세한 설명은 생략하였다. 척추 통증은 필자의 『백년허리』, 『백년목』에 자세히 설명되어 있으니 참고하기 바란다. 관절 통증에 관해서는 새로운 단행본으로 상세하게 설명드릴 기회를 찾아보겠다.

    2016년 이후 두 권의 단행본을 내고 많은 독자를 만났을 때 몇 번 놀란 적이 있다. 독자들은 분명히 내 책을 여러 번 읽었다고 하는데, 알고 있는 내용은 책과 정반대였던 것이다. 책에서 하지 말라는 운동을 그대로 하고 있는 분이 많았다. 그분들은 책을 읽은 것이 아니라 뒤에 나오는 운동 그림이나 사진만 여러 번 보았을 뿐이었다. 『백년운동』에서는 그렇게 실패하지 않도록 이론과 그림, 사진을 따로 분리하지 않고 여러 가지 색깔의 털실로 옷을 짜듯 섞어 두었다. 이론을 설명하고 그 다음에 바로 그림을 실음으로써 물 흐르듯 읽으면서 이론과 실제를 모두 익힐 수 있도록 하였다. 그림에 나오는 동작만 성급하게 따라 하지 말고 설명을 찬찬히 읽어 자신의 몸과 몸에 가해지는 운동의 상호작용을 먼저 이해하기 바란다.

    모쪼록 이 책이 독자 모두 100세까지 팔팔한 청춘으로 멋지게 사는 데 조금이라도 도움이 되길 바란다. 대한민국 전 국민이 100세까지 매일 30분씩 걷고, 30분씩 근력운동을 하는 날이 오기를 기대한다.

차례

프롤로그 빛나는 졸업장을 드리는 진료실에서… 6

1부 운동, 최고의 명약 그리고 딜레마

1장 신체활동 부족은 독, 운동은 해독제
남산3호터널을 지나다 만난 버스 기사 22
런던 이층 버스의 교훈 23
신체활동 부족의 저주 24
신체활동 부족이라는 독을 해독하는 방법은? 27
운동을 하면 뭐가 좋은데? 32
운동이 명약이 되는 이유는? 36
운동이 과하면 몸에 해롭다? 39
과부하의 원리 - 운동이 주는 최고의 선물 40
요점 정리 43

2장 오래 살기 위한 유산소운동, 멋지게 살기 위한 무산소운동
운동의 양분법: 유산소운동과 무산소운동 44
물냉면과 비빔냉면 46
유산소운동과 무산소운동의 종류는? 48
유산소운동이 못 따라오는 근력운동의 효과 49
근력운동과 날씬한 몸매 - 쓰레기 소각장의 소각로 증설하기 52
근력운동과 남성호르몬 54
근감소증과 건강수명 57
온몸의 장기를 자극하는 근육호르몬 61
요점 정리 62

3장 100세 시대 운동의 딜레마
척추와 관절이 운동을 만날 때 64
운동을 해야 할지 말아야 할지, 그것이 문제로다 67
딜레마의 주인공 - 힘 받는 연부조직 70
죄가 나쁜가 사람이 나쁜가? 73
허리가 운동을 만날 때 1 76
허리가 운동을 만날 때 2 78
허리가 운동을 만날 때 3 82
허리가 운동을 만날 때 4 86
목이 운동을 만날 때 88
무릎이 운동을 만날 때 90
어깨가 운동을 만날 때 93
요점 정리 96

2부 척추와 관절에 좋은 유산소운동

4장 유산소운동 자세히 들여다보기
유산소운동의 3단계 100
저강도 운동은 아무 효과 없나요? 104
장수의 열쇠: 중강도 이상의 신체활동, 얼마나 해야 하나요? 105
효과를 더블로 보는 고강도 운동 106
생활 신체활동도 유산소운동 시간에 포함되나요? 107
짧게 걸어도 유산소운동 효과를 보나요? 108
『미국인을 위한 신체활동 가이드라인』 들여다보기 110
요점 정리 114

5장 내 몸에 맞는 유산소운동 찾기
운동해도 되나요? 어떤 운동을 해야 하나요? 116
걷기 116
뒤로 걷기 119
트레드밀 걷기 120
달리기 121
계단 오르기 124
등산 125
자전거 타기 126
일립티컬 혹은 크로스 트레이너 128
요가 128
필라테스 129
에어로빅댄스 131
물속 걷기 131
수영 132
아쿠아로빅 133
접촉성 구기운동: 야구, 축구, 농구, 아이스하키 등 133
비접촉성 구기운동: 테니스, 배드민턴, 탁구 등 134
골프 134
당구 136
스트레칭 137
요점 정리 141

6장 걷기, 신이 내린 최고의 명약
산신령의 뜬금없는 제안 142
하버드대학에 나타난 산신령 144
걷기운동을 추천하는 진짜 이유! 146

걷기운동 정산법　148
　　　올바른 걷기 자세　149
　　　잘못된 걷기 자세와 해결책　152
　　　아픈데 어떻게 걷나, 이 사람아!　154
　　　걸으면 허리가 아파요!　155
　　　걸으면 엉덩이가 아파요!　158
　　　걸을 때 무릎이 아파요!　161
　　　걸을 때 발과 발목이 아파요!　163
　　　요점 정리　165

3부　척추와 관절에 좋은 근력운동

7장　근력운동 자세히 들여다보기
　　　무산소운동(근력운동) 구성하기　168
　　　어떤 근육을 키울 것인가?　169
　　　근력운동과 저항　174
　　　근력운동 강도의 구성: 무게, 횟수, 세트 그리고 세션　176
　　　무게와 횟수의 반비례 관계　177
　　　고중량·저반복 vs 저중량·고반복 갈등의 해결사: 반복불능　179
　　　더 안전한 운동을 위한 '스스로중지'　181
　　　무게와 횟수: 실제 적용　183
　　　근력운동 동작 중 숨은 어떻게 쉬나요?　185
　　　세트와 세트 사이의 휴식　186
　　　단일세트와 다중세트　187
　　　분할 프로그램　189
　　　생각보다 어렵지 않은 슈퍼세트　190
　　　운동 루틴의 구성　191
　　　근력운동의 타이밍　192
　　　체육관 운동과 홈트레이닝　194
　　　프리웨이트와 기구 운동　195
　　　근력운동 후 펌핑되는 것은 아무 소용없다?　196
　　　근육운동을 얼마나 하면 효과를 보나요?　198
　　　지연성 근육통과 방사통의 구분　198
　　　요점 정리　202

8장　1위 엉덩이근육: 강화해서 가장 짭짤한 재미를 보는 근육
　　　100세까지 청춘으로 사는 데 가장 중요한 근육　204
　　　척추와 관절에 부담을 주지 않는 엉덩이근육 운동　206

엉덩이윙크: 스쿼트로 허리디스크 찢는 지름길　212
사람을 두 번 속이는 엉덩이　217
이상근 증후군에 판돈을 건 재활의학과 교수　220
진짜로 엉덩관절에서 나오는 통증　223
요점 정리　225

9장　2위 활배근: 백세 청춘의 든든한 백

백세 청춘의 든든한 백, 활배근　226
활배근이 든든한 백이 되는 이유?　226
활배근 키우는 최적의 방법　229
요점 정리　237

10장　3위 대퇴사두근: 무릎관절의 수호신

무릎을 보호하는 대퇴사두근　238
무릎관절을 지키는 대퇴사두근 근력운동　240
무릎관절의 수호신 대퇴사두근　242
신용카드는 이용한도, 무릎은 기능한도　243
무릎의 기능한도: 옐로카드에 주의하라!　245
동작에 따라 달라지는 무릎의 부담감　249
무릎 부담감에 따른 무릎 운동 안전 순위도　253
요점 정리　261

11장　4위 뒷종아리근육: 제2의 심장

뒷종아리근육과 아킬레스힘줄　262
장딴지근과 가자미근의 따로 또 같이　263
가만히 서 있을 때 힘을 쓰고 있는 유일한 근육은?　265
뒷종아리근육: 제2의 심장　267
뒷종아리근육 운동　268
요점 정리　273

12장　5위 견갑골주변근육: 어깨관절의 보디가드

어깨와 어깻죽지, 어깨 아픈 사람은 어느 부위 운동에 집중해야 하나?　274
견갑골주변근육이 사장님인 이유　276
윗등에 붙어 미끄럼 타는 견갑골　277
그런데 사람들은 왜 회전근개만 외치나?　280
회전근개힘줄과 어깨 통증　281
회전근개힘줄을 잘 보호하려면?　284
견갑골주변근육 운동 방법　286
요점 정리　291

13장　6위 코어근육: 우리 몸의 중심

코어운동, 코어가 뭐냐고?　292
운동할 때 생기는 허리 통증 해독하기　295
동작에 따라 달라지는 허리의 부담감　298
허리 부담감을 줄이며 운동하는 현명한 방법　300
그렇다면 허리가 감당할 수 있는 부담감을 알 수 있는 방법은?　302
코어운동의 허리 부담감 등급　304
요점 정리　311

14장　7위 대흉근: 젊은 오빠들의 로망

근력운동한 표시가 확실한 대흉근　312
대흉근 강화 운동　314
요점 정리　319

15장　8위 어깨근육: 강한 남성의 자존심

어깨근육 강화 운동　320
요점 정리　323

16장　9위 팔근육: 호모사피엔스가 요긴하게 쓰는 근육

위팔 근육　324
상완이두근 운동하다 갑자기 근육이 커진 아저씨　326
상완이두근 운동　329
상완삼두근 운동　332
요점 정리　335

17장　10위 햄스트링: 스포츠맨의 필수 아이템

박차고 달려 나가는 햄스트링　336
허벅지를 안쪽으로 잡아 주는 내전근　339
요점 정리　341

18장　아래팔 근육과 발목 근육: 테니스엘보, 골프엘보, 발목 염좌

테니스엘보, 골프엘보의 딜레마: 운동을 해야 하나 말아야 하나?　342
찢어진 힘줄을 붙이는 편심성 수축　344
아래팔 근육운동: 공통신전근과 공통굴곡근　347
종아리의 앞과 옆의 근육　350
요점 정리　351

4부 내 몸에 꼭 맞는 백년운동

19장 가성비로 추천하는 20가지 근력운동

추천사 354
추천 맨몸 근력운동 356
추천 기구 근력운동 359
20가지 추천운동으로 자극하는 10대 근육 365
추천운동 1: 엉덩이 뒤로 빼는 맨몸스쿼트(포티스쿼트, Potty Squat) 368
추천운동 2: 턱걸이(풀업, Pull-up, 친업, Chin-up) 370
추천운동 3: 뒤꿈치 들기(힐레이즈, Heel Raise) 372
추천운동 4: 병합팔굽혀펴기(팔굽혀펴기와 견갑골푸시업의 병합) 374
추천운동 5: 플랭크(Plank) 376
추천운동 6: 거꾸로 턱걸이(Inverted Pull-up) 378
추천운동 7: 견갑골딥스(Scapula Dips) 380
추천운동 8: 견갑골푸시업(Scapula Push-up) 382
추천운동 9: 벤치딥스(Bench Dips) 384
추천운동 10: 다리 벌리기(힙업덕션, Hip Abduction) 386
추천운동 11: 아래로 당기기(랫풀다운, Lat Pull-down) 388
추천운동 12: 무릎 펴기(레그익스텐션, Leg Extension) 390
추천운동 13: 뒤로 날갯짓(리버스플라이, Reverse Fly) 392
추천운동 14: 앞으로 밀기(체스트프레스, Chest Press) 394
추천운동 15: 다리로 밀기(레그프레스, Leg Press) 396
추천운동 16: 수평으로 당기기(허라이즌털로, Horizontal Row) 398
추천운동 17: 위로 밀기(숄더프레스, Shoulder Press) 400
추천운동 18: 경사대 팔 구부리기(프리처컬, Preacher Curl) 402
추천운동 19: 아래로 누르기(푸시다운, Push-down) 404
추천운동 20: 무릎 구부리기(레그컬, Leg Curl) 406
요점 정리 408

20장 내 몸에 꼭 맞는 백년운동 따라 하기

주요 근육 골고루 자극하는 '맨몸 백년운동' 410
편안하게 따라 하는 '고무밴드 백년운동' 414
체육관에서 하는 '기구 백년운동 1, 2, 3단계' 418
척추 관절 생생한 젊은이의 백년운동 426
연세가 많은 어르신에게 추천하는 백년운동 430
연로하지만 힘 좋은 어르신의 백년운동 431
중병을 앓은 직후의 백년운동 431
체중을 줄이기 위한 백년운동 432
대사증후군을 조절하기 위한 백년운동 434

허리가 심하게 아픈 분에게 추천하는 '아픈 허리 백년운동 1단계'　434
　　허리 통증에서 회복되기 시작한 분에게 추천하는 '아픈 허리 백년운동 2단계'　439
　　약한 허리 통증을 가끔 느끼는 분에게 추천하는 '아픈 허리 백년운동 3단계'　448
　　허리 통증에서 완전히 회복된 후의 백년운동　152
　　허리 수술 후의 백년운동　153
　　허리 척추관 협착증이 있는 분을 위한 백년운동　454
　　목 디스크 문제가 있을 때의 백년운동　457
　　무릎이 약한 분에게 추천하는 '아픈 무릎 백년운동'　460
　　어깨가 약한 분에게 추천하는 백년운동　465
　　요점 정리　470

에필로그　100세까지 청춘으로 멋지게 살고 싶은 분들을 위하여…　472

참고문헌　478
이미지 출처　483

1

운동, 최고의 명약 그리고 딜레마

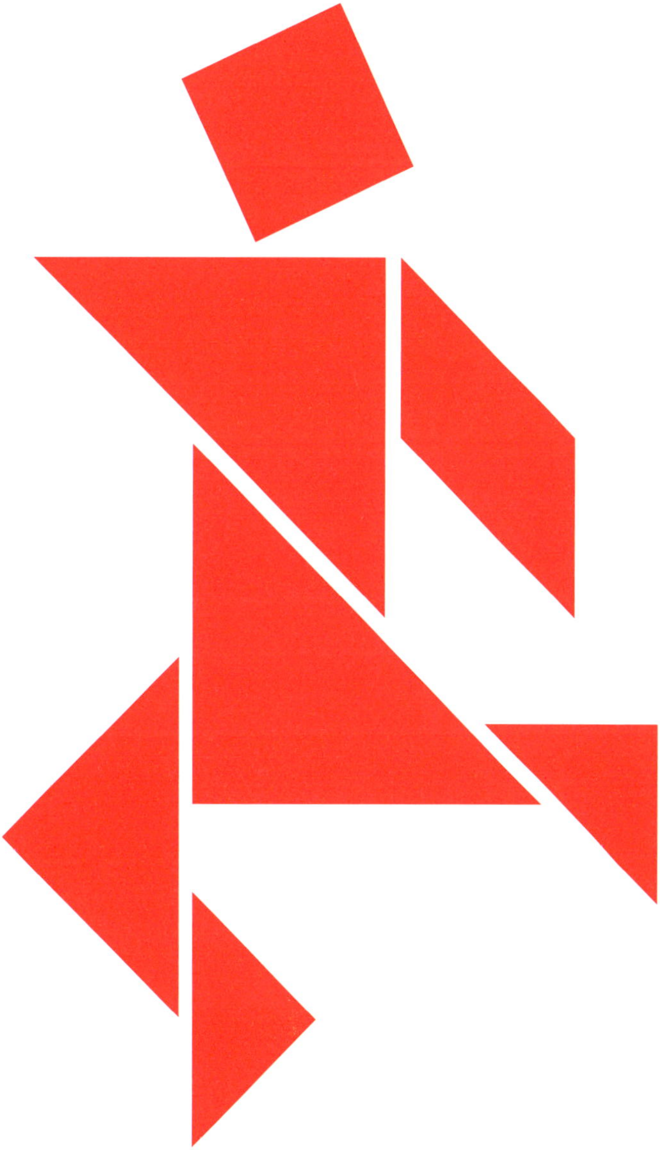

1장

신체활동 부족은 독, 운동은 해독제

남산3호터널을 지나다 만난 버스 기사

2017년 12월 초, 크리스마스를 얼마 앞둔 늦은 밤에 남산3호 터널을 지나 회현사거리에서 멈춰 신호대기 중이었다. 적색 신호등을 바라보는 필자의 오른쪽 시야에 뭔가 흔들리는 듯한 움직임이 들어왔다. 왠지 중독성 있는 리드믹한 움직임이다. 고개를 돌려 쳐다보고는 황급히 휴대전화를 집어 들고 동영상을 촬영하였다[그림 1.1]. 바로 옆 오른쪽 차선에 신호대기 중인 버스의 기사가 운전석에 앉은 채 마치 달리기하듯 양 팔을 힘차게 흔들면서 운동하는 동작이었다. 신호대기 중이라 운전석에서 일어설 수 없으니 자유롭게 움직일 수 있는 두 팔을 힘차게 흔들며 운동하는 것이리라.

이런 분이야말로 초고령화 시대를 진입하는 이 시대의 진정한 백세 청춘의 후보가 아닐까 싶다. 고령사회 대책을 위해 목청을 높이는 그 어떤 전문가보다도 정확한 개념과 대책을 가진 분이다.

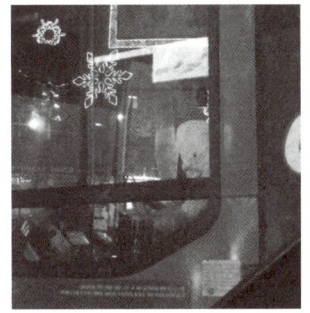 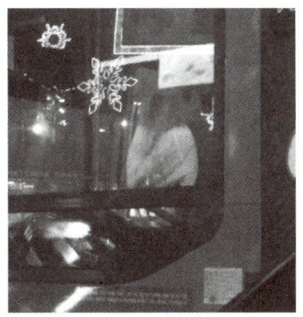

[그림 1.1] 회현사거리 신호대기 중 정차한 내내 운전석에 앉은 채 힘차게 팔 휘젓기 운동을 하던 버스기사. 고령사회 대책으로 목청을 높이는 그 어떤 유식한 인사보다 더 정확하고 훌륭한 개념을 갖고 계신 분이다.

런던 이층버스의 교훈

회현사거리에서 만난 우리시대 최고의 백년청춘 버스기사를 보면서, 1953년 영국 최고의 의학잡지 『랜싯(Lancet)』에 발표된 '심장혈관질환과 직업상 신체 활동'이라는 유명한 연구발표[1]를 떠올린다. 1949년부터 1년 동안 런던의 대중교통 종사자 3만 1,000명의 심장혈관질환을 조사해 보니 런던 이층버스와 전철 승무원은 심근경색으로 사망할 확률이 1,000명당 0.4명꼴이었는데 비해 운전기사는 0.9명꼴이었다. 운전기사가 승무원에 비해 심근경색으로 사망할 확률이 두 배도 더 된다는 놀라운 결과였다.

논문의 저자 제러미 모리스(Jeremy Morris) 박사는 혹시 체형에 따라 사망률이 달라지는지를 확인하기 위해 시청에서 직원들에게 지급한 유니폼 바지의 허리둘레를 모두 조사했지만 체형과 사망률은 크게 상관이 없다는 결론을 내렸다. 승무원이 운전기사보다 허리둘레가 작은 편이었지만 뚱뚱

하거나 마른 체형 상관없이 사망률이 낮게 나타났다는 것이다. 중요한 것은 체형이 문제가 아니라 운전기사는 작업시간 중 90%를 앉아만 있는데 비해 승무원은 이층버스를 하루에 600~700회 오르내린다는 점을 알게 되었다. '체형'보다 '신체활동'이 심근경색을 예방하는 중요한 요인임을 확인한 것이다.

이미 2000여 년 전 히포크라테스나 싯다르타도 '운동이 몸에 좋다'라고 중생에게 설파했다고는 하나 두 분 다 구체적인 데이터는 제시하지 못하였다. 모리스 박사는 인류 최초로 신체활동이 심장사를 막는다는 과학적인 증거를 들고 나온 사람답게 스스로도 90대 중반까지 매일 30분씩 걷기, 수영, 혹은 자전거 타기 등 유산소운동을 하다가 2009년 99세 6개월의 나이로 타계하였다고 한다.

백세 청춘을 꿈꾸는 독자들은 한 번쯤 귀 기울여야 할 연구결과가 아닌가 싶다. 특히 허리둘레의 절댓값 즉, 얼마나 뚱뚱하거나 날씬한지 정도보다 평소 규칙적 신체활동을 하는지 안 하는지가 훨씬 중요하다는 포인트에 집중할 필요가 있다.

신체활동 부족의 저주

하버드의대의 예방의학자이자 본인 스스로 울트라 마라토너였던 랠프 패픈바거(Ralph S. Paffenbarger, Jr.) 박사는 하버드대학 졸업생 1만 6,936명의 신체활동 정도와 생활양식을 조사한 다음 1962년부터 1978년까지 1,413명의 사망 사례를 추적 관찰하였다. 분석 결과 40대에 신체활동량이 많았던 동문은 심장질환에 걸릴 위험이 훨씬 낮아졌고 장수할 확률이 높아졌다는 사실을 확인하였다. 특히 80세가 되면 운동을 많이 한 것만으로 수명이 1, 2년 더 늘어났다는 것이다[2].

아쉽게도 우리나라에는 이러한 통계가 발표된 적이 없는데 마침 일본 국립암센터에서 성인 8만 3,034명을 대상으로 신체활동량에 따른 사망률을 분석한 결과[3]가 있다. 신체활동이 많은 사람에 비해 적은 사람은 사망률이 30%가량 높게 나타났다. 신체활동이 적으면 남성은 암이나 심장질환 사망률이 높았고 여성은 뇌졸중 사망률이 높아진다는 통계였다. 같은 동양인이고 식습관도 비슷하므로 아마 우리나라도 비슷한 양상을 보일 것이라 생각된다.

신체활동 부족의 원인으로 TV시청만 한 것이 또 있으랴. 비스듬히 누워 도끼자루 썩는 줄 모르고 시간을 보내는 것이 바로 TV시청 아니겠는가? 2010년 TV시청에 따른 신체활동 부족의 위험성을 연구한 결과[4]가 호주에서 나왔다. TV 보는 시간이 하루에 한 시간 늘어나면 사망률이 11% 증가되었다. 덴마크의 아네르스 그뢴트베드(Anders Grøntved) 박사는 각국에서 나온 TV시청 시간과 사망률을 종합해 비교했는데 3시간 이상 시청했을 때 사망률이 약 30% 정도로 올라갔다는 것이다[5]. 한마디로 하루 한 시간 TV 보면 사망률이 10%씩 증가한다는 의미이다.

2003년부터 2004년까지 미국인의 신체활동 정도를 만보계(萬步計)와 유사한 가속도센서로 측정한 연구가 있다.

6세부터 86세까지의 남녀를 연령대별로 골고루 모집하여 6,329명에게 가속도센서를 1주일간 채워 신체활동 정도를 측정하였다. 놀랍게도 하루에 평균 7.7시간을 앉아서 지낸다는 것이다. 10대 후반과 60대 이상에서 앉아서 지내는 시간이 더 길고 30세 전까지는 여성이 남성에 비해 활동이 적다가 60세가 넘어가면 오히려 남성보다 활동이 더 많아진다는 재미있는 결과가 보고되었다. 나이가 들면 여성이 사회적으로 더 활발해지는 우리나라와 비슷한 양상이라 더 흥미롭다.

우리나라에는 아직 이런 통계가 없다. 아마도 2019년의 우리 국민은 2003년의 미국 국민에 비해 훨씬 오래 앉아 있을 것이 분명하다. 미국보다 업무시간이 훨씬 길고 잔무와 야근이 많고 인터넷과 스마트폰의 보급률도 훨씬 높기 때문이다. 하루 평균 15시간 정도를 꼼짝 않고 지내는 것이 아닐까 싶다.

하버드에서 2012년 나온 보고서[6]에 따르면 전 세계의 통계에 따라 운동 부족으로 일찍 사망하는 사람을 연간 530만 명으로 추산하고 있다. 총에 맞거나 자동차에 치인 것도 아닌데 단지 신체활동을 충분히 하지 않았기 때문에 이렇게 많은 사람이 일찍 사망한다는 점은 참으로 안타까운 일 아닌가?

이 정도면 신체활동 부족의 저주라고 할 만하지 않은가? 담뱃갑에 폐암 사진을 인쇄해서 경고하듯이 스마트폰, TV, 컴퓨터 모니터에도 경고그림을 넣어야 할 것이다. 오랫동안 쭈그리고 앉아 움직이지 않으면 심장마비나 뇌졸중, 암으로 죽을 수 있다는 것을 알리는 국가적인 사업을 해야 하지 않을까? 1990년대 영화 비디오를 빌려 보면 늘 나오는 공익광고 중에 "옛날 어린이들은 호환, 마마, 전쟁 등이 가장 무서운 재앙이었으나, 현대의 어린이들은 무분별한 불량 불법 비디오를 시청함으로써, 비행 청소년이 되는 무서운 결과를 초래하게 됩니다"라는 내용이 있었다. 이제 "옛날 어른들은 기아(飢餓), 사고, 전쟁 등이 가장 무서운 재앙이었으나, 현대의 어른들은 신체활동 부족으로 각종 병치레로 시달리다가 일찍 죽는 무서운 결과를 초래하게 됩니다"라고 광고라도 해야 할 판이다.

신체활동 부족이라는 독을 해독할 방법은?

신체활동 부족의 저주를 풀 수 있는 방법은 마법이랄 것도 없이 당연히 운동을 많이 하면 되는 거다. 그런데 그걸 또 꼬치꼬치 따져본 사람이 있으니 바로 노르웨이 스포츠과학학교(Norwegian School of Sports Sciences)의 울프 이켈룬드(Ulf Ekelund) 박사다. 그가 궁금했던 것은 참으로 가슴에 와 닿는 문제였다. '어쩔 수 없이 오래 앉아 있어 생긴 나쁜 영향을 운동으로 다시 없앨 수는 없을까?', '만약 가능하다면 운동을 얼마나 해야 하는가?'였다. 이켈룬드 박사가 왜 그런 궁금증을 가졌는지 내막을 들여다보자.

　　매일 오래 앉아 있고 오랫동안 TV를 시청하면 사망률이 높고, 운동을 많이 하면 오래 산다는 것은 잘 알겠다. 그런데 옛날처럼 들로 산으로 뛰어다니며 사냥을 해서 먹고사는 것이 아닌 이상 요즘 세상에 오래 앉아 있지 않을 사람이 몇 명이나 되나? **직업상 어쩔 수 없이 오래 앉아 있어야 하는 경우 퇴근 후에라도 운동을 많이 하면 오래 앉아 있어 생기는 해로움을 줄일 수 있을 것인지** 알고 싶어 했던 것이다. 잘못해 독약을 먹었다면 해독제를 처방하여 목숨을 구하는 것처럼 **'신체활동 부족이라는 독약을 먹은 사람에게 운동이 해독제가 될 수 있을지? 운동으로 신체활동 부족의 독을 해독할 수 있다면 독약을 먹은 양에 따라 해독제를 얼마나 써야 하는지?'** 가 궁금했던 것이다.

하루 종일 컴퓨터 앞에서 작업을 해야 하는 직장인에게 '그렇게 오랫동안 앉아만 있으면 일찍 죽을 것이니 그리 아시오'라고 소리만 지르면 복장만 터지지 않겠는가? '이 양반이? 누구는 이러고 싶어 계속 앉아 있는 줄 아나?' 이런 볼멘소리만 듣게 되지 않을까?

그런 의미에서 이켈룬드 박사의 의문은 신체활동 부족이라는 독을 매일 먹고 사는 현대인은 모두 주목해야 할 이슈이다. 그는 의문을 해결하기 위해 전 세계에서 발표된 16개의 연구논문을 엄선하였다. 많은 사람을 대상으로 '앉아 있는 시간이나 TV시청 시간에 따른 사망률'을 장기간 추적 관찰한 연구였다. 이켈룬드 박사는 각 논문의 저자에게 부탁하여 원시자료(raw data)를 모두 받았다. 통상 논문을 발표할 때 원시자료는 저자가 보관하고 원시자료를 가공한 결과값만 공개적으로 보고한다. 이켈룬드 박사는 저자들이 가지고 있던 엑셀

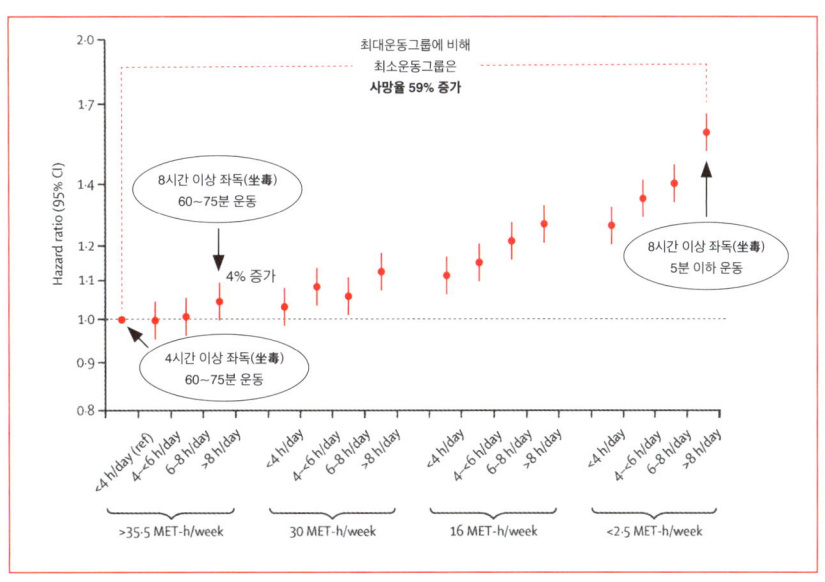

[그림 1.2] 하루 8시간의 좌독(坐毒)을 해소하려면 60~75분 이상 중강도 운동을 해야 한다는 이켈룬드 박사의 연구결과 [7]. 운동을 거의 하지 않고 8시간 이상 앉아 있으면 중강도 운동을 60~75분 정도 하고 4시간 이하로 앉아 있는 사람에 비해 사망률이 59%나 증가한다. 이 증가한 사망률, 즉 좌독이 해소되려면 하루에 60~75분 이상 중강도 운동을 해야 된다는 것이다.

파일 같은 원시자료를 모두 모은 것이다.

16개 논문 모두 대규모 장기추적 연구여서 연구 대상자는 모두 100만 명이 넘었다(100만 5,791명). 이들을 평균 10년(2년에서 18년) 정도 추적한 방대한 자료를 통일된 방법으로 다시 분석한 것이다. 아래와 같이 흥미로운 분석 결과가 나왔다[그림 1.2].

○ **신체 활동량이 가장 높은 그룹(앉아 있는 시간 하루 4시간**

이하, 하루 60~75분간 중강도 운동)에 비해 신체 활동량이 가장 낮은 그룹(앉아 있는 시간 하루 8시간 이상, 하루 5분 이하 중강도 운동)은 사망률이 59% 증가되었다.
- 그러나 하루 8시간 이상 앉아 있어도 중강도 운동을 60~75분 하면 사망률 증가는 거의 없었다.

하루 8시간 이상 앉아 있으면 사망할 확률이 59% 증가한다니 무시무시한 일 아닌가? 오래 앉아 있으면 온몸에 좌독이 퍼질 것 같다는 무서운 생각이 든다. 그런데 참으로 반가운 것은 8시간의 좌독이 하루 60~75분간 중강도 운동으로 해독(解毒)될 수 있다는 것이다.

이켈룬드 박사의 의문이 풀린 것이다.

신체활동 부족이라는 독은 운동이라는 해독제(解毒劑)로 치료가 가능하다. 8시간의 좌독은 60~75분간의 중강도 운동으로 해독될 수 있다!

중강도 운동이란 시속 5.6km 속도로 경쾌하게 걷거나 시속 16km 속도로 자전거를 타는 정도의 운동 강도를 뜻한다.

재미있는 것은 TV 보는 시간과 운동의 관계였다. 하루에 5시간 TV를 보고 운동은 5분도 하지 않으면 TV를 1시간 이하로 보면서 60~75분간 운동하는 사람에 비해 사망률이 93%나 증가한다는 것이다. 좌독보다 TV독이 훨씬 더 독하다는 뜻이다. 하루 5시간 이상 TV를 보면서 몸에 퍼진 TV독은 하루 60~75분간의 중강도 운동을 해도 여전히 12%나 높은 사망률을 보였다. 운동으로 사망률을 정상으로 되돌릴 수 있는 최대 TV시청 시간은 4시간이었다. 오래 앉아 있는 것보다 TV시청이 건강에 훨씬 더 해롭다는 것이다.

좌독보다 TV독이 더 독한 이유가 궁금하다. 이켈룬드 박사는 아래와 같이 설명한다.

○ **TV는 저녁식사 후 보기 때문에 음식 섭취 후 저활동 상태에 있으므로 더 나쁘다.**
○ **일할 때는 자주 일어서지만 TV를 볼 때는 꼼짝하지 않으므로 더 나쁘다.**
○ **TV에 나오는 과자나 음식 선전으로 먹는 양이 늘어나서 더 나쁘다.**

우리나라 직장인치고 하루 8시간 정도 앉아 있지 않는 사람 별로 없을 것 같다. 참으로 우려 되는 일이다. 매일 같이 몸에 독소를 엄청 쌓아 나가는 생활을 하고 있다는 것을 모두 알아야 한다. 8시간 앉아서 일한 사람은 한 시간 이상 운동을 해야만 좌독을 해소할 수 있다.

"김 과장, 오늘 기획서 준비하느라 수고 많았으니 저녁은 내가 맛있고 몸에 좋은 걸로 쏠게…" 그러고 오래 앉아서 몸에 쌓인 좌독을 해독하기 위해 식후 한 시간 정도 걷는게 어떨까? 이런 부장이 많으면 우리나라는 더 좋은 나라가 될텐데…. 숙취해소 음료를 권하면서 신나게 달리기를 원하는 부장은 한번 숙고해 보기 바란다.

운동을 하면 뭐가 좋은데?

운동이 몸에 좋다는 것은 삼척동자도 다 알지만 구체적으로 무엇이 좋은지 정리해 보려고 한다. 마침 지금까지 과학적인 과정을 거쳐 밝혀진 운동의 효과를 엄격하게 정리한 문건이 있다. 미국 보건복지부가 2018년 발간한 『미국인을 위한 신체활동 가이드라인(Physical Activity Guideline for Americans) 2판』[8]이다. **규칙적인 운동으로 볼 수 있는 건강상의 효과**를 한 페이지 가득 채워 표로 만들었다. 필자는 이를 [그림 1.3]으로 정리해 보았다.

미국 보건복지부에서 정리한 이 내용은 '운동을 하면 심장이 많이 뛰니까 심장이 튼튼해질 것이다' 같은 이론적인 배경에서 도출된 것이 아니라 엄격한 임상시험으로 확인된 결과만을 모은 것이다. 신뢰도가 높은 자료이다.

규칙적인 운동은 고혈압, 당뇨, 고지질혈증 등 대사 질환을 예방하는 효과가 있을 뿐만 아니라 심장혈관, 뇌혈관 질환인 협심증, 심근경색, 뇌졸중 등의 발병과 그런 병의 사망률을 줄인다. 뇌의 기능에도 작용하여 치매, 우울증, 불면증을 예방하며 전반적인 인지기능을 향상한다. **뼈**를 튼튼하게 하여 골다공증을 줄이며 낙상과 낙상 골절의 위험을 줄인다. 그뿐만 아니라 식도암, 유방암, 폐암, 위암, 신장암, 대장암, 방광암, 자궁내막암 등 각종 암의 발생도 예방할 수 있는 최고의 명약이다.

규칙적인 운동으로 예방할 수 있는 여러 가지 병을 찬찬

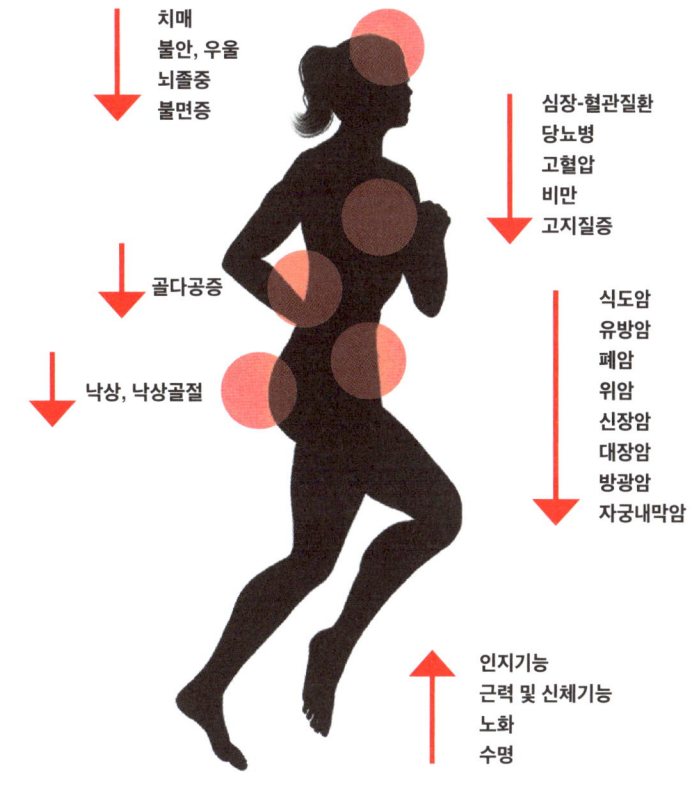

[그림 1.3] 규칙적인 운동의 효과. 미국 보건복지부에서 정리한 이 내용은 이론적인 사실에서 도출된 것이 아니라 엄격한 임상시험으로 확인된 결과만을 모은 것으로 다른 자료에 비해 그 신뢰도가 높다고 볼 수 있다.

히 들여다 보면 그 어느 것 하나 손쉽게 치료되는 병이 없다. 암이 얼마나 힘든 병인지는 주변에서 암투병하는 분들을 보면 잘 알 수 있을 것이다. 생명을 위협하는 암은 그 자체로도 두려움의 대상이지만 수술, 항암치료, 방사선치료 등 암을 극복하고 치료하는 과정이 주는 고통도 만만치 않다. 암성 통증의 고통은 겪어보지 않은 사람은 상상도 못할 정도로 심한 통증이다.

당뇨는 제대로 관리하지 않으면 손발이 저리는 신경병증이 시작되다가 혈관이 망가져 발가락이 썩어 들어가 발가락을 절단하고 발목을 절단하는 지경에까지 이를 수 있다. 양쪽 신장이 망가져서 건강한 사람에게서 신장을 받는 이식수술을 기다리거나 하루 종일 걸리는 투석을 일주일에 수차례 하면서 연명해야 하는 만성신부전증을 일으키는 가장 흔한 원인이 당뇨병이다. 두렵지 않은가?

2007년 듀크대학의 윌리엄 크라우스(William E. Kraus) 박사는 "당화혈색소를 1%나 줄이고 심장질환으로 사망할 확률을 25%나 감소시키며 근력, 지구력, 뼈밀도를 향상시키는 아주 싼 약이 있는데 그 약을 쓰지 않는 의사는 잘못된 의료행위를 하는 것이다"라고 일갈[9]하였다. 그 값싼 약이 뭐냐고? 바로 운동이다.

심혈관질환이란 엄청 겁나는 병이다. 멀쩡하던 지인의 사망 소식을 듣게 되어 황망하게 만드는 병이다. 심장혈관이 막혀서 심장근육이 썩어 마비가 되는 심근경색이 대표적인 병이다. 건강한 사람을 한순간에 저세상으로 보낸다. 오싹하지 않은가? 또 다른 아주 겁나는 심혈관질환이 있는데 바로 뇌졸중이다. 뇌로 가는 혈관에 문제가 생겨서 뇌 조직이 썩는 병이다. 한쪽 팔다리가 마비되는 무서운 병이다. 실어증, 치매도 따라온다.

당뇨나 심혈관질환은 암보다 더했으면 더했지 결코 덜하지 않은 병이다. 그러나 이 모든 병보다 필자가 제일 겁내는 병이 있다. 바로 '치매'다. 암, 당뇨, 심혈관질환은 몸에 장애가 오거나 수명이 빨리 다해 사망하는 병인데 반해 치매는 인격을 잃어버리는 병이라 가장 두렵다. 죽는 것보다 더 두렵다. 참으로 다행인 것은 운동으로 치매를 예방할 수 있다는 사실이 밝혀졌다. 2008년도에 발행된 『미국인을 위한 신체활동 가이드라인 1판』에는 없던 내용이다. 당시 운동으로 인지기능이 좋아진다는 결과는 있었으나 치매 예방에 좋다는 결과는 최근에 밝혀진 내용이다.

이상은 모두 대규모 역학조사와 임상시험에서 운동의 효과를 확인한 것이고 분자생물학적 기전까지 밝혀진 부분도 꽤 많다. 암 예방에 관해서는 이 가이드라인이 처음 나온 2008년도의 경우 유방암과 대장암 예방 효과가 있다고 하였으나 10년 만에 6가지 암 예방 효과가 추가되었다. 앞으로 세월이 흘러 더 많은 연구결과가 나오면 운동으로 예방할 수 있는 암은 기하급수적으로 늘어날 것이다.

운동의 수면 효과도 놀랍다. 중강도 이상의 운동을 하게 되면 잠이 빨리 오고 수면 효율이 높아진다. 즉, 침대에 누워 있는 동안 실제로 잠자는 시간이 길어지고, 깊고 편안하게 잠을 자게 된다는 것이다.

위에서 밝힌 운동 효과를 보려면 보통 수주에서 수개월간 지속적으로 또 규칙적으로 운동을 해야 한다. 재미있는 것은 불안감, 수면, 인지기능, 혈압, 인슐린 민감도 등에서 나타나는 효과는 한 번의 운동만으로, 운동 직후에 바로 효과를 볼 수 있다는 점이다. 운동의 즉각적 효과이다. 기획서 준비하느라 며칠 동안 밤잠 못 자고 컴퓨터에 매달려 몸과 마음이 지쳤을 때 체육관에서 운동하고 나오면 몸과 마음에 새로운 에너지를 충전한 느낌을 경험한다. 운동하느라 몸의 에너지는 더 소모되었을 텐데도 말이다. 바로 운동의 즉각적인 효과가 아니겠는가. 이 정도면 운동이야말로 인류가 발명한 그 어떤 약보다도 강력한 약효를 지닌 것 아닌가? 진시황이 불로초를 갈구하다가 수은 중독으로 50세에 사망하였다는데 왕좌에 앉아 있던 시간을 최소한으로 줄이고 하루에 60~75분간 중강도 운동을 매일 했더라면 100세까지 살지 않았을까 상상해 본다.

운동이 명약이 되는 이유는?

운동이야말로 만병통치의 명약이다. 그런데 운동을 하면 왜 이토록 좋은 효과를 보는지 한번 따져보는 것도 흥미로운 일이다. 일단 운동을 하면 우리 몸에서 어떤 일이 일어나는지부터 확인해 보자. [그림 1.4]를 찬찬히 보도록 하자.

운동은 뇌([그림 1.4]에서 중추신경계)가 근육(골격근)에 '근육 활동을 하라'라는 명령(중앙명령)을 내리면서 시작된다. 근육은 명령을 받아 수축과 이완 즉, 근육이 움직이는 운동을 시작하게 되고 근육이 움직인다는 사실을 다시 뇌에 전달한다(근육 감각 피드백). 뇌는 폐, 심장, 간, 췌장, 부신피질, 지방세포에 명령을 내려 숨을 더 자주 쉬게 하고, 심장에서 피를 더 많이 펌프질하도록 만들며, 피 속에 근육의 에너지원(源)이 되는 포도당과 유리지방산을 더 만들어 낸다. 숨이 가빠지고 심장이 더 많은 피를 뿜어내므로 혈압이 올라가고 피 속의 산소, 이산화탄소 농도가 달라지면서 pH등 화학적 변화

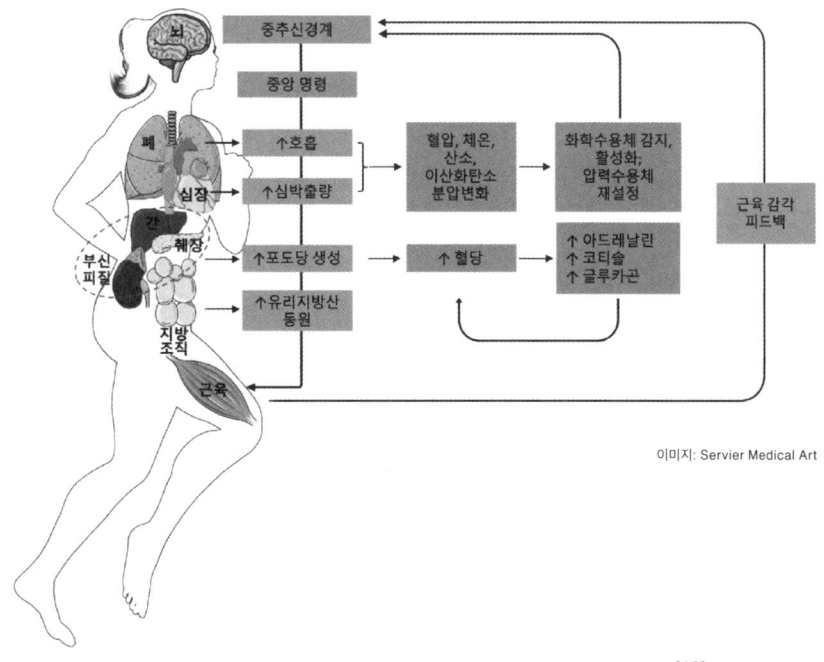

[그림 1.4] 운동을 하면 즉각적으로 일어나는 우리 몸의 변화[10]. 자세한 내용은 본문을 참조하기 바란다. 이러한 과정으로 우리 몸의 모든 장기가 건강해지고 강해진다.

가 일어난다. 이 같은 변화는 다시 뇌로 피드백되어 뇌가 운동에 관여하는 기관들을 관장하는 데 영향을 미친다.

이를 정리하면 운동이란 뇌가 근육에 움직이라는 명령을 내리면서 근육에 산소와 에너지원(포도당과 지방산)을 지속적으로 공급하기 위해 폐, 심장, 간, 췌장, 부신피질, 지방조직의 활동을 독려하는 과정이다. 뇌가 영화감독이라면 근육이 주인공이고 나머지 장기는 주인공을 도와주는 조연 혹은 스태프로 보면 된다. 주인공인 근육이 열심히 움직이면 나머지 장기도 평소보다 더 많은 노력을 해야 한다. 그리고 나서 쉬는 동안 근육과 나머지 장기가 서서히 회복하면서 운동하기 전보다 더 튼튼하고 강한 상태로 변하는 것이다.

따라서 운동을 지속적으로 하면 근육이 크고 강해지며 심폐, 간, 췌장, 부신피질 기능이 좋아지고 지방조직의 활성도가 높아진다. 당연히 전체 과정을 조율하는 뇌의 기능도 좋아지는 것이다. 근육의 부피가 커지면 단지 힘만 세지는 것이 아니라 근육에서 수많은 종류의 호르몬이 분비되어 몸 전체의 장기에 좋은 영향을 준다는 것이다. 근육에서 나오는 근육호르몬을 마이오카인(myokine)이라고 통칭하는데 뼈와 위장관, 부신피질, 간, 췌장, 신장, 지방조직, 혈관, 뇌에 이르기까지 우리 몸의 모든 조직에 좋은 영향을 준다는 것이다. 심지어 백혈구 같은 면역세포도 활성화한다 60페이지, '온몸의 장기를 자극하는 근육호르몬' 참조.

한마디로 운동이란,

- **당장은 근육이 꾸준히 움직이면서 각종 장기의 활성도를 높이고,**
- **운동 후 휴식을 취하면서 근육과 각종 장기가 더 건강해지며,**
- **꾸준히 운동을 하면 근육이 커지게 되어, 근육에서 좋은 근육호르몬이 나와 각종 장기에 더욱더 좋은 영향을 미치는 것이다.**

근육이 운동의 주인공이다.

운동이 과하면 몸에 해롭다?

운동이 과하면 몸에 해로울까? 운동을 이야기할 때 한번은 짚고 넘어가야 할 문제이다.

　2015년 덴마크에서 보고된 논문[11]을 보면 덴마크 코펜하겐에서 조깅하는 남녀 1,098명과 조깅을 전혀 하지 않는 413명을 12년간 추적 관찰하였다. 조깅을 하는 사람을 '가볍게 조깅(시속 8km 정도로 주 2시간 30분 이내)', '센 조깅(시속 11.3km로 주 4시간 이상)' 그리고 '중간 정도 조깅' 등 세 그룹으로 나눠 운동의 강도와 사망률을 비교한 것이다. 12년간 추적해 보았더니 가벼운 조깅이나 중간 정도 조깅을 한 사람들은 조깅을 전혀 하지 않은 사람보다 사망률이 낮았으나 센 조깅을 한 사람들은 조깅을 하지 않은 사람과 비슷한 정도의 사망률을 보이더라는 것이다. 즉, 운동을 적당히 해야지 너무 과하면 오히려 해롭다는 결과를 보여 준 것이다. 이 보고서는 달리기는 누적 거리로 1주일에 48km 이내, 걷기는 1주일에 74km 이내가 적당하다고 권고하고 있다.

　같은 해 영국 옥스퍼드대학에서 나온 연구[12]는 사망률 자체보다 심장혈관질환, 뇌졸중, 심부정맥혈전증 등 대표적인 심혈관질환의 발병률과 운동 강도를 비교하였다. 영국인 여성 110만 명을 9년간 추적 관찰한 대규모 코호트에서 규칙적으로 운동을 한 사람들은 운동을 하지 않은 사람들에 비해 현저하게 낮은 심혈관 질환 발병률을 보였다. 그렇지만 땀이 나고 심장이 뛸 정도의 고강도 운동을 매일 한 사람들은 주

3~6회 운동한 사람들보다는 오히려 더 높은 발병률을 보인다는 결과를 발표하였다. 운동에도 과유불급(過猶不及)의 원칙이 적용되는 것이다.

그런데 몸에 좋은 운동에 과유불급은 없다고 주장하는 과학자도 있다. 핀란드의 스키 챔피언들은 일반인에 비해 2.8~4.3년 더 산다는 자료[13]도 있고 투르드프랑스에 참가하여 자전거를 타며 극한의 체력 소모를 겪는 선수들이 일반인에 비해 11% 더 오래 산다는 연구결과[14]도 있다.

이처럼 극명하게 다른 연구결과를 도대체 어떻게 설명할 것인가? 바로 과부하와 적응의 관계로 설명된다.

과부하의 원리 – 운동이 주는 최고의 선물

운동을 하면 왜 몸이 튼튼해지고 건강해지는가? 바로 과부하의 원리(overload principle)가 작동하기 때문이다. 우리 몸이 익숙하게 적응되어 있는 상태보다 좀더 높은 강도로 몸을 움직이게 하는 것이 '과부하(overload)'이다. 운동을 하면 평소 겪어 보지 못한 높은 부하를 겪는다. 이를 감당하려고 근육을 더 강하게 수축하고, 근육에 에너지와 산소를 공급하기 위해 심장이 빨리 뛰며, 숨을 더 크게 쉬게 된다. 운동에 대한 우리 몸의 반응이다.

과부하 자극을 받은 우리 몸은 운동을 끝내고 쉬는 동안 지속적으로 변화한다. 몸속의 여러 장기, 조직, 세포가 새로운 자극에 적응하기 위한 작업이 진행되는 것이다. 근육이 커지고, 근육의 힘이 더 강해지고, 폐활량이 늘고, 심장이 더 튼튼해지고, 뼈가 더 강해지고, 혈관이 더 건강해지고, 위장관의 움직임이 좋아지고, 몸속의 지방이 줄어들고, 피 속의 나쁜 콜레스테롤 수치가 낮아지고, 세포의 인슐린 감수성이 높아지고, 뇌세포 속에 있던 나쁜 물질이 배출되는 등 수많은 변화가 일어난다. 운동이라는 단 한 가지 자극으로 30조(兆)개가 넘는 온몸의 세포가 동시에 활성화한다는 뜻이다. 이 정도면 기적 아닌가? 운동의 효과는 과부하에 대응하는 우리 몸의 반응과 적응이다.

그런데 문제는 '어느 정도의 과부하가 적당할 것이냐'이다. 과부하가 너무 강하면 건강한 적응을 유도하기보다는 오히려 몸을 망칠 우려가 있기 때문이다. 운동이 '적절한 과부하'냐 '너무 심한 과부하냐'에 따라 핀란드 스키 챔피언과 투르드프랑스 참가 선수들의 데이터와 110만 명의 영국 여성이나 1,000명이 넘는 코펜하겐의 조깅 애호가들이 보여 준 결과가 달라지는 것이다.

무슨 말인가 하면 핀란드 스키 챔피언과 투르드프랑스 참가 선수들은 아주 어렸을 때부터 꾸준히 운동 강도를 높이고 지속적으로 과부하에 노출되면서 몸을 적응시킨 사람들이다. 이들의 운동 강도는 엄청나지만 그 수준에 도달하기까지 참으로 긴 세월 적응 기간을 거친다. 반응와 적응 능력이 최고조에 달하는 어린 나이에 강한 적응 기간을 거쳤을 것이다. 더욱이 그 과정에서 과부하를 견디지 못하는 약한 체질의 선수들은 걸러졌을 것이다. 즉, 핀란드 스키 챔피언과 투르드 프랑스 참가 선수들은 선천적으로 최고의 신체 조건을 타고 났을 것이고 뼈, 근육, 연부조직이 무럭무럭 자라는 어린 시절부터 꾸준히 운동했을 것이다. 천부적인 체질로 '과부하와 적응'을 통해 최고의 강도로 운동할 수 있는 사람이 된 것이다.

이에 비해 영국 여성들과 덴마크의 조깅 애호가들은 일반인이다. 어릴 때부터 과부하에 노출된 것도 아니고, 약한 체질의 사람들이 걸러지지도 않았을 것이다. 그러므로 고강도 운동이 건강에 해가 될 정도의 과한 과부하가 된 것이다.

이 대목에서 독자들이 꼭 알아야 하는 교훈은 바로 이것이다. "적절한 과부화를 위해 낮게 시작해서 천천히 올리라!"

서른이 넘어 퇴행이 시작된 근골격계는 한번 손상되면 회복에 오랜 시간이 걸린다. 오래전 '두피혈액미건조인(頭皮血液未乾燥人 머리에 피도 안 마른 사람)' 시절과는 전혀 다른 몸이 되었다는 사실을 항상 기억해야 한다. 절대로 무리하지 않는 것이 좋다.

요점 정리

1   신체활동 부족은 독이다. 생명줄을 짧게 한다.

2   신체활동 부족의 독을 치료할 해독제(解毒劑)는 운동이다. **8시간의 좌독을 빼려면 최소한 1시간은 경쾌하게 걸어야 한다.**

3   좌독보다 무서운 것은 TV독이다. 해독을 하려면 더 오래, 열심히 운동해야 한다.

4   운동은 고혈압, 당뇨 등 대사질환뿐만 아니라 암의 발생도 막고 치매도 예방한다. 인류에게 내려진 최고의 명약이다.

5   운동의 주인공은 근육이다. 근육이 운동을 하기 시작하면 각종 장기를 활성화하고, 운동하고 나서 쉬는 동안 근육과 각종 장기가 더 튼튼해진다. 꾸준한 운동으로 근육이 커지면 근육에서 나오는 근육호르몬이 우리 몸을 더욱더 건강하게 만든다.

6   운동도 과하면 해롭다. 과한 운동으로 고생하지 않으려면 운동 강도를 **낮게 시작하여 천천히 올려라.**

2장

오래 살기 위한 유산소운동, 멋지게 살기 위한 무산소운동

운동의 양분법: 유산소운동과 무산소운동

운동의 종류를 따지면 끝이 없다. 워밍업 운동, 스트레칭 운동, 관절 가동 운동, 밸런스 운동, 근력강화운동, 지구력 운동 등 말끝마다 '운동'만 붙이면 말이 된다. 그렇지만 운동의 기본을 '근육을 반복적으로 수축시켜 에너지를 소모해 몸에 자극을 가하는 것'이라고 한다면 운동은 크게 유산소운동(aerobic exercise)과 무산소운동(anaerobic exercise)으로 나눈다.

유산소운동이란 근육에 산소가 충분히, 풍부하게 공급되어 근육이 산소를 풍성하게 사용하면서 근수축을 반복하는 상태이다. 근육에 산소를 충분히 공급하면 에너지원인 포도당과 지방을 완전히 분해해 많은 에너지를 얻는다. 근육은 피로에 지치지 않고 오래 운동할 수 있으며, 산소 공급 역할을 담당하는 심장과 폐도 지속적으로 작용한다. 따라서 유산소운동을 하면 근육의 지구력이 좋아지고 심폐 기능이 향상되는 효과를 본다. 그래서 카디오(cardio, 심장강화)운동이라고 부르기도 한다.

무산소운동은 근육에 공급되는 산소가 턱없이 부족한 채 강한 근육 수축을 반복하는 상태를 뜻한다. 산소가 부족하면 근육은 아주 짧은 시간에 포도당의 일부만 분해해 적은 양의 에너지만 급히 얻게 된다. 하나의 포도당 분자를 무산소 상태로 분해하면 고작 2개의 ATP(세포 내에서 에너지를 저장하고 교환하는 기본 단위, 에너지 현금이라 부른다)를 얻는 반면에 유산소 상태로 분해하면 38개를 얻는다. 무산소운동이 엄청나게 비효율적이다. 그 뿐인가? 불완전하게 분해된 포도당이 젖산의 형태로 근육 내에 쌓여 운동을 오래 지속할 수 없다. 30초 정도가 한계이다. 그 옛날 지구상에 산소가 부족한 상태에서 생명체가 처음 탄생할 때 사용하기 시작한 에너지 대사(代謝, metabolism)이다.

그렇다면 이토록 비효율적인 무산소운동을 왜 인간은 아직도 유지하고 있을까? 바로 엄청나게 빠른 대사 속도 때문이다. 포도당 하나를 분해하여 2개의 ATP밖에 얻지 못하지만 그 속도는 유산소운동 분해 속도의 100배에 달한다. 짧지만 폭발적인 근육 수축을 하는 데는 유산소운동이 무산소운동을 따라갈 수가 없다.

무산소운동은 '강한 근육 수축' 때문에 생기는 운동이다. 숨을 적게 쉬거나 심장이 천천히 뛰어 근육으로 가는 절대적인 산소량이 부족해서 무산소운동이 되는 것이 아니다. 근육으로 가는 절대적인 산소량은 늘지만 근육이 요구하는 만큼의 양에는 미치지 못하기 때문에 무산소운동이 되는 것이다. 상대적인 산소 부족 상황이라고 보면 된다.

실제 상황을 예로 들어 보자. 사자가 자신의 지배 영역을 어슬렁거리며 돌아다닐 때는 다리 근육의 수축 강도가 높지 않아 근육에 공급되는 산소가 모자라지 않는다. 유산소운동이다. 그렇지만 배고픈 사자가 사슴을 잡기 위해 순간적으로 달려갈 때는 짧은 시간이지만 다리 근육에 엄청나게 강한 수축이 일어난다. 다리 근육의 수축이 워낙 강하여 공급되는 산소가 턱없이 부족한 상황이 된다. 무산소운동이다.

유산소운동은 심폐지구력을 높이거나 지방을 줄여서 살을 빼는 데 도움이 된다. 무산소 운동은 근육을 크게 만들고 근력을 강하게 하는 운동이다.

물냉면과 비빔냉면

유산소운동의 상대되는 용어로 무산소운동이라는 말 대신 '저항성운동' 혹은 '근력강화운동'이라고 쓰는 경우가 많아 혼란스럽다. 저항성운동이란 역기, 아령, 고무밴드 혹은 자신의 몸무게 등 저항 혹은 무게를 이용하는 운동이라는 뜻이고 '근력강화운동'이란 말 그대로 근력을 키우는 운동이란 뜻이다. 그러나 많은 경우 무산소운동, 저항성운동, 근력강화운동을 같은 뜻으로 사용한다. 왜냐하면 저항성운동을 하면 주로 무산소운동이 일어나고 근력이 세지고 근육이 커지기 때문이다. 저항성운동은 '방법'을, 무산소운동은 '대사'를, 근력운동은 '목적'을 강조하는 이름이다.

무산소운동을 근력운동이라고 부르는 것은 '물냉면'의 반대말이 '비빔냉면'인 것과 똑같은 이치이다. 물기가 없는 면에 양념만 묻혀진 냉면을 '마른냉면' 혹은 '건조냉면'이라고 부르지 않고 '비빔냉면'이라고 부르는 것과 같은 맥락이라는 것이다. 냉면의 건조한 '상태'만을 강조하기보다 '어떻게' 먹을 것인가를 강조하는 것이 좀 더 가슴에 와 닿는 이름이 되기 때문이리라. 그런 의미에서 '근육이 요구하는 양보다 산소가 부족한 운동'이라는 뜻의 무산소운동보다 그런 상황을 일으키는 주된 운동 방법인 '저항성운동' 혹은 주된 운동 목적인 '근력강화운동, 근력운동'이라고 부르는 것이 더 명확한 개념을 나타내기 때문에 흔히 더 많이 사용된다.

앞으로 이 책에서 근력운동이라고 하면 무산소운동이고 저항성운동이라고 받아들이면 된다. 유산소운동과 근력운동은 물냉면과 비빔냉면이다.

이분법적 편가름에 진절머리 난 분들에게 한마디 더 드린다. 어떤 운동을 하면 유산소운동만 되고 또 어떤 운동을 하면 무산소운동만 되는 경우는 없다. 어떤 운동을 하든지 유산소운동과 무산소운동이 동시에 일어난다. 단, 어느 쪽이 더 우세한지의 문제일 뿐이다. 따라서 유산소운동과 무산소운동을 칼로 자르듯 이분법적으로 볼 필요는 없다. 물냉면에 비빔냉면 양념을 올려 먹는 경우도 많기 때문이다.

유산소운동과 무산소운동의 종류는?

흔히 유산소운동이라고 하면 걷기, 달리기, 수영을 떠올린다. 아령이나 역기 운동은 전형적인 무산소운동이다. 그런데 엄밀하게 말하면 유산소, 무산소의 결정은 근육이 얼마나 많은 산소를 요구하는지에 따라 결정되므로 운동의 방법이 아니라 운동의 강도에 따라 결정된다.

똑같은 달리기라도 우사인 볼트가 100m 경기에서 번개처럼 달리는 것은 무산소운동이고 동네 아저씨가 헬스클럽에서 시속 8km 정도로 천천히 달릴 때는 유산소운동이 되는 것이다. 박태환 선수가 올림픽에서 50m 접영 경기를 하면 무산소운동이고 옆집 할머니가 동네 수영장에서 평형으로 천천히 왔다갔다 하는 것은 유산소운동이 된다. 같은 야구라도 추신수 선수가 내야 땅볼을 치고 1루를 향해 전력 질주할 때는 무산소운동이 되고 대형 홈런을 치고 천천히 베이스를 돌면 유산소운동이 되는 것이다.

이론적으로는 근력 강화를 위해 저항성운동을 하는 경우에도 저항이 아주 낮으면 유산소 운동이 될 수 있다. 벤치프레스를 150kg까지 들 수 있는 힘 좋은 사람이라면 10kg의 역기봉으로 벤치프레스 동작을 무한히 반복할 수 있다. 근육 수축 강도가 상대적으로 너무 낮아 유산소운동이 되는 것이다.

유산소운동과 무산소운동은 사람에 따라 혹은 운동 방법에 따라 정해지는 것이 아니라 운동 강도로 정해진다는 사실을 반드시 알아 두자.

그렇지만 유산소운동에 적절한 운동 방법이 있고 무산소운동(=근력운동)에 적절한 운동 방법이 있다. 통상 온몸의 큰 근육을 낮은 강도로 꾸준히, 반복적으로 움직이는 동작은 유산소운동에 적합하다. 걷기, 달리기, 계단오르기, 자전거타기, 수영, 줄넘기, 에어로빅댄스, 등산, 배드민턴, 테니스, 탁구, 축구, 스키 등이다. 아령이나 역기를 드는 웨이트트레이닝은 전형적인 무산소운동 즉, 근력운동이다.

유산소운동은 못 따라오는 근력운동의 효과

유산소운동의 효과는 운동의 일반적인 효과와 같다. 1장의 [그림 1.3]을 참조하면 된다. 심폐기능이 좋아지고 심혈관 질환을 예방하며 당뇨, 고지혈증 등의 대사질환을 예방, 호전시킨다. 각종 암의 발생을 억제하고 뇌졸중, 치매, 불면증, 우울증을 해소하며 골다공증과 골절 예방에도 탁월한 효과가 있다. 근력운동을 하면 유산소운동만으로는 볼 수 없는 효과가 추가된다. 근육이 커지고 근육의 힘이 강해진다. 유산소운동보다 근력운동을 해야만 나타나는 추가적인 효과는 다음과 같이 정리할 수 있다 [그림 2.1].

기능 향상: 근육 힘이 강해져서 생기는 효과다. 일상생활 활동을 더 쉽게, 더 빠르게, 더 강하게 할 수 있게 된다. 예를 들면 근력운동을 하여 힘이 좋아지면 걸음이 빨라지고 계단도 잘

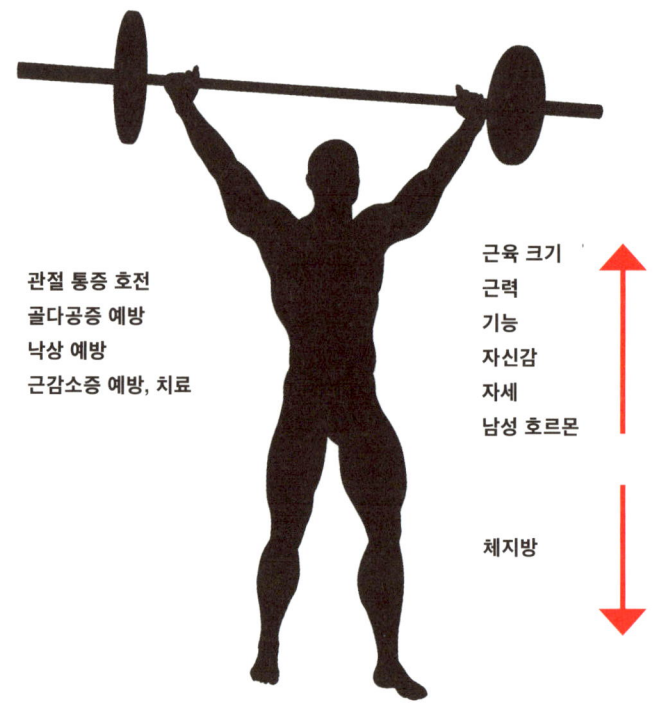

[그림 2.1] 무산소운동의 효과. 무산소운동(=근력운동, 근력강화운동, 저항성운동)을 하면 근육이 커지고 근력이 강해진다. 그리하여 기능, 자세, 자신감이 좋아지고 체지방이 줄며 혈중 남성호르몬 레벨이 올라간다. 관절 통증, 골다공증, 근감소증, 낙상 등 노화질환을 예방하고 치료하는 효과를 보게 된다. 유산소운동만으로는 얻을 수 없는 효과이다.

오르게 된다. 골프장에서는 드라이버 거리가 더 길어지고, 집에서는 청소기를 한 손으로 번쩍 들어 올릴 수 있으며, 그을음이 묻은 냄비 닦기도 훨씬 쉬워진다.

자세 향상: 근력운동을 하면 엉덩이근육과 활배근의 근육이 발달해 서 있는 자세가 꼿꼿해지고 가슴이 넓어진다. 옷 입은 태가 좋아질 뿐만 아니라 지긋지긋한 척추 통증이 저절로 좋아진다.

자신감 향상: 강한 힘과 든든한 근육, 꼿꼿한 자세는 자신감의 원천이 된다.

체지방 감소: 근력운동으로 근육이 커지면 체중을 줄이는 다이어트에도 도움이 된다. 근육은 같은 무게의 지방에 비해 부피는 18% 적고, 칼로리 소모량은 4, 5배 더 많기 때문에 체지방이 늘어나는 것을 막아 몸을 더 날씬하게 만드는 데 도움이 된다.

남성호르몬 증가: 규칙적인 근력운동은 혈중 테스토스테론 레벨을 증가시켜 남성의 자신감을 높여 준다.

관절 통증 해결: 무릎이나 어깨 같은 관절이 아플 때 적절한 근육운동으로 통증을 줄이고 힘줄이나 인대, 연골 손상을 예방할 수 있다 [146페이지 참조].

골다공증 예방: 유산소운동보다 근력운동이 뼈를 더 튼튼하게 하는 것으로 알려져 있다.

낙상 예방: 나이 든 분이 근력운동을 하면 서 있거나 걸을 때 밸런스가 좋아져 낙상의 위험을 크게 줄인다.

근감소증 예방: 나이 들면서 근육량이 줄고 힘이 빠져 일어서거나 걷기가 힘들게 되는 근감소증을 예방한다.

근육호르몬 증가: 근육에서 온몸의 장기를 자극하는 좋은 호르몬이 분비된다.

이상은 유산소운동만으로는 얻지 못하는 근력운동만의 효과다. 근력운동에는 뭔가 특별한 것이 있다는 뜻이다. 근력운동과 체지방 감소, 남성호르몬, 근감소증의 관계, 근육호르몬에 관해서는 강조를 위해 좀더 자세히 설명한다.

근력운동과 날씬한 몸매 – 쓰레기 소각장의 소각로 증설하기

근육이 늘면 몸이 커져서 더 뚱뚱해질 것이라는 잘못된 믿음 때문에 근력운동을 꺼리는 여성이 많다. 엄청난 오해다. 근육은 지방에 비해 밀도가 훨씬 높다. 1.06 대 0.9이다. 같은 무게의 근육은 지방보다 부피가 18% 더 적다. 따라서 같은 몸무게라도 몸의 부피는 줄어들게 된다. 체지방을 줄이는 목표가 가벼워지는 것이 아니라 날씬해지는 것 아닌가?

더욱이 근육이 커지면 커질수록 체지방 분해가 더 잘 일어난다. 같은 양의 음식물을 섭취해도 근육이 많으면 살이 찔 가능성이 낮다는 뜻이다. 왜 그럴까? 아래 설명을 보자.

산더미처럼 쌓여 있는 쓰레기를 소각해서 없애는 쓰레기 소각장이 있다. 소각로 하나를 가동하는 것보다 소각로 열 개를 가동하면 훨씬 더 짧은 시간에 더 많은 쓰레기를 처리할 수 있는 것은 당연하다. 웬 뜬금없는 소리냐고? 쓰레기가 체지방이고 소각로가 근육이며 소각로 가동이 운동이다.

소각로 한두 개를 맹렬하게 가동하는 것보다 소각로 열 개를 은근하게 오랫동안 가동하는 것이 더 효율적이라는 뜻은 근육 한두 개를 강하게 사용하는 근력운동보다 온몸의 근육을 약하지만 오래 사용하는 유산소운동이 지방을 없애는 데 더 효과적이라는 뜻이다.

그러면 날씬해지는 데 근력운동은 전혀 필요없을까? 그렇지 않다. 근력운동을 하면 근육이 커지기 때문에 쓰레기 소각로를 몇 개 더 증설하는 효과가 있다. 근력운동을 하지 않고 유산소운동만 하면 소각로 열 개를 가동하는 데 그치지만 근력운동을 한두 달 같이 하면 쓰레기 소각로가 서너 개 늘어나서 소각 효율을 높이는 것이다. 근력운동 초기에는 근육이 늘어나면서 체중이 약간 늘어날 수 있으나 궁극적으로는 늘어난 근육(소각로)이 체지방(쓰레기)을 더 효율적으로 제거한다.

같은 시간 유산소운동을 한다고 했을 때 근육량이 많은 사람은 근육이 적은 사람보다 더 많은 체지방을 소비하게 된다. 근육이 많으면 많을수록 체지방 분해가 더 잘 일어나는 효과를 본다는 뜻이다.

운동은 전혀 하지 않고 먹는 식사량만 줄여서 즉, 다이어트만으로 체중 감소에 성공한 경우에는 얼마 지나지 않아 체중이 다시 불어나는 요요(yoyo)현상이 잘 생기는 이유도 비슷하다. 우리 몸의 특정 조직은 탄수화물만을 에너지원으로 사용한다. 아무리 많은 지방이 있어도 에너지원으로 쓰지 못

하는 것이다. 뇌가 대표적이다. 식사량을 줄여 탄수화물 섭취량이 줄면 뇌에 공급해야 할 탄수화물을 얻기 위해 근육을 분해한다. 지방을 분해하면 포도당을 얻을 수 없지만 근육 속의 단백질을 분해하면 포도당을 만들 수 있기 때문이다. 따라서 체중을 줄이기 위해 근력운동 없이 식사량만 줄이면 근육량이 급격히 감소한다. 다이어트하면 반입되는 쓰레기도 줄지만 소각로 수가 같이 줄어든다. 다이어트가 끝나고 쓰레기 반입량이 평소와 같아졌을 때 즉, 다이어트 전과 같은 양의 음식을 먹을 때 지방이 몸에 더 많이 축적되는 것이다. 그것이 요요현상이다.

근력운동과 남성호르몬

1990년대에 이런 우스갯소리가 있었다. "바퀴벌레가 남성 정력에 좋다는 소문을 내면 전국의 바퀴벌레를 박멸하는 것은 시간문제이다." 얼핏 들으면 황당한 말이지만 그만큼 당시의 남성은 정력에 좋다는 음식과 약을 찾아 전국 방방곡곡을 헤맸던 것이다. 그 덕분에 온갖 혐오식품이 범람하고 이름 모를 약초를 탐닉하다 급성 간염으로 응급실로 실려 가는 경우가 드물지 않았다.

　요즘의 남성은 그때만큼 정력에 좋다는 것을 찾아다니지는 않는다. 영양이 좋아져서 나이가 들어도 정력 감퇴가 전혀 없거나, 먹고살기에 너무 바빠 정력 감퇴에 신경을 쓸 겨를이 없는 것인지도 모르겠다. 아마도 1998년도 발매된 발기부전 치료제의 효과가 워낙 탁월하기 때문이지 않을까 싶다.

그런데 혐오식품이나 약을 따로 먹지 않고도 남성을 강하게 만들 방법이 있다는 사실을 아는가? 어떤 방법이냐고? 바로 '근력운동'이다. 수많은 남성이 정력 향상에는 남다른 집착을 보이면서도 근력운동으로 남성호르몬 분비를 촉진할 수 있다는 것을 아는 사람은 별로 없는 듯하다.

1976년 캘리포니아주립대학(California State University)의 운동생리학자 토머스 파히(Thomas D. Fahey) 박사의 인체실험[15]에서 처음 밝혀졌다. 평소 근력운동을 강하게 하던 남자 대학생 10명에게 데드리프트를 5반복최대5RM, 177~178페이지 참조로 5회씩 5세트를 한 직후 피검사를 하였더니 혈중 테스토스테론의 농도가 운동 전에 비해 평균 20%가량 증가한 것을 확인하였다. 그 후 다양한 실험을 통해 근력운동 후 남성호르몬 분비가 촉진되는 과정이 자세히 알려졌다.

근력운동을 하면 운동 직후 10분간 혈중 테스토스테론 농도가 올라간다. 이를 급성 테스토스테론혈증 반응(acute testosternonemia response)이라 부른다. 근력운동을 할 때 혈중 젖산 농도가 올라 뇌하수체를 자극하고, 뇌하수체의 호르몬이 남성의 고환과 여성의 난소에 있는 레이디히 세포(Leydig cell)에서 테스토스테론을 더 만들도록 한다는 것이다. 운동 직후 올라간 혈중 테스토스테론 농도는 30분이 지나면서 오히려 떨어지는데 그것은 근육 속으로 들어가서 근육을 키우는 데 사용되기 때문이라고 한다[16]. 중요한 것은

11주 정도 꾸준히 근력운동을 하면 평상시 혈중 테스토스테론 레벨이 높아진다는 사실이다[17].

바퀴벌레를 먹거나 호르몬 주사를 맞지 않아도 혈중 남성호르몬 농도가 올라간다는 사실에 솔깃한 분이 많을 것이다. 근력운동을 10분만 해도 30분간 혈중 남성호르몬 농도가 높아지고 3개월 동안 꾸준히, 규칙적으로 근력운동을 하면 평상시에도 높아진다는 희소식이다.

근력운동을 하면 남성호르몬 분비가 촉진된다는 연구 결과를 보면서 필자가 대학 때 본 〈뽕〉이란 영화의 한 장면이 떠올랐다. 극중 칠성이가 팔굽혀펴기로 남성성을 급상승시키는 장면이었다. 영화가 제작된 1986년도에는 급성 테스토스테론혈증 반응이 학계에 제대로 알려지지도 않았는데 참으로 신통한 장면이 아닐 수 없다. 필시 근력운동 직후 남성호르몬 분비가 급상승하는 것을 칠성이 아버지가 몸소 체험했기 때문이리라. 이 정도면 근력운동이야말로 자연 비아그라라고 불러도 손색이 없지 않은가?

근력운동을 하는 방법에 따라 테스토스테론의 생산량이 달라질 수 있다고 한다. 다음과 같은 경우에 급성 테스토스테론 혈중 반응이 더 강하게 나온다고 하니 꼼꼼히 챙겨 보기 바란다.

○ 큰 근육을 사용하는 운동
○ 운동 강도(예, 무게)가 높을 때
○ 반복 운동 횟수가 많을 때

- 세트 사이의 휴식기가 짧을 때
- 2년 이상 규칙적인 근력운동을 할 때

종합하면 가능한 한 무거운 것으로, 많은 횟수로 반복하되, 휴식기간을 1분 정도로 짧게 하는 근력운동을 꾸준히 하는 것이 남성호르몬 수치를 높이는 데 가장 좋다는 것이다. 100년 동안을 할배가 아닌 아재로 살고 싶은 남성은 꼭 귀담아 들어야 할 포인트이다.

근감소증과 건강수명

요즘 신문이나 방송에서 '근감소증(sarcopenia)'이라는 말을 한번은 들어본 분이 있을 것이다. 근감소증? 말 그대로 해석하면 '근육이 줄어드는 병'인데, 학문적으로 쓸 때는 '노인성 근감소증'을 말한다. 즉, 나이가 들어 신체가 노화되면서 근육이 줄어드는 병을 뜻하는 것이다. 따라서 밥을 못 먹거나 설사가 심하여 영양결핍으로 근육이 빠지는 경우나 항암치료를 받으면서 근육이 줄어드는 경우는 근감소증이라고 부르지 않는다.

노인성 근감소증이라면 나이 들면서 근육이 줄고 힘이 빠진다는 뜻 아닌가? 늙으면 다 힘 빠지는 것 아닌가? 그게 왜 병이냐고 반문하는 분들이 있을 것이다. 늙으면서 생기는 근감소증을 당연히 순응해야 할 현상이 아니라 적극적으로 치료를 해야 할 질병으로 간주하는 이유는 늙는다고 해서 누구나 다 근감소증이 오는 것이 아니며, 근감소증이 생기는 노인은 그렇지 않은 노인에 비해 여러 가지 건강상의 문제로 고생하기 때문이다. 근감소증이 있으면 거동하기가 불편해지고 당뇨, 고혈압, 심장질환, 뇌졸중 등 치명적인 성인병이 잘 생기고, 치매도 잘 걸리며, 수명도 짧아진다.

나이가 들면 누구나 두뇌 기능이 떨어져 기억력이 감퇴되고 건망증이 심해진다. 그런데 두뇌 기능이 광범위하고 심각하게 떨어지면 '치매'로 진단받아 치료 대상이 된다. 근감소증도 마찬가지이다. 나이가 들면서 근력이 조금씩 약해지는 것은 누구에게나 생기는 일이지만 그 정도가 병적으로 심하면 치료가 필요한 '근감소증'으로 진단되는 것이다. 2016년 9월 세계보건기구(WHO)에서 질병으로 인정받아 국제질병분류기호 M62.84를 부여받은 질병이다[18].

그렇다면 근감소증 치료에 가장 효과적인 '약'은 무엇인가? 바로 근력운동이다. 운동이 근감소증에 가장 효과적인 치료법이라는 것은 세계적인 연구자가 모두 동의하는 이론이다. 최근 유수의 제약사가 경쟁적으로 근감소증 치료제를 개발하고 있고 필자도 2011년부터 근감소증 치료제 개발 연구 프로젝트에 참여하여 수차례 임상시험을 하고 있다. 그렇지만 근감소증 치료제는 근력운동을 시작하고 유지하는 데 도움을 주는 것이 일차 목표이다. 왜냐하면 약을 먹어서 근육을 키울 수는 있으나 근육을 사용하는 운동을 해야만 심폐기능이 좋아지고, 뼈가 튼튼해지며, 균형감각이 발달하고, 우울증 해소 등의 효과를 볼 수 있기 때문이다. 약으로 근육을 튼튼하게 만들어도 근력운동이 동반되어야만 근감소증을 제대로 치료할 수 있다는 뜻이다.

근감소증이 생기면 사망률이 높아지는 것도 문제이지만 더 큰 문제는 사망하기 전까지 와병 상태로 있는 기간이 길어진다. 즉, 건강수명이 단축되는 것이다. 건강수명이란 나이가 들어서 와병 상태가 되기 전까지의 수명을 말한다. 예를 들어 어떤 사람이 건강하게 잘 지내다가 75세 겨울에 넘어진 다음 병상에 시름시름 앓다가 80세에 돌아가셨다면 그분의 수명은 80세이지만 건강수명은 75세였다고 보는 것이다.

오래오래 살아서 수명이 긴 것은 좋은 일이지만 건강수명이 짧으면 반드시 행복한 삶이라고 볼 수만은 없다. 수명과 건강수명의 차이가 길면 길수록 더 오랫동안 병상에서 고생을 한다는 뜻이기 때문이다. 오랜 병상 생활은 당사자에게 가장 큰 고통이지만 간병하는 사람이 겪는 고통도 그에 못지않다. 필자의 진료실을 찾는 분 중 중증 환자를 간병하는 가족의 고통은 치료가 참 어렵다. 치료가 되어도 재발이 무척 잘된다. 왜냐하면 중증 환자를 다시 돌보면서 또 척추와 관절에 손상을 받기 때문이다. 건강수명을 길게 유지하는 것은 본인 뿐만 아니라 가족의 행복을 위해서도 매우 중요하다는 뜻이다.

노인성 근감소증은 노인의 거동을 어렵게 만드는 가장 중요한 요인이라 건강수명을 짧게 만드는 주범이다. 건강수명을 최대한 길게 늘리는 것, 근감소증의 최고 명약, 근력운동을 해야 할 또 다른 중요한 이유이다.

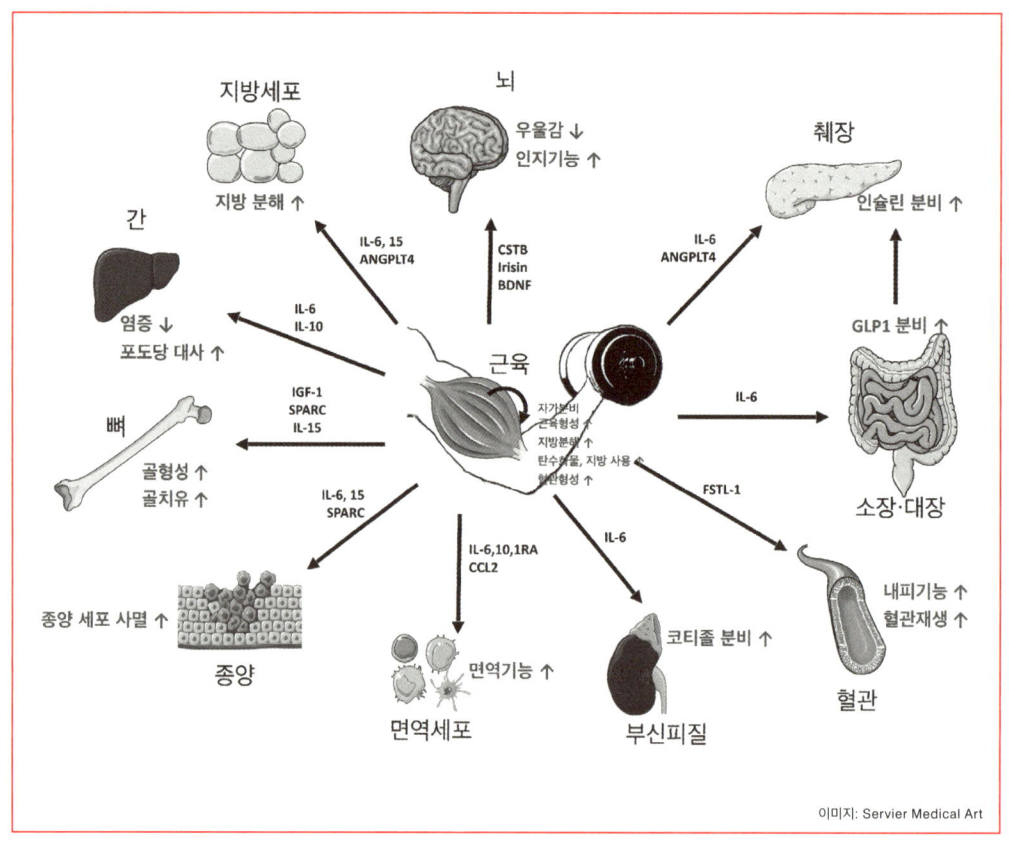

[그림 2.2] 근육에서 나오는 근육호르몬 마이오카인(myokine)이 온몸의 각종 조직에 영향을 미치는 것을 보여 준다[19, 20]. 인체의 거의 모든 장기와 세포가 마이오카인의 좋은 영향을 받는다. 마이오카인이 암세포의 증식을 억제하는 기전도 밝혀졌다.

온몸의 장기를 자극하는 근육호르몬

근육량이 많으면 뭐가 좋은가? 힘 쓰는 것만큼이나 중요한 근육의 기능은 바로 내분비 기능이다. 중학교 때 생물 수업의 기억을 더듬어 보면 내분비 기능이란 갑상샘, 부신피질, 뇌하수체와 같이 호르몬을 분비하는 것인데 근육에서도 호르몬이 분비된다는 것인가?

그렇다. 갑상샘호르몬이 피를 타고 온몸에 퍼져 세포의 신진대사를 증가시키는 것처럼 근육에서 여러 가지 단백질이 분비되어 몸 전체에 영향을 미친다는 사실이 속속 밝혀지고 있다[그림 2.2]. 이런 물질을 마이오카인(myokine)으로 통칭하는데 지방세포의 지방을 분해하는 IL-6, 유방암을 억제하는 OSM, 대장암 세포를 줄이는 SPARC, 기억력을 좋게 하는 BDNF등이 마이오카인의 대표 주자다. 연구가 거듭됨에 따라 계속 새로운 마이오카인이 속속 밝혀지고 있다니 놀라울 따름이다. 나이가 들면서 근력운동을 열심히 하면 지방도 줄고, 암도 예방되며, 기억력까지 좋아진다는데 이보다 좋은 일이 또 있을까?

요점 정리

1. 운동은 유산소운동과 무산소운동으로 나눈다. 무산소운동은 저항성운동, 근력강화운동, 근력운동과 같은 뜻으로 사용된다.

2. 유산소운동은 걷기, 달리기, 자전거타기, 수영, 줄넘기, 에어로빅댄스, 등산, 배드민턴, 테니스, 탁구, 축구, 스키 등이다. 근력운동은 아령이나 역기를 드는 웨이트트레이닝이 대표적이다.

3. **근력운동에는 뭔가 특별한 게 있다.** 유산소운동으로 얻을 수 없는 효과를 본다. 근력, 기능, 자세가 좋아지고, 비만, 골다공증, 관절염, 낙상, 근감소증 예방 효과가 있다.

4. 근력운동은 남성을 더 강하게 여성을 더 아름답게 만든다.

5. 젊어서 키워 둔 근육량은 나이 들어 매우 요긴하게 쓰인다. 노인성 근감소증 예방에 최고다.

6. 근육이 커지면 근육에서 나오는 호르몬도 많아진다. 두뇌부터 지방세포까지 온몸의 장기와 세포에 좋은 영향을 주는 호르몬이다.

7. **오래오래 살려면 유산소 운동을 열심히 하고, 건강하고 멋지게 살려면 근력운동을 해야 한다.**

3장

100세 시대 운동의 딜레마

척추와 관절이 운동을 만날 때

100세까지 건강하고 멋지게 살려면 운동을 해야 한다. 유산소운동으로 온몸의 장기를 건강하게 만들고, 근력운동으로 강하고 멋진 몸을 만들면 된다. 누구나 알고 있는 이 방법을 실제로 따라하기 힘들게 하는 딜레마가 있다. 나이가 들면서 약해지는 척추와 관절이 운동을 만날 때 필연적으로 생기는 문제이다.

사람의 척추와 관절은 서른이 될 무렵 성장이 최고조에 달한다[그림 3.1]. 개인차가 있지만 평균적으로 서른 즈음에 척추와 관절이 가장 싱싱하고 튼튼하다. 그 이후로는 서서히 늙어 간다는 뜻이다. 척추와 관절이 늙으면 몸 여기저기가 아프게 된다. 허리도 아프고, 무릎이나 어깨가 쑤시는 일이 잦아진다. 필자가 전공의 수련을 받던 1980년대 말에는 척추와 관절 통증으로 병원을 찾는 일이 거의 없었다. 병원을 찾는 가장 흔한 질병은 감기였다. 그런데 요즘은 어떤가? 지나가는 시

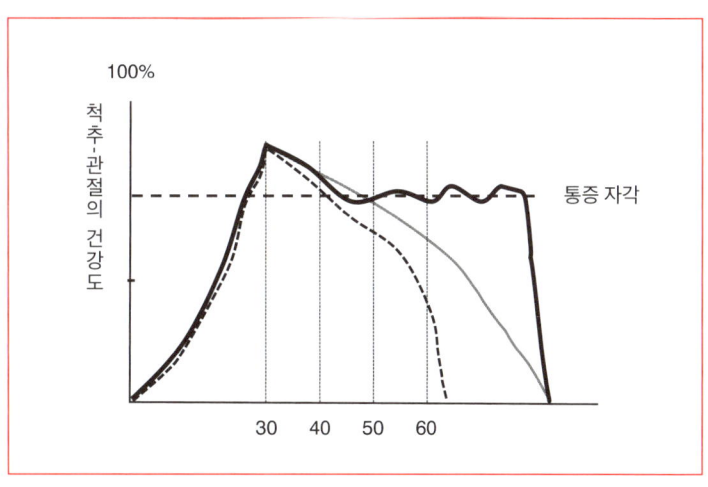

[그림 3.1] 나이에 따른 척추와 관절의 건강도를 그래프로 나타낸 것이다. 태어날 때는 0%였던 건강도가 30세쯤에 최대치(100%)에 도달한다. 그 후 차츰 늙고 약해져서 퇴행이 진행되다 보면 통증이 생긴다(통증자각 점선). 이때부터가 문제이다. 점선은 평균수명이 60세를 조금 넘던 1970~80년대의 상황이다. 마흔이 넘어 척추와 관절의 통증이 찾아와도 15년이나 20년 후면 생을 마감할 것이기 때문에 별로 걱정하지 않았다. 그렇지만 2000년대에는 얇은 실선을 따라간다. 아픈 척추와 관절을 지닌 채 40~50년을 더 살아야 한다는 것이다. 이토록 긴 기간 척추와 관절을 잘 보호하면서 꾸준히 운동함으로써 심장이 멈추는 시점까지 척추와 관절의 기능을 최대한 유지하도록 하는 것(굵은 실선)이 이 책의 목표이다.

내버스나 지하철에는 척추와 관절 질환과 관련한 광고가 수두룩하다. 척추와 관절이 아파서 이 병원 저 병원 전전하는 분이 그만큼 많다는 뜻이리라. 생명과학이 그토록 눈부시게 발달했는데 척추와 관절 통증으로 고생하는 사람은 훨씬 더 늘어났다니? 이해하기 힘든 상황이다. 생명과학이 발달하면서 평균수명이 늘어났기 때문이다.

평균수명이 짧았던 시절에는 마흔이 넘어 허리가 아파도 별로 걱정하지 않았다. 아픈 거 참으면서 살다 보면 조만간 더 큰 병에 걸리고, 그리 오래지 않아 생을 마감할 것이라 예상했기 때문이었다[그림 3.1의 점선]. 그러나 웬만하면 구순을 넘기는 요즘에는 상황이 달라진다. 쉰이 넘어 생전 처음 허리가 아파도 덜컥 걱정이 앞선다. 이 허리로 40년을 더 버텨야 한다고 생각하면 앞날이 까마득하기 때문이다. 졸업 50주년 해외 여행을 가서 친구들이 관광할 때 나는 버스에 처량하게 앉아 있어야 할지도 모른다는 걱정에 눈앞이 캄캄하다[그림 3.1의 실선]. 의학의 눈부신 발달로 사람들이 오래오래 살 수 있는 좋은 세상이 되었는데 늘어난 수명 때문에 척추와 관절 통증으로 더 큰 고생을 하게 되는 것은 참으로 역설적인 상황이 아닐 수 없다.

100세까지 청춘으로 살기 위해서는 꾸준한 운동이 최고의 명약인데 꾸준한 운동의 가장 큰 적은 척추와 관절의 통증이다. 나이가 들어 운동하면 언제라도 척추와 관절에 통증이 생길 수 있고, 척추와 관절이 아프면 운동을 할 수 없는 악순환의 고리가 쉽게 만들어지기 때문이다. 가장 이상적인 것은 [그림 3.1]의 굵은 실선이다. 100세까지 멋지게 살기 위해 열심히 운동하되 척추와 관절의 기능을 최대한 유지하는 것이다. 척추와 관절을 잘 보호하는 운동 방법을 찾는 것이 이 책의 목표이다.

운동을 해야 할지 말아야 할지, 그것이 문제로다

100세까지 살면서 내 할 일 내가 하고, 볼일 있으면 내 발로 돌아다니고, 세상 돌아가는 것도 스스로 구경하면서 인간답게 살려면 뼈와 근육이 튼튼해야 한다. 나이 들어서도 뼈와 근육을 튼튼하게 하려면 나이를 먹어도 꾸준히 운동해야 한다는 것을 모르는 사람은 없다. 그런데 이 당연한 원칙을 쉽게 지킬 수 없도록 만드는 것이 있다. 바로 뼈나 근육보다 훨씬 일찍부터 약해지는 연골, 힘줄, 인대이다.

실제 상황을 한 번 보자.

아무 일 없이 잠자다가 왼쪽 사타구니와 허벅지 안쪽에 심한 통증을 느껴 새벽 4시에 잠을 깬 70대 남성. 통증 점수 10점 만점에 9점이라고 할 정도로 극심하다. 출산의 고통보다 더 심하다는 뜻이다. 최근에 간암 치료를 받은 터에 골반 쪽에 극심한 통증이 생기니 덜컥 겁이 나서 응급실로 달려왔다. 간암이 골반뼈에 전이되었을 가능성을 염두에 두고 뼈 스캔을 포함한 여러 가지 검사를 시행했다. 간암 치료를 담당했던 내과교수가 면밀히 진찰했으나 간암과는 상관이 없다는 결론이 나왔다. 전형적인 허리 디스크 탈출 증상은 아니었으나 단순방사선 사진상 허리 디스크에 퇴행이 상당히 진행돼 있었다. 혹시나 하는 마음에 허리 MRI 촬영을 했다. 놀랍게도 2~3번 요추 디스크가 왼쪽으로 터져 수핵이 터져나와 2번 요수신경에 닿아 있는 것이 확인됐다 [그림 3.2]. 입원해서 검사하는 며칠 동안 사타구니와 허벅지 안쪽의 심한 통증은 저절로

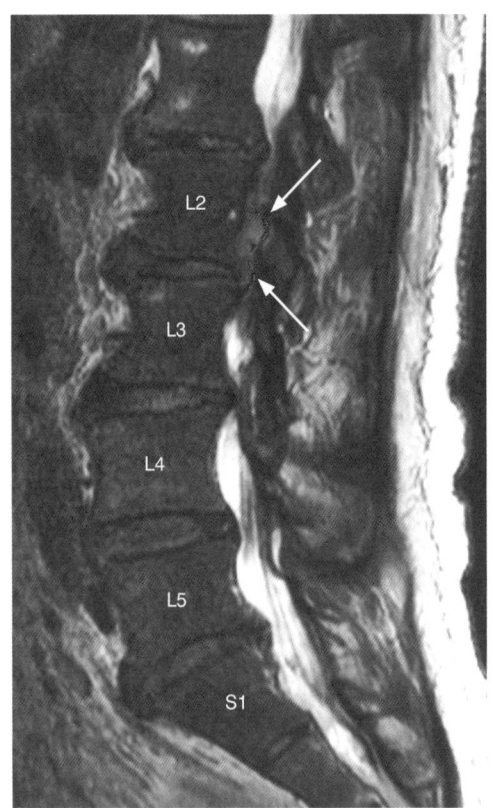
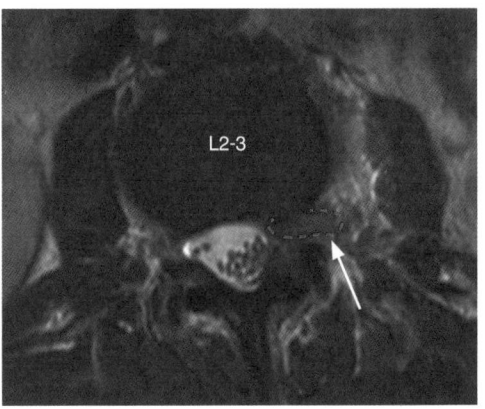

[그림 3.2] 사타구니와 허벅지의 심한 통증으로 새벽 4시에 잠에서 깨어 응급실로 왔던 70대 남성의 허리 MRI 사진. 좌측 사진을 보면 2번 요추(L2)와 3번 요추(L3) 사이에 있는 디스크가 터져 나온 것(화살표)이 보인다. 우측 사진은 2~3번 요추 디스크(L2-3)의 횡단면으로, 왼쪽 2번 요수신경뿌리가 지나가는 신경 구멍으로 터져 나온 수핵이 확인된다(화살표).

좋아졌다. 가벼운 진통제만으로도 통증 점수 1~2점으로 유지되었고 움직이는 데 전혀 불편이 없어 입원 4일째 퇴원했다. 퇴원 후 열흘 만에 찾아온 그와 외래 진료실에서 만나 대화를 나눴다.

"간암이 전이된 줄 알고 난리를 쳤는데 알고 보니 허리 디스크 탈출증이었습니다. 암도 아니고, 그토록 아프던 통증도 저절로 좋아졌으니 참으로 다행입니다. 그런데

2~3번 허리디스크에 탈출이 생기는 것은 흔치 않습니다. 게다가 70세가 넘어서 이렇게 크게 터져 나오는 경우도 드문 일인데요. 무슨 그럴만한 일이라도 있었나요?"

"아. 예, 사실은 골프 연습을 좀 심하게 했어요. 아프기 전날에도 연습을 좀 세게 했거든요."

"아하, 그것이 문제였군요. 이제 열심히 연습해 스코어 줄일 생각은 그만하시고 라운딩만 즐기시는 것이 좋겠습니다."

"아니 뭐 꼭 스코어를 줄이려고 연습을 한 것이 아니라 운동 좀 해 보려고 했던 것인데…."

말꼬리를 흐리며 잠시 뜸을 들이다 한탄조로 덧붙인 말이 필자의 가슴에 파고들어 3년이 지난 지금도 잊혀지지 않는다.

"늙으니 딜레마다. 운동을 안 하니 약해지고, 운동을 하니 아프고 어떻게 해야 할지를 모르겠네!"

100세까지 오래오래 건강한 청춘으로 멋지게 살기 위해서는 반드시 운동을 해야 한다. 운동을 하면 아프고, 운동을 안 하면 약해지는 이 딜레마를 어떻게 해결할지가 관건이다.

딜레마의 주인공 – 힘 받는 연부조직

운동을 '해야 하나 말아야 하나'의 딜레마를 따져 보자. 운동을 하지 않으면 몸이 약해져서 사망률이 높아지고, 운동을 하면 할수록 머리부터 발끝까지 건강해지면서 사망률이 낮아지는 것은 '1장 신체활동 부족은 독, 운동은 해독제'에서 자세히 다루었다. 딜레마의 한쪽 끝은 재론의 여지가 없다. 당연히 운동을 열심히 해야 한다. 그렇다면 운동을 하면 아픈 것이 문제이다. 이를 해결하면 딜레마가 해소될 것이 분명하다.

왜 나이가 들면 운동할 때 척추와 관절에 통증이 생기나? 척추 관절 통증의 주범은 무엇인가? 근육일까, 뼈일까, 신경일까? 그토록 만연한 척추 관절 통증의 주인공을 찾기 위해 몇 편의 흥미로운 보고서를 보도록 하자.

1994년 정상인의 허리 MRI를 연구한 결과[21]이다. 평생 동안 48시간 이상 허리가 아픈 적이 없는 정상 성인 98명의 허리를 MRI로 들여다보았다. 나이가 20세에서 80세 사이로 평균 42.3세 정도의 비교적 젊은 편이었음에도 불구하고 대상자 중 64%에서 허리 디스크에 이상소견이 보였다.

2006년에는 정상인의 어깨 MRI 연구 보고서[22]가 「죽은 자와 방사선과 의사는 거짓말을 하지 않는다」라는 자극적인 제목으로 발표되었다. 어깨 통증이 전혀 없어도 50세가 넘으면 30%에서 회전근개힘줄 손상이 자신도 모르게 생겼다는 것이다. 정상인의 어깨 MRI 결과는 어깨 통증과 상관없이 사망한 사체를 부검한 결과와 그 빈도가 비슷했기에 붙여진 자극적인 제목이었다.

무릎은 또 어떠한가? 1996년 보고서[23]에 따르면 무릎 통증이 전혀 없는 82명의 정상인(8~62세)의 무릎 MRI를 촬영했는데 50세가 넘으면 28%에서 반월판 연골 손상이 있었다는 것이다.

겉으로 보기에는 참으로 멀쩡한 사람들이, 또 전혀 해당 부위가 아프지 않았는데도 불구하고 그토록 많은 연골과 힘줄이 찢어져 있다는 것은 무엇을 뜻하는 것일까? 바로 우리 몸의 척추 관절을 이루는 조직 중에서 연골, 힘줄, 인대 등을 통칭하는 힘 받는 연부조직(mechanical soft tissue)은 가장 쉽게, 가장 일찍부터 퇴행 즉, 늙어 간다는 것이다.

이를 확인해 주는 재미있는 그래프가 있다. 서울대병원 재활의학과의 김기원 교수가 여러 가지 논문을 집대성해 그린 그래프이다. 척추 관절에 관여하는 4가지 중요 조직인 말초신경, 뼈, 근육, 연골이 나이에 따라 어떻게 성장하고 어떻게 늙어 가는지를 표시한 [그림 3.3]을 보자.

그래프를 자세히 보면 말초신경이 늙어 가는 속도가 가장 느리고 그다음이 근육과 뼈다. 말초신경은 나이가 아주 많아도 높은 건강도를 유지한다. 근육은 나이가 들면서 서서히 건강도가 떨어지지만 비교적 완만한 편이다. 이에 비해 뼈는 잘 유지되다가 어느 시점(여성의 경우 완경)을 지나면서 비교적 빨리 약해진다. 신경, 근육, 뼈와 비교할 때 연골은 서른 즈음에 최고점을 찍은 후 바로 하강곡선을 그린다. 아주 젊었을 때부터 건강도가 빠른 속도로 떨어지는 특징을 보이는 것이다.

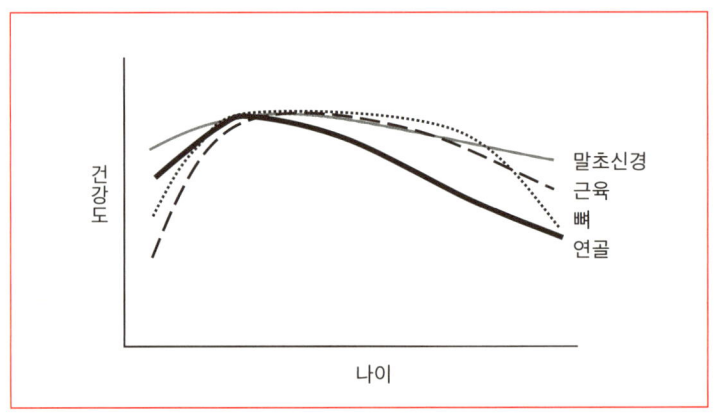

[그림 3.3] 척추와 관절을 구성하는 네 가지 조직인 말초신경, 근육, 뼈, 연골이 나이가 들면서 늙어가는 속도. 신경이나 뼈, 근육에 비해 연골은 일찍부터 빨리 늙어감을 알 수 있다.

　　서른이 넘으면서 급속도로 노화가 진행되는 것은 연골, 힘줄, 인대 등이다. 구체적으로 말하면 허리 디스크, 목 디스크, 무릎의 반월판 연골과 관절연골, 어깨의 회전근개힘줄이다. 척추와 관절이 아파 인터넷 검색을 하면 반드시 만나게 되는 용어이다. 이들은 척추와 관절이 움직일 때 당겨지고, 짓눌리고, 비틀리는 충격을 받아 흡수하는 역할을 한다. 한마디로 척추와 관절 속에서 힘을 받는 연부조직(soft tissue)이다. 근육과 뼈는 튼튼한데 근육과 뼈가 움직이면서 생기는 충격을 모두 흡수해야 하는 힘 받는 연부조직은 나이가 들면서 찢어지고, 터지고, 찌그러질 수밖에 없는 운명을 타고난 것이다.
　　스타급 운동 선수가 마흔이 가까워지면 경기력이 떨어지게 되는 가장 큰 이유가 바로 힘을 받는 연부조직이 약해지기 때문이다. 연골, 힘줄, 인대 등이 노화되어 척추 관절의 유연성이 떨어지고, 쉽게 다치고, 잘 낫지 않는 일이 반복되면서 서서히 은퇴를 생각하게 된다. 뼈나 근육은 젊은 선수 못지않거나 오히려 더 튼튼한데도 말이다.

야구 국가대표팀이 지고 있을 때 투수 출신인 선동열 감독으로서는 당장 선글라스 벗어 던지고 투수 마운드에 올라 광속구를 뿌리고 싶은 마음이야 굴뚝 같겠지만 그렇게 하지 못하는 이유가 바로 이 같은 사정 때문이다. 근력이나 뼈는 여전히 튼튼하지만 척추 관절 속 힘을 받는 연부조직은 약해져 있기 때문이다. 차범근 선수가 더는 그라운드에 나서지 않고 중계석에서 차미네이터를 조종하는 이유도 마찬가지이다.

튼튼한 근육과 뼈 사이에서 이리 찢기고 저리 차이는 힘 받는 연부조직(연골, 힘줄, 인대)을 잘 보호하면서 꾸준히 운동할 수 있는 방법만 알게 되면 '나이가 들면서 운동을 해야 할지 말아야 할지'가 더는 딜레마가 될 수 없다.

죄가 나쁜가 사람이 나쁜가?

필자가 2016년 초반 『백년허리』라는 대중서를 출판하였다. 필자를 포함해 허리가 아픈 사람들이 잘못된 운동으로 허리를 더 손상시킨다는 내용이 책 대부분을 차지했다. 책이 출판된 지 몇 달 후 건강 분야 전문기자에게서 온 전화를 받았다.

간단한 인사 후에 바로 질문을 던진다. "정 교수님, 윗몸일으키기는 나쁜 운동이지요?" 그 질문을 듣는 순간 '아차' 하는 생각이 들었다. '내 책이 그런 메시지를 강하게 던진 것인가?' 하는 마음에 수년 전 보았던 영화 〈넘버3〉의 한 장면이 스쳐 갔다. 의협심으로 똘똘 뭉친 마동팔 검사(최민식 분)가 야비한 야망으로 가득 찬 조직폭력배(한석규 분)를 포장마차에서 우연히 만나 쌍욕을 섞어 가며 꾸짖는 장면이었다.

"내가 세상에서 제일 X 같아 하는 말이 뭔지 아냐? 죄는 미워하되 인간은 미워하지 말라는 말이야. 정말 X 같은 말장난이지. 솔직히 죄가 무슨 죄가 있어? 그 죄를 저지르는 X 같은 XX들이 나쁜 거지!"라는 극중 마동팔 검사의 일갈이었다.

"윗몸일으키기가 왜 나쁜가? 그 운동을 하면 더 아프게 되는, 찢어진 디스크를 가진 허리가 나쁜 것이지!"

필자가 하고 싶은 말이었다.

윗몸일으키기는 복근을 키우는 데 필수 운동이다. 해수욕장에서 식스팩을 뽐낼 수 있게 하고, 허리 힘을 강화해 무거운 것을 번쩍 들어올릴 수 있게 하는, 정말로 좋은 운동이다. 문제는 그 운동을 할 때 찢어진 디스크가 더 찢어질 수밖에 없는, 디스크가 손상된 허리가 문제인 것이다. 따라서 기자의 질문에 '그때 그때 달라요'가 답이었다. 누가 그 운동을 하느냐에 따라 답이 달라지고 같은 사람이라도 언제 하느냐에 따라 좋을 수도 있고 나쁠 수도 있다는 뜻이다.

15세 중학교 축구선수가 윗몸일으키기를 열심히 하면 민첩성과 동작 밸런스에 큰 도움이 된다. 아주 좋은 운동이다.

허리가 아픈 사람에게 윗몸일으키기를 못 하게 하는 것은 윗몸일으키기 운동이 나쁘기 때문은 아니다. 윗몸일으키기를 할 때 허리에 가해지는 부담을 아픈 사람의 허리가 견디지 못하기 때문이다.

내 몸에 맞는 운동을 찾기 위해서는 내 **척추와 관절이 감당할 수 있는 능력**을 알고, 내가 하려는 운동의 부담과 충격의 정도를 정확히 알면 된다. 그 지식 기반 위에 **'통증'이라는 신이 내린 정보시스템**을 잘 이해하면 금상첨화이다.

'통증'이라는 신의 계시는 나이가 들면서 약해지는 연부조직이 아직도 멀쩡하게 힘 좋은 뼈와 근육 때문에 상처를 받았다는 사실을 명확히 알려준다. 문제는 사람들이 이 계시를 잘못 받아들이는 것이다. 상처를 받은 것은 연부조직인데 가해자인 뼈나 근육을 치료하려고 든다. 근육이 약하다고 무턱대고 근력강화운동을 하거나, 관절이 굳는다고 과도한 스트레칭을 하는 것이 대표적인 오해의 결과이다. 근력운동을 할 때는 상처 입은 연부조직을 잘 보호하려는 노력이 필요하다. 굳어 가는 관절은 연부조직의 상처가 아물어 가는 현상이 아닌지 잘 확인하는 것이 중요한 포인트이다. 몇 가지 실제 사례를 보면서 감을 잡아 보자.

허리가 운동을 만날 때 1

42세 여성이 케틀벨 운동 후 3일간 허리가 아팠다. 허리 통증이 줄어들자마자 다시 케틀벨 운동을 했고 그로부터 이틀 후 못 움직일 정도로 허리가 심하게 아파 응급실을 방문했다. 이후 약간 호전되어 통증 점수 5점인 상태에서 진료실을 찾았다. 통증 점수는 상상할 수 있는 최악의 통증을 10점 만점으로 했을 때 현재 통증이 얼마인지 표현하는 방법이다. 허리에 좋은 요추전만 자세 교육을 시작했고 한 달 후 통증 점수가 2~3점으로 줄었다. 요추전만 자세 교육 4개월 후 해외 출장이 가능할 정도로 호전되었다. 아프기 전에 했던 나쁜 운동은 모두 피하고 걷기, 뛰기 등 유산소 운동을 처방했고 졸업을 예정했다. 졸업이란 더는 진료를 받지 않아도 된다는 뜻의 진료실용 전문용어이다. 그로부터 11개월 후 그 여성은 다시 진료실을 찾았다. 어느 체육관에서 개인적으로 운동을 배우면서 고양이자세, 즉 허리를 앞으로 숙이는 운동을 2회 하였는데 1주일 만에 허리와 양쪽 엉덩이와 허벅지에 통증이 6~7점이나 됐다. 허리를 뒤로 젖히는 맥켄지 동작만 해도 다리가 당기는 상황이 되었다.

> "허리를 앞으로 구부리는 스트레칭이나 고양이 동작은 찢어진 허리 디스크를 더 찢기 때문에 절대로 하지 말라고 했는데 다시 그런 동작을 해서 더 악화되었군요."

"운동을 가르치는 분에게 그 내용을 다 전달하고, 진료실에서 받은 '좋은 운동, 나쁜 운동' 설명서를 드렸는데요. 그분 말씀이 '그동안 뒤로 젖히는 운동을 많이 했으니 이제 앞으로 굽혀야 한다!'라고 했어요."

참으로 어이가 없다. 첫 방문 때 가져온 MRI를 보면 5번 요추와 1번 천추 사이의 디스크 속 수핵으로 후방섬유륜이 찢어져 있었다[그림 3.4]. 1년 반에 걸쳐 겨우 붙기 시작한 후방섬유륜을 나쁜 스트레칭으로 다시 찢은 것이다.

이런 어처구니없는 오해는 디스크가 찢어지면서 허리가 아프고, 디스크가 아물면서 통증이 낫는다는 단순한 사실을 간과하기 때문에 생긴다. 또 디스크의 섬유륜이 찢어졌다 다시 붙는 데 얼마나 오랜 시간이 걸리는지를 잘 몰랐기 때문이다. 아프지 않다고 해서 섬유륜이 강한 힘을 받을 정도로 붙은 것은 아니라는 사실을 아는 것도 중요하다. 참으로 안타까운 상황이다.

이 환자는 다시 1년 반 전의 치료 방침으로 돌아가서 통증 회복 중이다. 통증이 회복된 후 2년 정도는 찢어진 디스크가 온건히 다시 붙을 수 있도록 허리에 부담이 가해지는 운동은 철저히 피하는 것이 필요하다. 유산소운동과 허리 부담을 최소화하는 운동이 처방돼야 한다 444페이지, '아픈 허리 백년운동 2단계' 참조.

허리가 운동을 만날 때 2

한눈에 봐도 힘깨나 쓸 듯한 건장한 체격(178cm / 98kg)의 42세 남성이 10개월 전부터 양쪽 발이 저리고 다리로 뻗치는 통증이 있다고 진료실을 찾았다. 20년 전, 그러니까 22세 때 허리 디스크 탈출증으로 4번 요추부터 1번 천추까지 척추뼈 3개를 나사로 고정하는 유합술을 받았다고 한다. 이후 강한 웨이트트레이닝과 철인3종 경기를 즐기며 살았는데 10개월 전부터 이상한 통증이 생기기 시작했다는 것이다. 건장한 신체에 걸맞게 스쿼트는 130kg 정도로 했다고 한다. 허리뼈 3개를 유합한 사람의 운동 능력이라고는 믿기지 않을 정도이다.

허리 MRI 자료를 확인해 봤더니 유합된 4번 요추 바로 위의 L3-4 디스크와 그 위에 있는 L2-3, L1-2 디스크가 모두 찢어지고 탈출되었다[그림 3.5]. 척추뼈 여러 개를 나사로 고정하

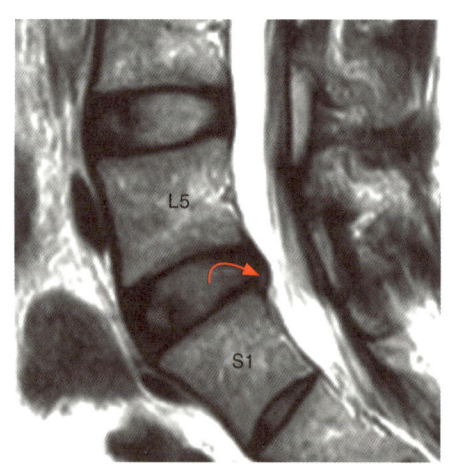

[그림 3.4] 케틀벨 운동 후 응급실을 갈 정도로 허리가 아팠던 42세 여성 환자. 5번 요추와 1번 천추 사이에 있는 디스크의 수핵이 뒤로 밀리면서 후방섬유륜을 찢어 약간 팽윤시키고 있다(화살표).

면 남아 있는 디스크에 과중한 스트레스가 걸리게 된다. 5명의 직원이 일하던 직장에 2~3명이 사직서를 내면 남아 있던 직원들이 과로에 시달리는 것과 똑같은 이치이다. 진료실을 찾아온 거구의 42세 남성의 경우 5명의 직원(허리 디스크) 중 2명(L4-5, L5-S1)이 사직했음에도 불구하고 다른 회사보다 서너 배 더 일을 많이 시킨 셈이다. 130kg으로 스쿼트하고 철인3종 경기까지 했으니 남아 있던 3개의 디스크가 이 정도만 찢어진 것이 놀라울 정도이다. 원래 디스크가 남달리 튼튼했는데 20대 초반 허리를 과하게 써서 탈출이 심했을 것이라 짐작했다.

운 좋게도 20년 전 수술 직전의 MRI를 확인할 수 있었다[그림 3.5]의 맨 왼쪽. 4~5번 요추 디스크와 5번 요추, 1번 천추 디스크의 탈출이 상당히 심하지만 다른 디스크는 모두 두껍고 싱싱했다. 요즘 같으면 신경뿌리 스테로이드 주사 한두 번 맞고, 요추전만 잘 유지하면 몇 달 만에 단단히 붙을 수 있었을 텐데 하는 아쉬움이 남는다. 하지만 20년 전이면 호랑이 담배 피우던 시절이다. 신경뿌리에 염증이 생긴다는 것도 몰랐던 시절이었음을 상기하며 의학의 발전이 얼마나 빠른지 실감하는 계기가 되었다.

다행히 몇 달간 진료를 기다리며 허리 신전운동을 꾸준히 해 현재 방사통은 없고 저린 현상만 있다고 한다. 그러나 아직도 아침에는 멀쩡하던 양쪽 발에 시간이 지날수록 작열감이 생긴다고 한다. 또 10km 달리기를 매일 하는데 2, 3일 지속하면 허리가 뻐근하고 쉬는 날은 통증이 없어진다고 한다.

아침에는 없었던 작열감이 일과를 시작하면 생기는 것은

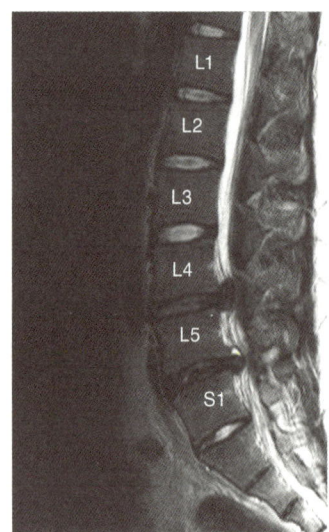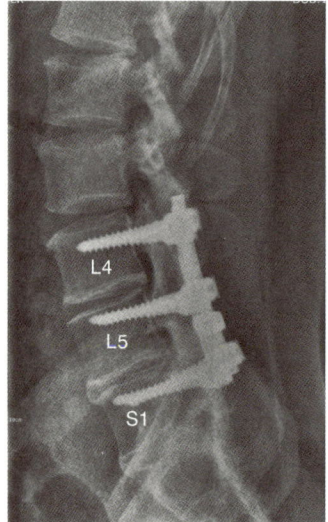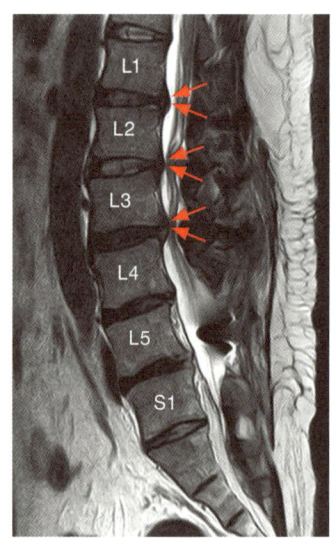

[그림 3.5] 20년 전 유합술을 받고 강한 무게로 스쿼트와 데드리프트, 철인3종 경기를 즐겼던 거구의 42세 남성. 10개월 전부터 양쪽 발에 방사통과 작열감을 느껴 진료실을 찾았다. 왼쪽 MRI 사진은 20년 전 유합술 받기 전의 허리이다. L4-5, L5-S1 디스크는 심하게 탈출되어 있지만 L1-2, L2-3, L3-4 디스크는 아주 싱싱했던 것을 알 수 있다. 가운데와 오른쪽은 최근에 찍은 단순방사선과 MRI 영상이다. 가운데 방사선 사진을 보면 4, 5번 요추와 1번 천추가 나사로 고정되어 있는 것을 볼 수 있다(1번 천추뼈가 요추처럼 생긴 경우다). 오른쪽 MRI 영상에서는 L1-2, L2-3, L3-4 디스크가 탈출된 것(붉은색 화살표)을 확인할 수 있다. 그 싱싱했던 L1-2, L2-3, L3-4 디스크가 과도한 운동으로 찢어져 탈출된 것이다.

아직 디스크 탈출증 증상이 남아 있다는 증거이다. 유합하지 않고 남겨둔 3개의 허리 디스크에 생긴 탈출이 잠을 자는 동안 어느 정도 회복되었다가 일어나서 활동을 하면 다시 탈출되어 염증이 생긴 신경뿌리를 압박한다는 뜻이다. 10km 달리기를 2, 3일 하고 나서 허리가 뻐근해지는 것은 남아 있는 디스크가 2,3회 10km 달리기의 부담을 이기지 못하고 찌그러져서 생기는 디스크성 요통이다. 처방은?

> "달리기로 허리 디스크를 더 찌그러지게 하면 안 됩니다. 달리는 거리를 하루에 7.5km 혹은 5km 정도로 줄이거나 속도를 줄여 통증이 유발되지 않는 포인트를 찾아야 합니다. 작열감은 일과 중에 디스크가 더 탈출되는 것을 막아야 해결될 겁니다. 하루 종일 척추 위생 철저히 지키세요."

환자는 체중을 많이 줄였고 지난 20년간 즐기던 강한 운동을 많이 줄인 뒤 훨씬 편해졌다고 한다. 앞으로는 허리 부담을 꼼꼼히 따져 가면서 운동을 할 것이라 믿는다.

필자가 2016년 출판한 『백년허리』에서는 수술을 받은 허리와 관련한 내용은 전혀 다루지 않았다. 그래서 허리 수술을 받은 분의 질문을 많이 받는다. 자세한 내용은 다음 기회로 미루고 요점만 설명하면 다음과 같다.

- **탈출된 디스크를 잘라 내는 감압술이나 나사로 고정하는 유합술 등 허리 수술은 허리 자체의 생체역학적 강도를 약화시킨다.** 수술 후 허리가 약해지는 것이 확실함에도 불구하고 근육이나 대소변 기능의 마비 같은 더 중요한 문제를 해결하기 위해 수술을 하는 것이다.
- **수술을 받고 나면 허리가 더 약해지므로 허리에 나쁜 자세, 행동, 운동을 최소화해야 하는 관리 원칙은 수술 받지 않고 아픈 허리와 똑같다.**
- **그러나 그 원칙을 훨씬 더 엄격하게 따라야 한다. 아픈 허리가 갓난아기라면 수술 받은 허리는 배 속의 태아라고 보면 된다. 훨씬 더 엄격하게 요추전만을 유지하고 척추 위생을 지켜야 한다.**

허리가 운동을 만날 때 3

39세 암벽등반 강사가 허리 통증으로 진료실을 찾았다. 3년 전 양치질하다가 허리에 바늘로 찌르는 통증을 느꼈고 이후 아프다, 안 아프다 하면서 지냈다. 10개월 전 자전거 타다 넘어진 후 심한 허리 통증이 생겼다. 문진이 진행됨에 따라 의자에 앉은 채 밤새 두 다리를 책상에 올리고 잠을 잔 적이 서너 번 있었다는 사실도 실토했다. 다리가 아픈 방사통은 한 번도 없었으나 길을 가다 발을 헛디디면 허리가 시큰한 통증으로 한동안 고통스러웠다고 했다. 재채기만 해도 허리가 엄청나게 아프다고 했다.

　5개월 동안 진료 대기를 하면서 필자의 책 『백년허리』와 유튜브 동영상을 보고 허리 관리를 한 덕분에 아픈 것은 좀 나아졌다. 그 전에는 재채기할 때마다 아팠는데 요즘은 10회 중 3회만 아플 정도로 좋아졌다.

　전형적인 디스크성 요통이다. 좌골신경통(=방사통)은 없는 상태이다. 가져온 MRI 영상 [그림 3.6]을 보니 다른 디스크는 모두 싱싱하고 멀쩡한데 L4-5 디스크만 아래위 종판이 부서지고 주변 뼈에 멍이 들어 있었다. 디스크 탈출도 약간 보였다. 진료를 받으러 온 목적은 허리 근력강화운동을 배우고 싶다는 것이었다.

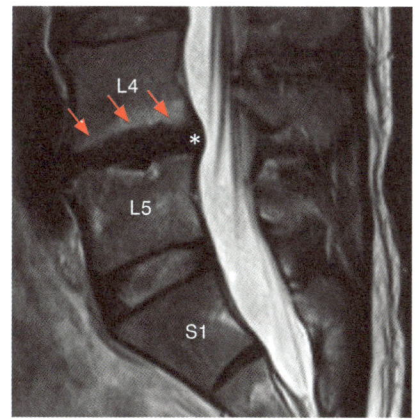 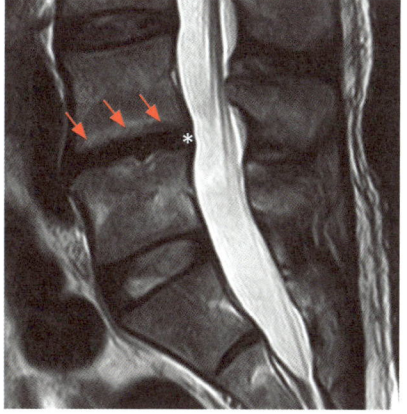

[그림 3.6] 재채기할 때마다 허리가 심하게 아팠던 39세 암벽등반 강사. 통증이 심했던 2018년 6월의 MRI 영상에는 L4-5의 디스크가 찌그러들고, 디스크 탈출(*)이 보이며, 아래위 종판이 깨져서 주변 뼈에 부종(화살표)이 보이는 상태이다. 이에 비해 통증이 호전된 2019년 6월의 MRI 영상에는 디스크 탈출(*)도 줄고 종판의 부종(화살표)도 많이 줄어든 것을 확인할 수 있다.

"아, 아직도 허리 관리 개념이 완전히 탑재되지 않았네요. 운동으로 좋아지는 허리는 없습니다. 운동은 몸이 건강해지려고 하는 것이지요. 허리는 좋은 자세로 좋아집니다. 지금 허리 근력강화운동은 무리입니다. 허리에 부담이 가지 않는 운동만 하세요."

그로부터 3개월 후 진료실에서 다시 만났다.

"아주 천천히 나아지는 거 같습니다. 얼마 전 다른 곳에서 MRI를 다시 찍었으니 봐 주세요."

[그림 3.6]의 오른쪽 MRI 영상이 새로 찍은 영상이다. 종판 손상도 좋아지고 디스크 탈출 현상도 줄어들었다.

허리가 아픈 증상뿐만 아니라 MRI로 보는 디스크 손상까지 좋아진 것이었다. 운동을 어떻게 하고 있냐고 묻자 스마트폰을 꺼내 사진을 보여 준다 [그림 3.7].

이제야 비로소 허리 관리 개념이 제대로 잡힌 느낌이다.

"합격입니다. 상체운동은 아주 좋고, 하체운동으로 선택한 런지 동작 자세도 좋습니다. 그런데 런지 동작은 간혹 허리가 구부러졌다 펴졌다 하면서 부담될 수 있으니 다리벌리기 운동으로 바꾸는 것이 좋겠습니다."

[그림 3.7] 재채기할 때마다 허리에 심한 충격을 느끼는 디스크성 요통으로 고생하다가 1년 만에 많이 회복된 39세 암벽등반 강사가 최근 근력강화운동을 하는 모습. '합격' 판정을 받았다.

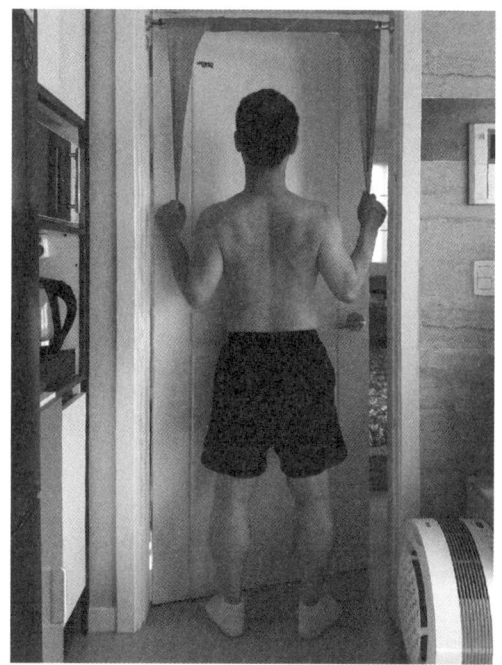

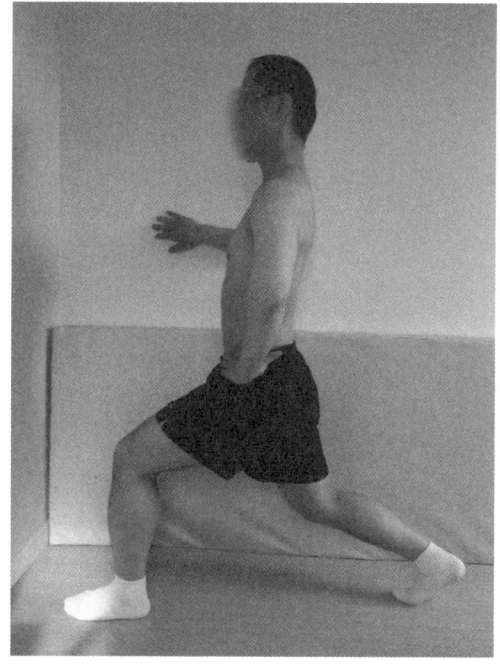

왜 합격이냐고? 444페이지, '아픈 허리 백년운동 2단계'를 확인하시라.

허리가 운동을 만날 때 4

3년 전 5번 요추~1번 천추 디스크 탈출증으로 수술을 받았던 26세 남성 프로골퍼가 1년 전 4~5번 요추 디스크가 탈출되어 진료실을 찾았다[그림 3.8]. 통증 점수 5점으로 앉아 있기 힘들 정도였고 맥켄지 신전동작 때 좌골신경통이 다리로 뻗쳐 내려간다고 했다. 허리가 아파 프로 생활을 접고 레슨강사로 전향했다.

요추전만 자세 교육을 받은 지 2개월 후 좌골신경통은 없어졌으나 허리 가운데가 아픈 디스크성 요통은 지속되었다. 신경뿌리 염증은 해소되었으나 찢어진 디스크에서 나오는 통증은 여전하다는 뜻이다.

초진 후 4개월이 지났는데도 30분만 운전하면 허리 통증이 더 심해지고, 골프 공을 몇 개 치고 나면 2, 3일간 디스크성 요통이 악화된다. 아직 디스크가 덜 아물었다는 뜻이다. 다른 운동은 하지 말고 요추전만 자세 유지하고 신전동작만 하도록 처방했다.

초진 후 9개월째 허리 통증이 좀더 완화되어 아래로 당기기(랫풀다운, Lat Pull-down)와 다리 벌리기(힙업덕션, Hip Abduction)를 시작했다.

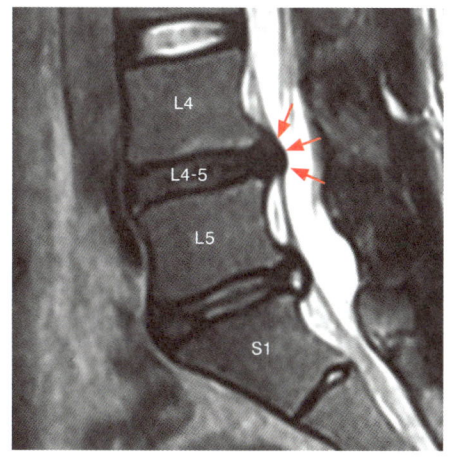 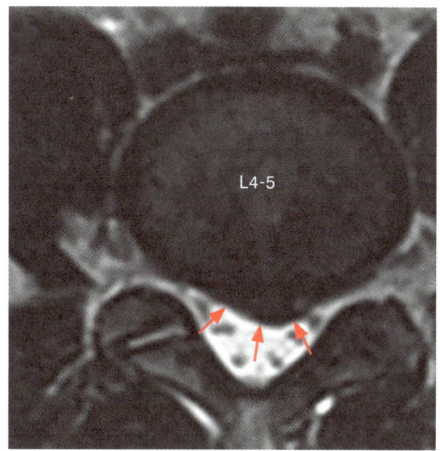

[그림 3.8] 5번 요추와 1번 천추 사이의 디스크 탈출증 수술을 받은 지 2년 만에 4~5번 요추 디스크 탈출(화살표)로 진료실을 찾았던 26세 프로골퍼. 디스크가 회복되는 것을 느긋하게 기다리면서 운동 진도를 높여 다시 프로 골프 도전을 꿈꿀 정도로 회복된 경우였다.

초진 후 11개월에 허리가 많이 편해지고 가벼운 라운딩도 가능해졌다. 드라이버 연습공 하루 50개까지 가능하다. 플랭크, 버드독 등 허리에 부담이 낮은 코어운동을 시작했다. 초진 후 13개월에 주 1회 라운딩이 가능할 정도로 좋아졌으나 라운딩 후 통증이 조금 느껴진다. 초진 후 20개월에 통증이 거의 없어지고 아파트 20층까지 걸어 올라갈 정도가 되었다. 프로 도전을 고민 중이다.

신경뿌리의 염증이 빠지고, 디스크가 아물기를 끈기 있게 기다리며 뒤에서 따라가듯 허리 운동의 진도를 나가서 초진 1년 8개월 만에 프로골퍼 복귀를 시도할 정도로 호전된 경우이다. 허리 운동에는 절대로 선행학습이란 없다. 1년 동안 회복되던 디스크를 성급한 운동으로 다시 찢는 데는 1초면 충분하다. 그렇게 찢어진 것을 다시 붙이는 데는 1년 반 이상이 걸린다. 허리 운동의 선행학습은 너무나 밑지는 장사이다. 수명이 11년인 새끼 양의 허리 디스크가 1년 만에 어느 정도 붙었으므로[24] 수명이 80년인 어른 인간의 허리 디스크는 그보다 훨씬 오래 걸린다. 아픈 허리에서 회복 중인 디스크에 과도한 부담을 주는 운동을 하면 절대로 안 된다.

운동으로 허리를 낫게 한다는 것은 어불성설이다. 좋은 자세가 허리를 낫게 한다. 허리 디스크를 튼튼하게 하는 유일한 운동은 걷기나 뛰기이다. 걷기나 뛰기도 허리 주변 근력을 강화해 디스크를 낫게 하는 것이 아니다 146페이지, '걷기 운동을 추천하는 진짜 이유!' 참조.

목이 운동을 만날 때

사회인 야구를 즐기는 45세의 주말 골퍼. 목을 뒤로 젖힐 때 번개치는 통증이 어깻죽지로 내려오고 능형근 부위의 통증을 늘 달고 산다[그림 3.9]. 40일 전 오른쪽 팔 힘이 빠졌다가 호전 중인 상태로 진료실을 찾았다. 자고 나면 좀 낫지만 아침에 골프 연습을 하고 나면 심해지는 통증이었다.

"골프 연습은 멀쩡한 목 디스크도 찢을 수 있습니다. 지금처럼 크게 탈출된 상태에서 골프 연습은 안 하는

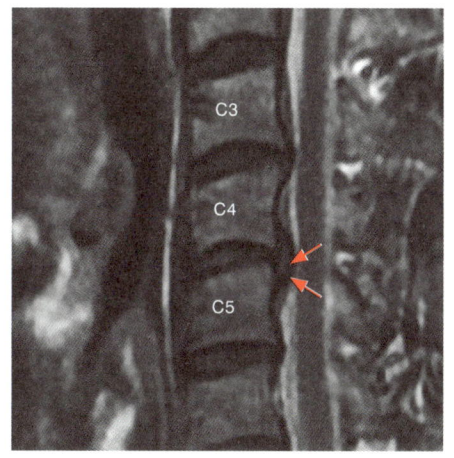 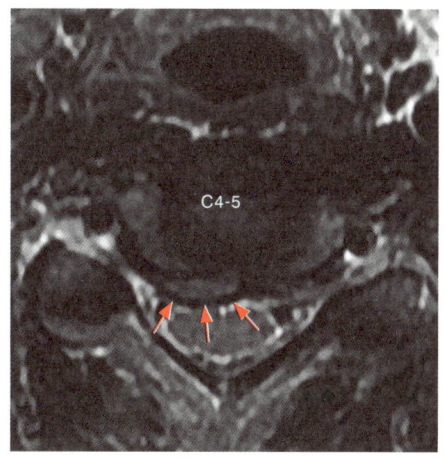

[그림 3.9] 4~5번 경추 디스크 탈출(화살표)로 오른쪽 능형근에 늘 통증을 달고 살며 고개를 뒤로 젖힐 때 어깻죽지에 번개치는 통증을 겪고, 오른팔 마비까지 왔던 45세 주말 골퍼.

것이 좋은데요. 왜 계속 골프 연습을 하나요?"
"아프지만 골프 연습이라도 해야 운동이 될 거 같아서요."

운동이 최고의 명약(名藥)이란 것을 확실히 아는 분이다. 그러나 하나는 알고 둘은 모른다. 운동이 척추와 관절을 만날 때의 딜레마를 모르고 있는 것이다. 머리를 고정하고 몸통을 돌리면서 강한 충격을 받는 골프 스윙을 자주 반복하면 목뼈 사이에서 힘을 받는 연부조직인 목 디스크가 찢어진다. 크게 찢어진 목 디스크의 상처에 밤새 힐링이 일어났다가 아침에 일어나 골프 연습을 하면서 다시 찢어버리니 통증이 능형근을 떠날 날이 없는 것이다.

목 디스크 증상이 완전히 해소될 때까지 골프 연습은 금지다. 물론 목 디스크 문제가 해결되고 나면 한정된 범위 내에서 연습도 가능하다. 예를 들면 드라이버 연습만 계속하지 말고 여러 개의 클럽을 수시로 바꿔 가면서 1시간에 100~150회 연습하는 정도는 가능해진다. 사회생활에서 부득이한 사정으로 필드에 라운딩을 가는 것은 허락된다. 운동을 원하면 걷거나, 뛰거나, 수영하는 유산소운동을 기본으로 하고 목 디스크에 부담이 없는 근력운동은 모두 가능하다. 단, 턱걸이, 아래로 당기기(랫풀다운, Lat Pull-down), 어깨으쓱(슈러깅, Shrugging), 수평으로 당기기(허라이즌털로, Horizontal Row) 등 견갑골근육 운동은 당분간 피하는 것이 좋다. 승모근, 견갑거근 등이 목뼈에 붙어 있어 목 디스크 압력을 높이기 때문이다[459페이지, '목 디스크 문제가 있을 때 피해야 할 운동' 참조].

무릎이 운동을 만날 때

지난 8개월간 앉았다 일어설 때마다 오른쪽 무릎이 아파 걷기 힘들다는 이유로 진료실을 찾은 55세 여성. 특히 자동차에서 내릴 때 무릎 전체가 심하게 아프다고 한다. 무릎을 다친 적은 없는데 에어로빅을 오래 했다고 한다.

다른 병원에서 반월판 연골이 찢어졌다고 들었다면서 MRI 영상을 보여 준다[그림 3.10]. 내측 반월판 연골에 퇴행성 변화가 있기는 하나 찢어졌다고 볼 정도는 아니었다. 무릎이 전혀 아프지 않아도 50세가 넘으면 반월판 연골이 찢어져 있을 확률이 30% 가까이 되고, 퇴행성 변화만 보이는 경우는 55%까지 보고되므로[25] 통증과의 관련성을 조심스럽게 해석해야 하는 대목이다.

에어로빅을 오래 했다면 무릎의 기능한도를 넘었을 가능성이 높은 상황. 가지고 온 MRI 영상에서 뼈의 상태를 자세히 관찰하였으나 별 이상은 찾을 수 없다. 뼈 스캔 결과 MRI 영상에는 정상으로 보였던 무릎뼈에 붉은색 신호가 관찰된다. 그 부분에 스트레스가 과도하여 뼈 속의 신진대사가 높아

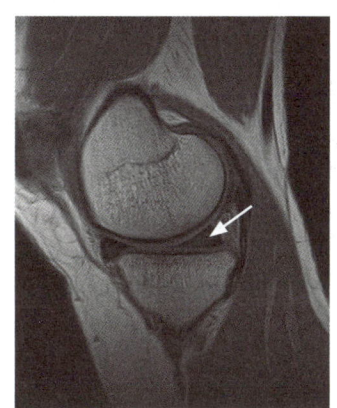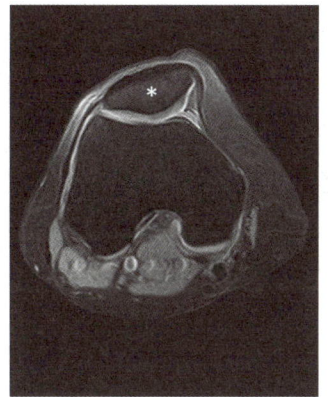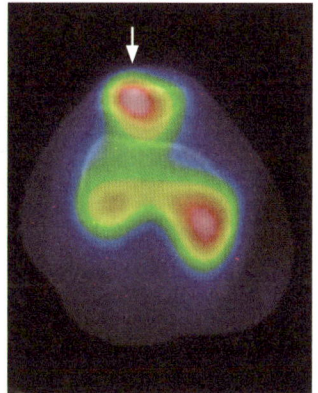

[그림 3.10] 오른쪽 무릎이 절뚝거릴 정도로 아팠던 55세 여성. 왼쪽 MRI 영상에는 내측 반월판 연골에 퇴행성 변화(화살표)가 보이고 가운데 MRI영상에서 무릎뼈(*)에는 전혀 이상이 없으나 오른쪽 뼈 스캔 영상에는 무릎뼈에 스트레스가 누적된 것이 붉은색(화살표)으로 보인다. 기능한도가 넘는 운동 때문에 생긴 경고신호(245페이지, '무릎의 기능한도: 옐로카드에 주의하라!' 참조)이다.

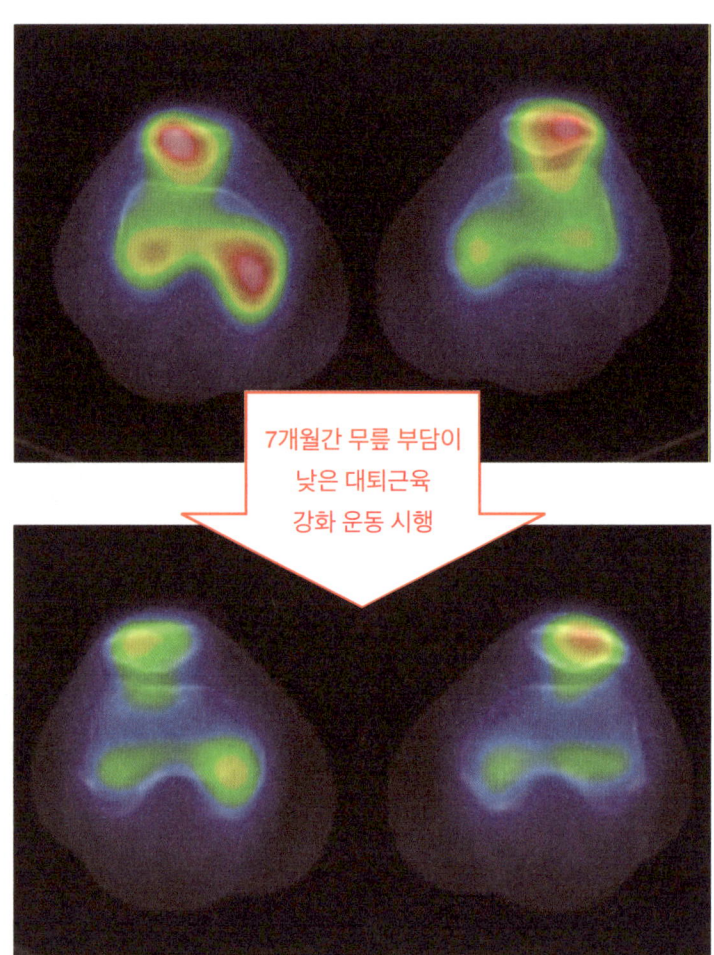

[그림 3.11] 무릎의 기능한도를 초과할 정도로 에어로빅댄스를 과도하게 하여 뼈 스캔상 무릎뼈 속에 붉은색으로 신진대사가 항진되는 스트레스 현상(위 그림)이 보였던 55세 여성. 7개월간 무릎에 부담이 적은 운동만으로 운동 강도를 조절하고 나서 다시 촬영한 뼈 스캔(아래 그림) 소견. 붉은색이 거의 없어진 것을 확인할 수 있다.

져 있다는 증거다. 구조물에 뚜렷한 손상은 없지만 뼈와 연골에 과부하가 걸렸다는 것을 알 수 있다.

치료법은? 당연히 과부하를 줄이는 것이다.

"에어로빅을 줄이거나 그만하시는 것이 좋겠습니다."
"예? 그럼 운동은 어떻게 하나요? 건강을 유지하려면 운동을 계속해야 할 텐데요?"

운동이 기능한도를 초과하여 무릎이 과부하로 고생을 할 때는 운동 강도를 줄여야 한다. 무릎에 부담을 줄이면서 대퇴사두근 강화운동을 꾸준히 한 결과 3개월만에 더는 약을 먹을 필요가 없을 정도로 통증이 거의 사라졌다. 다시 촬영한 뼈스캔에서 붉게 보이던 스트레스 부위가 확연하게 감소했다 [그림 3.11]. 무릎에 부하가 심하게 걸리지 않으면서 무릎을 튼튼하게 할 수 있는 운동이 무엇이냐고? 10장, '3위 대퇴사두근: 무릎관절의 수호신'을 읽어 보시라.

어깨가 운동을 만날 때

골프를 무척 즐기는 72세 남성이 오른쪽 어깨의 심한 통증으로 진료실을 찾았다. MRI 영상을 보니 4개로 구성된 회전근개힘줄(어깨관절을 둘러싸고 있으며 인대 역할을 하는 4개의 힘줄, 더 자세한 내용은 280페이지, '그런데 사람들은 왜 회

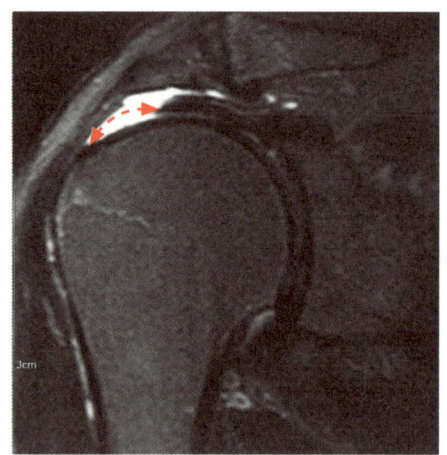 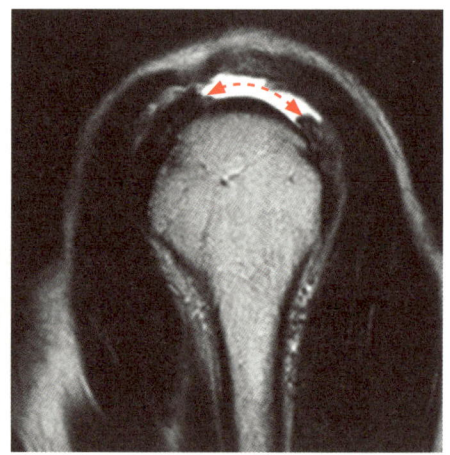

[그림 3.12] 오른쪽 어깨의 심한 통증을 호소했던 72세 남성의 어깨 MRI 소견. 전층으로 결손된 힘줄(점선 화살표)에 물이 차 있고 그 폭이 상당히 광범위해 완전 파열에 가깝다.

전근개만 외치나?' 참조) 중 가장 잘 끊어지는 극상근 힘줄이 전층(全層)으로 파열되어 있었다[그림 3.12]. 보통 극상근 힘줄 전층 파열은 양말에 구멍이 나듯 일부 부위만 전층 결손이 생기는데 이분은 상당히 광범위한 전층 결손으로 완전 파열에 가까웠다. 극상근 근육 자체의 위축이 심한 것으로 봐서 파열은 오래전부터 있었던 것으로 추정된다. 병력을 자세히 확인해 보니 지난 몇 년 동안 어깨가 가끔 아팠고, 지난해 심하게 아파 어깨에 주사를 맞고 회전근개근력 강화운동을 했다고 한다. 아마도 수년 전부터 파열이 시작됐던 것으로 판단된다. 그런데 힘줄이 찢어지고 있는 근육을 강화하는 운동을 한 것은 좀 성급했던 것으로 보인다.

최근 한 달 전부터 통증이 심해졌고 그 후 4일 연속 골프를 친 후 더 악화됐다고 한다. 파열된 지 오랜 시간이 지났고 그동안 잘 적응하고 있었으므로 수술적 치료보다는 주사로 통증을 호전시킨 다음 견갑골주변근육 강화운동 286페이지, '견갑골주변근육 운동 방법' 참조을 충실히 하는 방향으로 치료 방침을 정했다.

스테로이드 주사 후 통증이 줄었다. 견갑운동 시작 후 3주 만에 통증 악화를 경험했으나 운동 진도를 다시 늦추면서 호전이 지속됐다. 재활 운동 개시 후 3개월 만에 견갑골주변근육의 근력 증가가 보여 4개월 만에 골프 스윙을 다시 시작했다. 5개월째 마침 봄이 완연한 4월이라 드라이버 스윙 없이 우드 5번까지만 사용해 18홀을 돌았다. 별로 아프지 않았다. 재활 6개월에 프로암 라운딩도 가능해졌다. 2년 후에는 3일 연속 라운딩에도 아프지 않을 정도로 회복됐다.

회전근개힘줄은 어깨의 기능을 위해 핵심적인 역할을 하는 연부조직이다. 그러나 나이가 들면서 통증이 전혀 없는 정상인에게서도 흔히 힘줄이 끊어지는 현상이 나타나므로 회전근개힘줄을 잘 보호하면서 어깨 운동을 하는 것이 중요하다. 12장, '5위 견갑골주변근육: 어깨관절의 보디가드'를 참조하라.

요점 정리

1. 과학의 발달과 함께 100세 시대가 되면서 척추와 관절 통증은 오히려 더 큰 문제가 되고 있다.

2. 최고의 명약인 **운동이 100세 시대의 척추와 관절을 만날 때 심각한 딜레마에 봉착**한다. 운동을 안 하면 몸이 약해지고 운동을 하면 척추와 관절이 손상되니 **운동을 할 수도, 안 할 수도 없는** 딜레마이다.

3. 신경, 근육, 뼈의 노화에 비해 힘을 받는 연부조직 즉, 연골, 힘줄, 인대가 훨씬 빨리 늙어 가기 때문에 운동을 하면 척추와 관절에 통증이 잘 생긴다. 힘을 받는 연부조직을 잘 보호하면서 운동하는 방법을 알아야 한다.

4. 나쁜 운동은 없다. 손상된 척추와 관절에 맞지 않는 운동을 하기 때문에 아픈 것이다.

5. 허리나 목 즉, 척추는 매우 불안정한 관절이다. 조금만 과한 운동을 해도 디스크라는 연골이 찢어져 오랫동안 고생한다. 갓난아기 다루듯 조심해서 운동해야 한다.

7. **운동으로 허리 통증이 치료될 것이라는 믿음을 빨리 버려야 한다. 허리 운동은 디스크 회복의 뒤를 쫓아가야 한다. 선행학습은 절대 금물이다.**

8. 무릎은 힘을 받는 관절이다. 힘이 좋아져야 관절도 튼튼해지므로 근육운동이 중요하다. 그러나 도를 넘지 않도록 해야 한다. 무릎의 기능한도를 넘기면 안 된다.

9. 어깨는 넓은 운동 범위를 유지하는데 핵심 역할을 하는 회전근개힘줄이 중요하다. 회전근개힘줄을 잘 보호하면서 운동하는 방법을 터득해야 한다.

10 자신의 척추와 관절 상태를 정확히 알고 자신의 몸에 맞는 운동을 찾는 것, 그것이 백년운동이다.

2

척추와 관절에 좋은 유산소운동

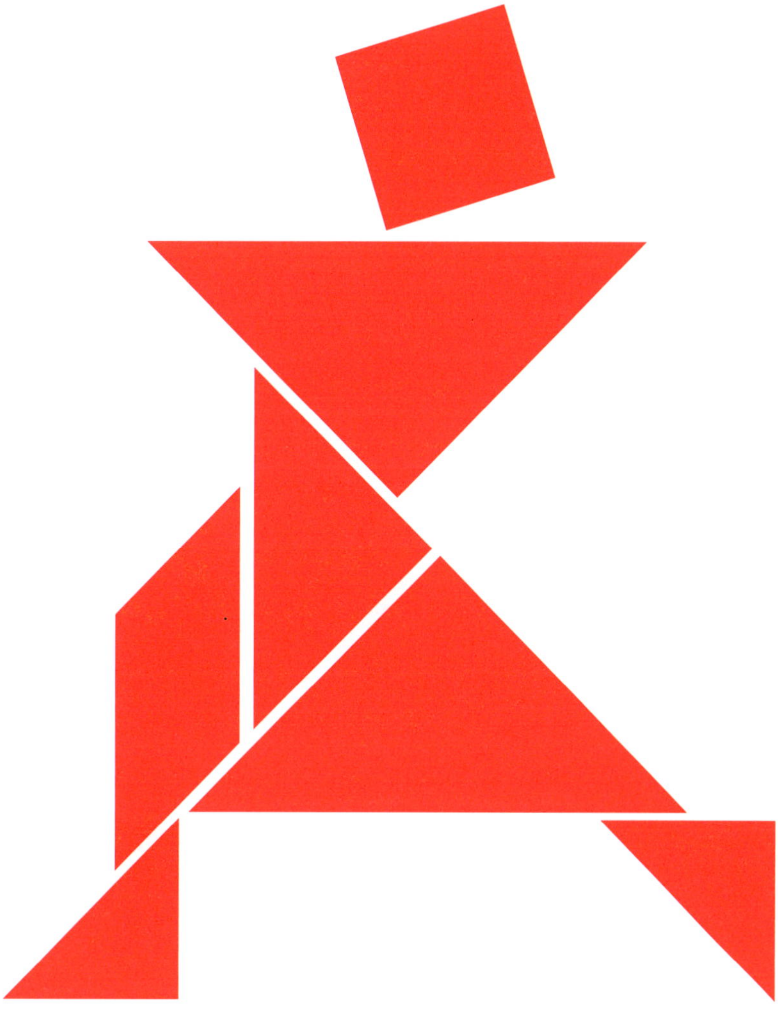

4장 유산소운동 자세히 들여다보기

유산소운동의 3단계

유산소운동은 저강도, 중강도, 고강도 세 단계로 나눈다. 어슬렁거리며 편안하게 걷는 정도면 저강도 운동이다. 중병을 앓고 나서 몸이 약해졌거나 연세가 많아 노쇠한 분에게 적합하다. 강도가 낮은 만큼 효과도 떨어진다. 심장, 폐, 간, 지방조직 등 온몸의 장기와 세포를 자극하는 정도가 약하다는 뜻이다. 중강도 운동은 경쾌하게 걷는 정도이다. 운동은 되지만 아주 힘들지는 않은 강도이다. 건강에 큰 문제가 없는 일반인에게 가장 흔히 추천되는 운동 강도이다. 고강도 운동은 달리기를 생각하면 된다. 꽤 힘든 운동이고 관절에 무리가 올 수 있다. 그러나 그만큼 운동 효과는 높다. 짧은 시간 운동해도 충분한 효과를 볼 수 있다는 뜻이다.

효과는 최대로 얻으면서 과도한 운동으로 몸을 망치는 것을 피하려면 적절한 강도의 유산소운동을 선택하는 것이 무엇보다 중요하다. 유산소운동을 선택하기 위해 운동의 강도를 먼저 알아야 한다.

유산소운동의 강도는 운동하면서 심장박동수를 재는 방법과 특정 운동의 미리 측정된 메트(MET: Metabolic Equivalent)를 기준으로 하는 방법이 있다.

심장박동수를 재는 방법은 운동하다가 10초간 손목 안쪽에 손가락을 갖다 대고 팔딱팔딱 뛰는 맥박을 직접 세는 방법이다. 10초간 뛰는 심장박동수에 6을 곱하면 분당 심장박동수가 나온다. 심장박동수 측정 기능이 있는 스마트워치를 이용하는 것도 한 방법이다. 운동 중 분당 심장박동수가 자신의 최대 심장박동수의 50% 이하이면 저강도 운동을 하는 것이고 51~70%이면 중강도, 71~85%이면 고강도 운동이다. 자신의 최대 심박수를 어떻게 알 수 있냐고? 나이에 따라 최대 심장박동수를 추정하는 방법을 쓴다. 220에서 자기 나이를 빼는 방법을 가장 많이 사용한다. 예를 들어 40세라면 분당 180회가 최대심박수이고 180회의 50~70%는 90~126회이다. 운동하는 동안 분당 심박수가 90~126회면 중강도 운동인 것이다.

심장박동수를 재는 방법은 개인의 상태를 정확히 반영할 수 있으나 운동 중 심장박동수를 세야 하니 번거롭다. 특별한 질병이 있는 상황이 아니라면 간편한 메트 방법을 선호한다.

메트(MET: Metabolic Equivalent)는 정상인이 의자에 멍하니 편히 앉아 있을 때의 운동 강도를 1MET라고 정하고 그보다 몇 배 더 힘든 운동인지를 나타내기 위해 사용하는 단위이다. 어떤 활동이 몇 MET인지는 엿장수 마음대로 정한 것이 아니라 그 활동을 할 때 소모하는 산소량을 실제로 측정한 결과이다. 체중 1kg당 1분에 3.5ml의 산소소모량이 1MET에 해당한다. 운동이나 신체활동과 관련해 정상인을 대상으로 운동 강도를 미리 측정한 데이터가 있어서 그것을 기준으로 운동 강도를 선택하면 된다.

3MET가 안 되는 강도의 활동을 저강도, 3~5.9MET의 활동을 중강도, 6MET 이상을 고강도 운동이라 한다. 즉, 편히 앉아 있을 때보다 3배 이상 힘든 활동을 하면 중강도 이상의 활동 혹은 운동이 된다는 뜻이다[표 4.1].

저강도(2.9MET 이하)	중강도(3~5.9MET)	고강도(6MET 이상)
걷기(시속 1.6~3.2km)	걷기(시속 4.8~6.4km)	달리기(시속 7km 이상)
낮은 강도 실내자전거	자전거(시속 15km 미만)	자전거(시속 15km 이상)
물 속에서 천천히 걷기 튜브 타기	아쿠아로빅, 취미 수영	수영 경기
전동 카트 이용 골프 라운딩	캐리어 끌며 골프 라운딩	
설거지, 요리	집안 대청소(바닥 닦기 포함)	가구 이동
낚시, 당구, 활쏘기, 운전, 오토바이 타기…	천천히 계단 오르기, 탁구, 복식 테니스, 취미 배드민턴, 에어로빅, 활쏘기, 약한 스키, 승마(평보)…	조깅, 뛰어 계단 오르기, 단식 테니스, 배드민턴 경기, 컬링, 등산, 줄넘기, 축구, 강한 스키, 승마(속보/구보), 웨이트 트레이닝, 피겨스케이팅, 아이스하키, 마라톤, 권투…

[표 4.1] 유산소운동의 3단계인 저강도, 중강도, 고강도 운동(신체활동)을 MET 값 측정 결과로 분류한 예[26, 27].

메트 방법은 정상인의 평균적인 운동 강도를 나타낸 것이라 개개인이 직접 측정하는 심장박동수법에 비해 섬세한 면이 떨어진다. 사람마다 체질에 따라 다르고, 같은 운동이라도 숙련도에 따라 달라지기 때문이다. 발표되는 보고서도 저마다 약간의 차이가 있다. 그렇지만 많은 과학자의 노력으로 각각의 신체활동 메트 수가 표준화되고, 최신으로 업데이트되어 공개되고 있으므로 어떤 운동을 택할지 미리 알아보고 선택할 수 있다는 장점이 있다. 특정한 운동의 강도를 알고 싶다면 구글이 무료로 제공하는 *신체활동 개요(Compendium of Physical Activities, https://sites.google.com/site/compendiumofphysicalactivities/home)*에 접속하면 된다.

자기가 하는 운동의 강도를 측정할 수 있는 더 간편한 방법도 있다.

- **운동 중에 대화를 나눌 수는 있으나 노래를 부르기는 힘들다면 중강도 운동**이고 **외마디 말만 겨우 할 수 있을 정도이면 고강도 운동**이다.
- **땀이 나고 숨이 약간 차면 중강도 운동이고 땀이 뻘뻘 나고 숨을 헐떡거릴 정도이면 고강도 운동이다.**

저강도 운동은 아무 효과 없나요?

몸이 약하거나, 항암치료나 중환자치료 등 중병에서 회복되는 과정이거나, 연세가 아주 많을 때는 중강도 운동도 버거울 수 있다. 경쾌하게 걷기도 무리가 된다. 이런 분들은 당연히 저강도 운동, 즉 실내자전거 타기, 천천히 걷기, 물속에서 걷기를 하거나 낚시나 당구로 소일할 수밖에 없다. 그렇다면 이런 저강도 운동은 건강에 아무런 도움이 되지 않을까?

그렇지 않다. 1장에서 소개한 이켈룬드 박사의 연구보고서를 보면 앉아서 보내는 시간이 길면 사망률이 높아지고 TV를 보는 것은 사망률을 더 높이는 것으로 되어 있다. 저강도 운동만 해도 앉아 있거나, TV 보는 것을 확실히 피하게 하므로 당연히 건강에 도움이 된다. 하루 종일 눕거나 앉아서 시간을 보내는 것보다는 저강도 운동을 하는 것이 훨씬 낫다는 것이다.

『미국인을 위한 신체활동 가이드라인』의 첫 번째 조항이 바로 "무운동보다는 조금이라도 움직이는 것이 훨씬 좋다. 가능하면 조금이라도 더 움직이려고 노력하라"이다. 저강도 운동으로 체력을 조금씩 끌어올리고 척추와 관절에 생긴 과부하를 달랜 다음 중강도 운동으로 올라가면 더 좋다는 것이다.

저강도 운동만 할 수 있는 분들은 저강도 운동 효과를 얼마로 쳐 주는지가 궁금하실 것이다. 저강도 운동을 얼마나 해야 운동 효과를 제대로 보는지에 관한 연구는 별로 없다. 중강도 이상만 제대로 된 운동이라고 보는 시각이 강하기 때문이다. 구체적인 연구결과는 없지만 하나하나 따져볼 수는 있다. 운동의 효과를 따질 때 운동량은 일주일간의 운동 시간 MET 수로 따진다. 저강도 운동이 1~2.9MET이고 중강도 운동이 3~5.9MET이므로 저강도 운동은 중강도 운동의 절반 정도임을 알 수 있다. 따라서 저강도 운동 두 시간을 해야 중강도 운동 한 시간 한 것과 같은 효과를 볼 것이다.

두 시간의 저강도 운동은 한 시간의 중강도 운동, 30분의 고강도 운동과 같다.

이렇게 따져 보고 나니 필자가 대학 때 당구장에 한번 가면 서너 시간씩 눌러 앉아 당구를 쳤던 이유가 명확해졌다. 저강도 운동은 중강도 운동보다 시간이 두 배 필요함을 본능적으로 알았던 것이다. 몸이 약해 1시간 동안 걷기운동을 하기 힘든 분들은 저강도 운동으로 당구를 두 시간 치거나, 설거지를 두 시간 해도 같은 효과를 본다. 어떤 저강도 운동을 할지는 배우자와 상의하라.

장수의 열쇠: 중강도 이상의 신체활동, 얼마나 해야 하나요?

『미국인을 위한 신체활동 가이드라인』[8, 28]을 다시 들여다 보자. 미국 보건복지부(Ministry of Health and Human Services)에서 2008년 초판[28]을 발표했고 이후 10년 동안 추가로 밝혀진 과학적 자료를 보충해 2018년 2판[8]이 나왔다. 방대한 과학적 근거자료를 정리해 미국인이 건강한 삶을 유지하기 위해 신체활동 운동을 어떻게 해야 하는지 가이드라인을 제시한다.

이 가이드라인에서는 "정상 성인이라면 일주일에 중강도 유산소 운동을 150분에서 300분, 혹은 고강도 유산소운동을 75~150분 하라"라고 명시하고 있다. 물론 고강도, 중강도 운동을 혼합해서 해도 된다. 예를 들면 경쾌하게 걷기를 30분 하고 조깅을 15분 하면 중강도 운동 60분 혹은 고강도 운동 30분 한 셈이 된다. 또 중강도 운동을 일주일에 300분 이상 하면 더 좋은 효과가 추가된다고 권장하고 있다.

실제 상황으로 적용해 보면 일주일에 이틀 정도는 급한 일이 있어서 운동을 못 한다고 가정할 때 "유산소운동을 주 5일 하되 하루에 중강도 운동(예, 경쾌하게 걷기)을 30~60분, 혹은 고강도 운동(예, 조깅)을 15~30분 하라"는 것이다. 우리나라 국민도 가슴 깊이 새겨둘 만한 중요한 권고 사항이다.

효과를 더블로 보는 고강도 운동

자신이 즐겨 하는 운동의 강도가 어느 정도인지를 알아 두는 것은 매우 중요하다. 고강도 운동은 중강도 운동에 비해 효과를 더블로 쳐 주기 때문이다. 마치 고스톱에서 흔들고 치는 것과 유사하다. 석장의 똑같은 패를 가졌다는 것을 미리 공개함으로써 어렵게 점수를 내는 만큼 실제 점수를 두 배로 쳐 주는 것과 같은 이치로, 고강도 운동을 30분 하면 중강도 운동을 1시간 한 것과 같은 효과를 본다는 뜻이다.

1장. 신체활동 부족은 독, 운동은 해독제에서 설명한 좌독을 해소하기 위한 운동 방법을 예로 들어 보자. 하루 8시간 이상 앉아 있는 좌독을 해소하려면 한 시간 이상 중강도 운동을 해야 한다고 했다. 따라서 중강도 운동인 시속 5km로 걷기를 한 시간 이상 하거나 고강도 운동인 계단 뛰어오르기를 30분 이상 해야 한다는 것이다. 고강도, 중강도 운동을 혼합해도 좋다. 예를 들면 시속 5km 걷기를 30분 하고 계단뛰어오르기를 15분 해도 8시간의 좌독이 해소된다.

고강도 운동이라는 알약은 중강도 운동 알약에 비해 치료약 용량이 두 배라고 보면 된다.

생활 신체활동도 유산소운동 시간에 포함되나요?

엄밀하게는 포함된다. 회사원 기준 하루 6,000~7,000보는 기본 생활 활동량이다. 많은 사람이 퇴직 후 건강이 나빠지는 것도 직장을 다닐 때는 최소한의 생활 활동량만큼의 운동을 기본으로 할 수 있었지만 퇴직 후 그 운동이 멈춰지기 때문이다.

보통 사람은 1분에 평균 100보를 걷는다. 하루에 7,000보를 걷는다면 70분 정도 걷는 셈이다. 그런데 회사 일을 하면서 걸을 때는 중강도 운동에 해당될 만큼 경쾌하게 걷지 않을 가능성이 높다. [표 4.1]에서 보듯이 시속 3.2km 이하의 속도로 걸으면 저강도 운동에 해당되므로 7,000보를 걸어도 유산소운동 효과가 떨어진다. 따라서 회사에서 걸을 때도 씩씩하고 경쾌하게 걷는 노력이 필요하다. 그게 어렵다면 따로 시간을 내서 중강도 유산소운동을, 예를 들면 경쾌하게 걷기를 하는 것이 좋겠다.

짧게 걸어도 유산소운동 효과를 보나요?

회사에 앉아서 일하다가 화장실만 갔다 오는 것도 운동이 되느냐는 질문이다. 운동으로 효과를 보려면 한번 운동을 시작하면 일정 시간 이상 지속해야만 한다는 믿음이 있다. 이 믿음이 나온 가장 강력한 배경은 2008년도 미국 보건복지부에서 발간한 『미국인을 위한 신체활동 가이드라인 1판』[28]이다. "유산소운동을 할 때는 최소 10분간은 지속해야만 한다"라고 분명히 밝히고 있다. 일하다가 잠시 일어나서 화장실 갔다 오는 것처럼 10분 이하로 걷는 것은 별로 도움이 안 된다는 것을 명시한 것이다.

『미국인을 위한 신체활동 가이드라인 1판』에서 강조한 '10분 넘는 유산소운동만이 효과가 있다'라는 근거는 1995년 미국 스포츠의학회의 「신체활동과 공중보건(physical activity and public health)」이라는 보고서[26]였다. 그런데 막상 이 보고서의 원문을 찾아 보면 완전히 다른 내용이 적혀 있는 것이다. 30분간 지속적으로 운동한 그룹과 같은 운동을 10분씩 3회로 나눠서 한 그룹의 운동 효과는 비슷했기에 운동을

30분간 지속하지 않고 짧게 나눠 해도 무방하다는 내용이었다. '30분 운동을 10분씩 3회로 나눠도 효과는 똑같다'는 말과 '10분 이상 운동을 해야만 효과를 본다'는 말은 완전히 다른 것 아닌가? 『미국인을 위한 신체활동 가이드라인 1판』을 작성할 때 참고문헌 내용을 꼼꼼하게 확인하지 않아서 생긴 황당한 결과이다. 미국 보건복지부가 이런 실수를 하다니!

다행스럽게도 2018년 듀크대학의 심장내과 전문의 윌리엄 크라우스(William E. Kraus) 박사의 연구팀이 이 실수를 지적했다. 미국 국민 건강 영양 조사(National Healthy and Nutrition Examination Survey)에서 추출한 40세 이상 미국인 4,840명의 데이터를 근거로 '5분이 안 되는 짧은 시간만 신체활동을 해도 그 효과가 다 더해진다'는 보고서[29]를 발표했다. 그 때문인지는 알 수 없지만 2018년 미국 보건복지부에서 나온 가이드라인 개정판에서도 이 내용이 반영된 것을 확인할 수 있다. 즉, 유산소운동을 아무리 짧게 해도 효과를 본다. 짧아도 자주 하면 그 시간을 모두 더해서 같은 효과를 볼 수 있다는 것이다.

커피전문점에서 고객 카드에 도장을 찍어줄 때 한 번에 10잔을 마시나 1잔씩 10회를 마시나 똑같이 10개의 도장을 받아서 공짜로 한 잔 마실 수 있는 것과 같은 이치이다. 짧게라도 자주 일어나서 걷고 움직이면 그만큼 도움이 된다니 얼마나 좋은가? 꼭 따로 시간을 내어 걸으려고 애쓰지 않아도 된다는 말이다. 컴퓨터 앞에 주구장창 앉아만 있지 말고 자주자주 일어나서 몇 발짝이라도 걸으면 그게 다 수명책에 도장으로 찍히고, 나중에 합산돼 수명이 늘어난다.

　　최근 SNS에 돌아다니는 건강 관련 글 중에서 '물을 많이 마시면 건강에 좋다'라는 일설이 있던데 어쩌면 이것도 신체활동과 관계가 있지 않을까 하는 생각이 든다. 물을 많이 마시면 화장실을 자주 들락거리게 될 것이고 여러 번 화장실 갔다 오는 시간을 모두 더하면 그 시간만큼 수명이 늘어나게 될 것 아닌가? 따라서 물을 많이 마셔 건강해지고 싶은 분은 가능하면 멀리 있는 화장실을 찾아 다니는 것도 좋은 방법일 것 같다.

　　한번 걸을 때 걷는 시간이 짧아도 다 운동으로 쳐 주므로 **출퇴근 시간을 걷기운동으로 활용**하는 것도 아주 좋은 아이디어이다. 도시 외곽으로 갈수록 간격이 벌어지고 도심은 간격이 더 좁아지기는 하겠지만, 보통 지하철역 간의 간격은 1km를 좀 넘고 버스정류장 간격은 500m 정도 된다. 걷는 속도를 시속 4.5km 정도로 잡으면 지하철 한 역 앞서 내려서 걸으면 15분 정도 소요할 것이고 버스 한 정류장 먼저 내리면 6~7분 걸린다. 이 정도만이라도 잘 이용하면 생명 연장의 꿈은 내 손안에 아니 내 발아래에 있다.

『미국인을 위한 신체활동 가이드라인』 들여다보기

지금까지 자주 언급했던 미국 보건복지부에서 발간한 『미국인을 위한 신체활동 가이드라인』[8]을 좀더 자세히 들여다보자. 참고 사항이다. 미국의 정상 성인에게 권장하는 최소한의 운동 처방은 아래와 같다.

- **앉아 있는 것을 줄이고 많이 움직이도록 하라.** 가벼운 운동도 무운동보다는 낫다. 중강도 이상의 운동을 하면 더 좋다.
- **일주일에 150분에서 300분까지 중강도 유산소 신체활동을, 혹은 75~150분 고강도 유산소 신체활동을, 혹은 중강도, 고강도 신체활동을 섞어서 해당 시간만큼 하면** 건강에 큰 도움이 된다. 일주일 동안 지속적으로 신체활동을 하는 것이 좋다.
- **일주일에 300분 이상 중강도 신체활동을** 하면 건강에 더 도움이 된다.
- **일주일에 이틀 이상 몸 전체의 주요 근육 강화를 위해 중강도 이상의 근력강화운동을** 해야 한다. 그렇게 하면 건강에 추가적인 도움이 생긴다.

나이 든 사람은 어떻게 해야 하는가? 미국 보건복지부에서는 미국의 노인에게도 정상 성인과 똑같은 정도의 운동 강도를 권장하고 있다. 그러나 다음과 같은 단서를 달았다.

- 노인은 **정상 성인과 마찬가지로 운동을 하되 스스로의 체력에 알맞게** 해야 한다.
- 만성질환자 노인은 **자신의 병이 운동에 어떤 영향을 미칠지 잘 이해하고 있어야** 한다.

- 만성질환 때문에 정상 성인의 최소 기준(주 150분간 중강도 운동을 하는 것)을 못 할 경우 **체력이 허용하는 범위에서 최대한 활동적으로 움직이려고 노력**해야 한다.

나이 든 사람도 정상 성인과 똑같이 운동하는 것을 목표로 하되 체력이 떨어지거나 질병이 있는 경우 그 상황에 맞게 운동하라는 것이다. 저강도 운동이라도 꾸준히 하라는 뜻이다.

자녀가 있는 가정을 위해 6~17세 사이의 청소년을 위한 미국 보건복지부의 처방도 한번 들여다보자. 어른보다 훨씬 더 강도 높은 운동을 요구하는 것이 특징이다.

- **아이들에게는 각자의 나이에 맞도록, 다양하게 즐기면서 운동할 기회를 주고 운동을 권장**해야 한다.
- **하루에 한 시간은 중강도–고강도 혼합 신체활동을 해야 한다.**
- **고강도 유산소운동이 포함된 운동을 1주에 3일 이상 해야 한다.**
- **근력강화운동을 1주에 3일 이상 해야 한다.**
- **뼈강화운동을 1주에 3일 이상 해야 한다.**

참고로 뼈강화운동(Bone-strengthening exercise)이란 뼈에 힘이 가해지는 운동을 뜻하는 것으로 달리기, 줄넘기, 농구, 테니스, 홉스카치(hopscotch, 우리나라 사방치기 같은 놀이) 등이다. 우리나라 놀이라면 사방치기, 비석치기, 널뛰기, 그림

자밟기, 오징어놀이, 고무줄놀이 등이 있겠다.

미국의 어린이, 청소년에게 권장하는 운동량은 우리의 가슴을 매우 아프게 한다. 솔직히 필자는 청소년기에 하루 한 시간은 운동장에서 뛰어놀았다. 농구도 하고 축구도 하고, 심지어 고등학교 3학년 야간 자습 때도 저녁 도시락 먹은 후 한 시간 이상 농구장에서 시간을 보냈다. 면학분위기를 강조하시던 담임선생님께 들켜 '원산폭격'이나 '엎드려 뻗쳐' 같은 벌도 자주 받았다. 그 덕분에 충분한 근력운동이 가능했다.

그런데 요즘 아이들은 어떤가? 새벽부터 밤 11시까지 학교와 학원에서 책상에만 앉아서 지낸다. 두 가지 걱정이 앞선다. 과연 책상 앞에 앉아 있는 그 긴 시간 집중력이 유지될까? 차라리 한 시간 신나게 뛰어놀고 나서 맑은 정신에 공부하는 것이 더 효율적이지 않을까? 두 번째 걱정은 좀 더 심각하다. 아이들 잘되라고 부모들이 극성스럽게 공부를 시키는데 그게 과연 아이들을 위하는 것일까? 미국 보건복지부 가이드라인이 10년 만에 2판이 나오면서 새로운 과학적 발견을 많이 소개한다. 지금 하루 종일 공부하는 아이가 어른이 되었을 무렵 3판이 나오면서 '10대 때 하루 한 시간 이상씩 뛰어놀지 않으면 50이 넘어 건강상에 심각한 문제가 생긴다'라는 새로운 사실이 밝혀지면 아이들이 얼마나 큰 절망에 빠질까? 또 그런 생활을 강요한 부모들은 얼마나 후회할 것인가? 엄마, 아빠, 할머니, 할아버지 모두 진지하게 고민해 봐야 할 문제가 아닐까 싶다.

요점 정리

1. 유산소운동은 운동 강도에 따라 저강도, 중강도, 고강도 운동으로 나눈다.

2. 중강도 유산소운동은 자신의 최대심장박동수(=220-나이)의 51~70%가 되는 심장박동수로 지속하는 운동이고 3~6MET의 운동이다. 경쾌하게 걷기, 취미 수영, 탁구, 복식 테니스 등이 이에 해당한다.

3. 고강도 유산소운동은 자신의 최대심장박동수(=220-나이)의 71~85%가 되는 심장박동수로 지속하는 운동이고 6MET 이상의 운동이다. 조깅, 수영 경기, 단식 테니스 등이 이에 해당한다.

4. 고강도 유산소운동은 중강도 운동에 비해 더블 효과를 준다. 15분 고강도 운동은 30분 중강도 운동에 해당한다.

5. 저강도 운동도 무운동(無運動)보다는 훨씬 낫다. 체력과 근골격계가 허락하는 범위에서 최대한 움직이도록 하라. 저강도 운동은 중강도 운동의 절반 정도 효과를 볼 수 있다. 두 시간의 저강도 운동은 한 시간의 중강도 운동과 맞먹는다.

6. 대한민국 국민이라면 하루 30분간 중강도 운동 혹은 15분간 고강도 운동을 해야 한다. 하루에 걷기 30분 혹은 조깅 15분은 해야 한다는 것이다.

7. 1분이나 2분, 아무리 짧은 시간 운동을 해도 효과는 다 합산(合算)된다. 틈 날 때마다 중강도 이상의 운동을 게을리하지 말라.

8. 미국 보건복지부의 신체활동 가이드라인을 보면 배울 점이 많다. 노인, 아이 모두 지금보다 더 많이 움직이고 운동해야 한다.

5장

내 몸에 맞는 유산소운동 찾기

운동해도 되나요? 어떤 운동을 해야 하나요?

척추 관절 통증으로 진료받고 졸업할 때 가장 흔히 묻는 질문이다. 이 책의 화두(話頭)이기도 하다.

먼저 유산소운동을 알아보자. 무산소운동(=근력운동)은 3부에서 자세히 다룬다.

주변에서 쉽게 접할 수 있는 여러 가지 유산소운동이 나이 드는 척추와 관절을 만날 때 어떤 효과와 부작용을 줄 수 있는지를 운동별로 짧게 정리했다.

걷기

시속 4~5km로 경쾌하게 걸으면 3.2MET의 산소가 소모된다. 3MET가 넘는 운동이므로 중강도 유산소운동이다. 경쾌하게 걷기운동만 해도 1장에서 설명한 유산소 운동의 이점을 모두 누릴 수 있게 된다.

걷기운동이 다른 유산소운동에 비해 특별한 점은 다음과 같다.

○ **따로 배울 필요가 없다.** 대부분의 경우 한 살쯤 되었을 때 자기주도학습을 통해 걷는 방법을 터득하게 된다. 잘 터득하지 못하는 경우에는 부모나 할머니, 할아버지가 엄청 많은 과외수업을 해 주신다.

○ **따로 옷이나 신발을 갖출 필요가 없다.** 달리기를 하면 땀이 많이 나서 옷도 갈아입어야 하고 샤워도 해야 한다. 그러나 한여름이 아니라면 걷기운동을 하고 옷을 갈아입어야 하는 경우는 별로 없다. 회사 출퇴근을 운동 시간으로 만들어도 전혀 무방한 이유이다. 단, 요즘 극심해진 미세먼지 공해로 마스크가 필요한 것은 마음에 걸리는 이슈이다.

○ **돈이 들지 않는다.** 돈이 들지 않는 것이 아니라 돈이 많이 절약된다. 승용차 주유비나 택시비를 아낄 수도 있다. 시간을 충분히 내면 버스나 지하철 요금을 안 써도 된다. 매우 춥거나 더운 날 혹은 장마철에는 대형 쇼핑몰에 가서 걷는 것도 한 방법이다. 실제로 필자의 진료실을 찾는 분 중에 허리 아픈 것을 낫게 하기 위해 겨울에는 승용차로 30분 거리에 있는 대형 쇼핑몰까지 매일 걷는 분도 있었다.

○ **언제 어디서나 가능하다.** 물을 가득 채운 수조(水槽)를 찾아 가서 속옷처럼 생긴 옷으로 갈아입어야만 할 수 있는 운동과는 차원이 다르다. 열심히 일하는 척하다가 부장님의 눈길을 피해 잠시 사무실을 나와 10~20분이라도 가볍게

운동하고 들어갈 수 있는데 이보다 더 좋은 운동이 어디에 또 있을까? 부장님의 눈매가 매서워지면 화장실이라도 자주 가면 된다. 어제 먹은 상한 야식, 과민성 대장, 유당 불내증, 글루텐 알레르기, 전립샘 비대증, 요도염 등 잠시만 인터넷 검색을 해도 화장실을 들락거릴 만한 이유가 날마다 업데이트된다. 그것도 안 되면 제자리 걸음이라도 어떤가.

- **다양한 운동 강도가 가능하다.** 유유자적 빈둥거리며 걸으면 1.8MET 정도의 운동 강도가 된다. 가만히 앉아 있는 것의 1.8배 정도밖에 안 될 정도로 저강도 운동이라는 것이다. 경쾌하게 걸으면 3.2MET로 중강도 운동이 되고, 경보처럼 빨리 걸으면 6.5MET 이상의 고강도 운동이 된다. 6.5MET이면 단식 테니스만큼 강도가 높다[26]. 누가 걷기 운동을 가벼운 운동이라 했던가?

- **걷는 동안 다양한 부가 활동이 가능하다.** 걷는 동작이 워낙 우리 몸에 익숙하다 보니 다양한 활동을 동시에 진행할 수 있다. 이어폰을 꽂으면 음악, 뉴스, 스포츠 경기나 오디오북(audiobook) 듣기가 가능하다. 개나 친구를 동반하고 걷는 것은 또 다른 즐거움이 될 수도 있을 것이다. 무엇보다 걷는 동안 깊은 사색이 가능하다는 사실은 놀랍다. 독일의 하이델베르크에는 철학자 칸트가 매일 정해진 시간에 걸었다는 철학자의 길이 있다. 아리스토텔레스는 걸어다니면서 제자들과 철학을 논한 것으로 유명해 오죽하면 그 학파를 소요학파(Peripatetic school)라고 불렀을까? 얼마 전에는 영화배우 하정우 씨가 쓴 『걷는 사람, 하정우』라는 책을 읽

었는데 그의 내공 깊은 연기가 걷기 중독에서 나오는 것 같아 진료실에서 걷기운동을 추천하는 또 하나의 이유가 생겼다. 우리나라 전 국민이 풍부한 철학적, 인문학적 소양을 겸비하고 100세까지 살아갈 날을 꿈꾸며 오늘도 편한 신발을 신고 길을 나서 보면 어떨까?

히포크라테스도 '걷기가 최고의 약이다'라고 할 정도로 신이 내린 최고의 명약, 걷기의 구체적인 내용은 다음 장에서 더 자세하게 다룬다.

뒤로 걷기

한때는 뒤로 걷는 것이 건강에 좋다는 소문이 돌아 뒤로 걷기가 붐을 이룬 적도 있다. 그러나 중추신경계의 중요한 부분인 척수(척추뼈 속에 들어 있는 신경다발로 뇌에서 팔, 다리, 온몸으로 신경신호를 전달하는 신경통로) 속에 걷는 움직임을 관장하는 신경회로가 있어 앞으로 걸으나 뒤로 걸으나 다리의 근육과 관절의 움직임이 신통할 정도로 비슷하다는 연구결과가 있다[30].

　앞으로 걸으나 뒤로 걸으나 쓰는 관절이나 근육이 비슷한데 굳이 뒤로 걸어야 할 이유가 있을까? 넘어질 위험도 있고 다른 사람이나 나무에 부딪힐 우려가 많은데? 재수 없으면 뒤로 넘어져도 코가 깨진다는 속담이 있다. 의학적으로 볼 때 뒤로 넘어져 코가 깨지면 천만다행이다. 재수가 좋은 것이다. 뒤로 걷다가 뒤로 넘어지면 머리가 깨진다. 뇌출혈이라도 생기면 사망 내지는 큰 장애에 이른다. 앞만 보고 씩씩하게 걸어도 충분하다.

트레드밀 걷기

다들 아시겠지만 체육관에 가면 트레드밀(Treadmill)이라는 운동기구가 있다. 러닝머신(Running Machine)이라고도 한다. 진료실에서 '걷기운동을 하라'고 권유하면 많은 사람이 '러닝머신에서 걸어도 되나요?'라고 반문한다. 트레드밀의 바닥이 전기모터로 움직인다. 모터가 힘을 쓰니, 사람은 힘 쓸 필요가 없어 운동 효과도 별로 없을 것이라는 걱정에서 했을 것이다.

그렇지는 않다. **걷기운동 효과는 지면이나 트레드밀이나 큰 차이가 없다.** 걸을 때는 동작 중 언제라도 두 발 중 한 발이 트레드밀 트랙면에 닿아 있다. 한쪽 발이 늘 닿아 있으므로 모터가 계속 발을 뒤로 움직여 그만큼 앞으로 나가려는 노력을 계속해야 한다. 전기모터로 발판을 돌리는 것이 걷는 방향과 반대이므로 전기모터가 강하게 작용할수록 더 빨리 걸어야 한다. 모터가 도와주는 것은 없다는 뜻이다.

그러나 달리기를 하면 상황은 달라진다. 달리기는 두 발이 동시에 지면에서 떨어지는 순간이 생긴다. 그것이 달리기의 정의(定義)이다. 두 발이 동시에 트레드밀의 트랙면에서 떨어져 있을 때 발판이 모터의 힘에 따라 움직이게 되므로 그만큼 달리는 사람은 앞으로 전진하는 힘을 쓰지 않고 위로 뛰어오르는 노력만으로 계속 트레드밀을 탈 수 있는 것이다. 실제 지면에서 달리는 것보다는 쉽게, 힘을 덜 들이고 달릴 수 있다는 뜻이다.

연세가 있는 분들에게는 지면보다 트레드밀이 더 좋은 점도 있다. 트레드밀 걷기는 지면 걷기보다 무릎관절에 부담을 덜 준다. 평지를 걸을 때는 한쪽 무릎에 체중의 2.8배 정도의 힘이 작용하는데 트레드밀에서 걸으면 체중의 2.1배만 작용한다 250~251페이지, [표 10.1, 2] 참조. 트레드밀의 푹신한 발판이 충격을 흡수하는 것으로 해석하고 있다. 무릎이 약한 분에게 트레드밀 걷기를 강추한다.

달리기

달리기는 걷기보다 한 수 위의 운동이다. 운동 강도 면에서 그러하다. 경쾌하게 걷기가 3.2MET의 운동 강도인데 비해 달리기는 시속 9km 정도로 조깅만 해도 8.8MET의 높은 운동 강도를 보인다. 걷기는 중강도 운동의 대표이고 달리기는 고강도 운동의 대표이다. 따라서 15분 달리기를 하면 30분 걷기운동 한 것과 같은 효과를 얻는다. 심폐기능이 충분히 강하고 하체의 관절이 튼튼한 사람에게는 달리기가 매우 좋은 운동이다.

운동 강도가 높기 때문에 연세가 드신 분은 높은 운동 강도에 서서히 적응할 수 있도록 달리는 속도를 조금씩 올려야 한다. 충분히 적응하고 다시 조금 속도를 올리는 방식으로 강도를 아주 천천히 올려야 한다. 그렇지 않으면 증상은 전혀 없지만 이미 어느 정도 막혀 있는 심장혈관에 급작스러운 부담을 가하게 돼 심근경색으로 급사할 가능성도 있어 조심해야 한다. 달리기를 꼭 하고 싶다면 미리 심장내과 의사의 진료를 받거나 건강검진으로 심장 체크를 받아 보는 것도 좋은 방법이다. 한 번 가면 못 돌아오는 곳으로 갈 수 있기 때문에 더욱 더 그러하다.

걷기와 달리기의 차이는 단지 속도에 있는 것이 아니다. 전진하는 중 언제라도 한쪽 발로 땅을 딛고 있으면 '걷기'이고 두 발이 동시에 땅에서 떨어져 공중에 부양된 상태가 잠시라도 있으면 '달리기'이다. 경보 경기에서 실격으로 탈락되는 경우가 바로 두 발이 동시에 땅에서 떨어져 있는 것이 발견될 때이다. 이 현상을 다른 각도에서 보면 '걷기'는 한쪽 발을 통해 몸이 땅에 붙어 있는 상태에서 반대쪽 발이 땅과 만나게 되는데 비해 '달리기'는 몸 전체가 땅과 떨어져 공중에 붕 떠 있는 상태에서 땅으로 떨어지면서 한쪽 발이 땅과 충돌하는 운동이라는 뜻이다.

걷기에 비해 지면과 접촉하는 충격이 높은 것은 무릎이나 척추의 강도를 높여 주는 효과가 있다. 무릎이나 허리가 싱싱할 때부터 달리기를 시작하면 심폐기능뿐만 아니라 척추와 관절의 건강도를 높이는 데도 큰 도움이 된다. 그러나 충격

강도가 높은 운동인 만큼 정도가 지나치면 무리가 될 수 있는 운동이다.

　달리기를 계속하다가 무릎이 아프면 한두 달 쉬어 가는 것이 좋다. 달리기로 오는 충격이 과했다는 의미이다. "그럴 리가 없어! 10년을 똑같이 달리고 있는데…"라고 하는 분들이 있다. 달리는 속도, 거리, 장소는 10년 동안 똑같지만 최근에 변한 것이 있다. 체중일 수도 있고, 새로운 취미생활로 과거보다 양반다리로 오래 앉아 있거나, 과거보다 더 오래 서 있게 되었을 수도 있다. 사소하게는 운동화가 바뀐 것으로도 과부하가 생길 수 있다. 달리기하다가 무릎이 아프거나 물이 차는 느낌이 오면 "아, 운동이 내 무릎의 기능한도를 넘긴 것이구나!"라고 생각하고 소나기 피하듯 한두 달 운동 강도와 충격 강도를 낮추는 것이 필요하다. 바닥이 푹신한 곳에서 뛰거나 달리는 대신 걷기, 자전거, 일립티컬 등으로 바꿔서 한동안 유지한 다음 차츰 달리기를 다시 시작해 거리를 서서히 늘리는 것이 현명한 대처법이다.

　달리기는 척추 디스크에 충격을 가해 디스크 내부와 주변의 세포 활성화를 돕는다[31~33]. 따라서 허리가 건강할 때 달리기를 하는 것은 디스크를 강하게 만드는 좋은 운동이다. 허리가 아픈 사람도 달리기를 해서 더 아프지만 않다면 달리기가 허리 통증을 낫게 하는 데 도움이 된다. 그러나 달리는 동안 통증이 더 심하거나, 달리고 나서 혹은 그 다음날 통증이 심해진다면 '아직은' 달리기가 시기상조라는 뜻이 된다.

　달리기가 걷기에 비해 두배의 효과를 얻으므로 시간상

효율적으로 보이지만 웜업, 쿨다운, 운동화 갈아 신고 운동복 갈아 입는 시간을 생각하면 꼭 그렇지도 않다. 달리기 때문에 여기저기 아프다면 굳이 달리기를 고집할 필요는 없다. 달리기만 유산소운동이라고 생각할 필요는 없다. 달릴 수 있다면 달리되 무리하지 않으려면 걷기로도 충분히 건강한 100세를 꿈꿀 수 있다는 뜻이다.

계단 오르기

건강 위해 계단을 걸어 올라가는 것도 좋은 유산소운동이다. 계단 오르기는 걷기에 비해 좀 더 강한 유산소운동이다. 체중을 한 계단씩 들어 올리기 위해 하체 근력에서 더 큰 힘을 내야 하기 때문이다. 속도에 따라 달라지지만 뛰어 올라가지 않고 보통 속도로 계단을 올라가면 4.7MET 정도의 산소소모량으로 측정된다. 경쾌하게 걷기가 3.2MET이므로, 걷기에 비해 심장과 폐, 하체 근육에 강한 자극을 가할 수 있는 좋은 운동이다.

그러나 평소에 무릎 통증이 있거나, 계단을 오를 때 무릎이 아픈 사람은 굳이 계단 오르기로 건강을 지킬 필요는 없다. 심폐기능이 좋아지고 하체 근력도 좋아지지만 무릎관절에 손상이 잘 오기 때문이다. 평지를 걸을 때에 비해 계단을 오를 때 무릎에 걸리는 부담이 더 크다. 무릎을 구성하는 두 관절 중 종아리뼈 관절과 허벅지뼈 관절에는 걸을 때는 체중의 2.8배의 힘이 걸리는 데 비해 계단을 오를 때는 3.2배, 내려올 때는 3.5배의 힘이 걸린다. 무릎뼈 관절과 허벅지뼈 관절의 차이는 훨씬 더 크다. 걸을 때는 체중의 0.5배의 힘을 받는데, 계단 오를 때는 체중의 2.5배 받고, 계단을 내려올 때는 5.7배의 힘이 더 빠른 속도로 무릎에 전달되므로 내려올 때 무릎에 가해지는 충격이 더 크다 [34, 35].

체중을 지탱하고 무릎을 많이 구부릴수록 무릎관절에 더 큰 부담이 가해진다. 계단 오르기는 평지 걷기보다 무릎관절을 상하게 할 가능성이 높다. 무릎 통증이 있다면 더는 계단 오르기 운동을 하지 않는 것이 좋다. 245페이지, '무릎의 기능한도: 옐로카드에 주의하라!' 참조

등산

가파른 산길을 걷는 것도 계단을 오르는 것과 마찬가지로 무릎을 많이 구부린 채로 힘을 쓰는 동작이다. 당연히 평지 걷기보다는 더 강한 유산소운동이라 운동 효과는 더 좋겠지만 무릎 부담감은 더 커진다. 경사가 가파르면 가파를수록 무릎 부담이 커진다.

"완만한 뒷동산은 올라가도 되지요?" 무릎이 아픈 분들이 등산의 즐거움을 포기하기 아쉬워 자주 묻는 질문이다. 다리를 딛고 힘을 쓰는 시점에 무릎이 얼마나 구부러져 있는지가 중요하다. 계단을 오르거나 내릴 때 무릎에 강한 힘을 쓰는

시점에 무릎은 60도 정도 구부러진다.[36] 평지를 걸을 때는 무릎에 체중이 가해질 때 약 15도 정도 구부러진다. 따라서 무릎이 거의 펴진 상태로 발을 내디딜 수 있는 정도의 경사를 걷는 등산이라면 무릎이 약한 분들도 가능하다고 보면 된다.

　　무릎을 많이 구부리고 힘을 쓰는 것이 무릎에 해롭다는 것을 다시 한번 상기하자.

자전거 타기

무릎이 아픈 분들에게 자전거는 매우 좋은 대체 운동이다. 유산소운동도 되고, 다리 근육을 강화하면서도 무릎에 충격을 거의 주지 않기 때문이다. 실내자전거를 타면 무릎에 걸리는 힘이 체중의 1.0~1.5배로 걷기에 비해 반 이하의 부담이 된다. 트레드밀을 걸어도 무릎이 아픈 사람은 실내자전거를 타도록 하라.

　　주의할 점은 허리가 구부러지는 자세로 타는 자전거는 피하는 것이 좋다. 허리 디스크에 나쁜 영향을 주기 때문이다. 허리가 불편한 분들은 안장에 등받이가 있어서 허리를 꼿꼿하게 펴고 타는 자전거를 선택하라. 안장이 높아 허리를 심하게 구부리는 사이클보다는 MTB나 도심형 자전거가 좋다. 언젠가 허리 디스크 탈출증이 심한 경륜선수가 진료받으러 왔는데 도화지를 말듯이 상체를 완전히 구부려야만 공기저항을 줄여 좋은 성적을 낼 수 있다고 했다. 워낙 특수한 상황이라

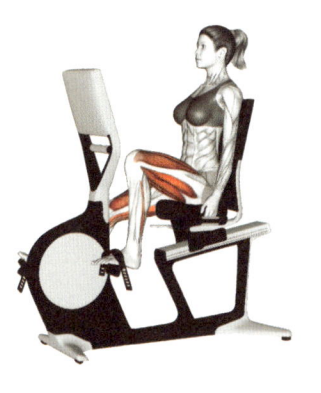 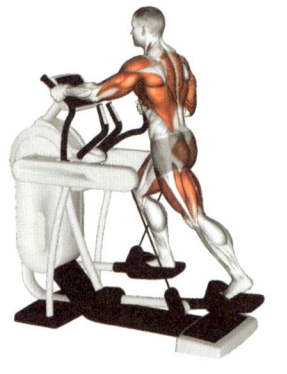 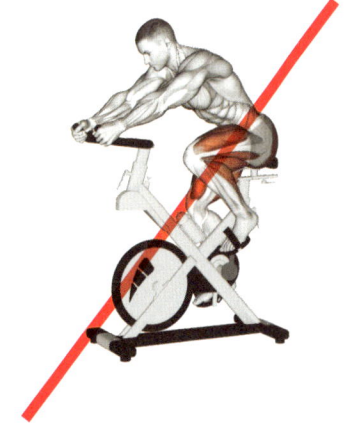

허리를 뒤로 젖히는 실내자전거 　　　일립티컬 트레이너　　　 허리를 앞으로 구부리는 실내자전거

[그림 5.1] 무릎이 아플 때 걷기운동 대신 할 수 있는 좋은 유산소운동. 허리가 안 좋은 분들은 허리를 앞으로 구부려서 타는 자전거(오른쪽)보다 허리를 뒤로 젖히고 타는 자전거(왼쪽)가 좋다. 일립티컬 트레이너(가운데)는 무릎 부담이 평지 걷기보다 적고 전신운동이 가능하다는 장점이 있다.

똑 부러지는 대책을 세워 주지 못했던 걸로 기억하고 있다. 상체를 앞으로 말아서 타야 하는 사이클은 허리 아픈 사람에게는 권하지 않는다[그림 5.1].

　실내자전거는 중강도 운동에 적합하다. 물론 최대 저항으로 세팅해 강하게 지속적으로 타면 고강도 운동이 될 수도 있다. 야외에서 시속 15km 이상으로 달릴 수 있다면 고강도 유산소운동이 가능하다.

일립티컬 혹은 크로스 트레이너

무릎이 아플 때 걷기운동을 대신 할 수 있는 또 다른 운동으로 일립티컬 혹은 크로스 트레이너 운동기구(elliptical, cross-trainer)라는 것이 있다[그림 5.1]. 발이 발판에 닿은 채로 다리를 앞뒤로 움직이도록 되어 있어 무릎에 충격이 낮다. 그러나 무릎에 걸리는 힘은 체중의 2.3배 정도로 트레드밀 걷기(체중의 2.1배)보다 좀더 높게 측정된다. 이는 발로 발판에 힘을 가하며 밀 때 무릎의 굴곡 각도가 트레드밀 걷기보다 더 크기 때문이다. 크로스컨트리 스키를 타는 동작과 비슷하게 팔도 같이 운동할 수 있다는 장점이 있다.

요가

요가는 2.5MET 강도의 저강도 운동이다. 몸을 건강히 하는 운동이라기 보다 마음을 다스리는 명상에 가깝다고 본다. 문제는 마음을 다스리기 위해 상당히 다양한 체위나 자세를 요구한다. 이 다양한 자세 중에 허리나 목에 안 좋은 자세가 꽤 있다[그림 5.2]. 요가를 가르치는 분이 그런 자세를 잘 알아서 제외해 주면 좋지만 그렇지 않은 경우 문제가 된다. 요가를 하고 척추 통증이 더 심해져서 오는 분이 적지 않다. 요가 강사 본인이 목이나 허리 디스크로 진료실을 찾는 경우도 드물지 않다. 척추에 좋은 요가 동작만 모아서 가르치는 분이 계시면 참 좋겠다는 생각이다.

필라테스

필라테스 동작을 유심히 살펴보면 유산소운동과 근력운동이 혼합돼 있다. 아령과 역기 같은 프리웨이트나 기구를 이용하는 전통적인 근력운동과 달리 필라테스는 자신의 체중을 이용해 근력운동을 하는 방법을 제공한다. 때로는 특수 기구를 사용하기도 한다. 강도 높은 근력운동이 어려운 여성에게 적합한 운동으로 보이지만 허리에 문제가 있는 사람은 세심한 주의를 요한다. 왜냐하면 필라테스를 하고 나서 허리가 아프다며 병원에 오는 사람이 많고, 허리 디스크 치료 중 필라테스를 배워 더 악화되는 경우도 많다[그림 5.2]. 필라테스와 요가 중 어느 쪽 수강생이 많은지는 알 수 없으나 허리가 아파 진료실을 찾는 사람만 보면 필라테스를 하고 나서 오는 경우가 더 흔하다.

  필자의 경험에 따르면 허리에 치명적인 몇 가지 필라테스 동작이 있다. 분절이 가장 대표적인 동작이다. 윗몸일으키기를 아주 천천히 하는 동작이다. 그런데 앉아 있다가 등을 바닥에 붙이면서 천천히 눕는 동작을 할 때 허리 뒤에 튀어 나온 뼈(극돌기)를 한 칸씩 즉, 한 분절씩 펴면서 눕는 것이다. 누운 상태에서 다시 일어나 앉을 때도 척추의 각 분절 마디마디를 분리해 구부리면서 일어나는 동작이다. 허리 디스크가 아주 싱싱한 사람에게는 유연성도 높이고 분절 컨트롤 능력

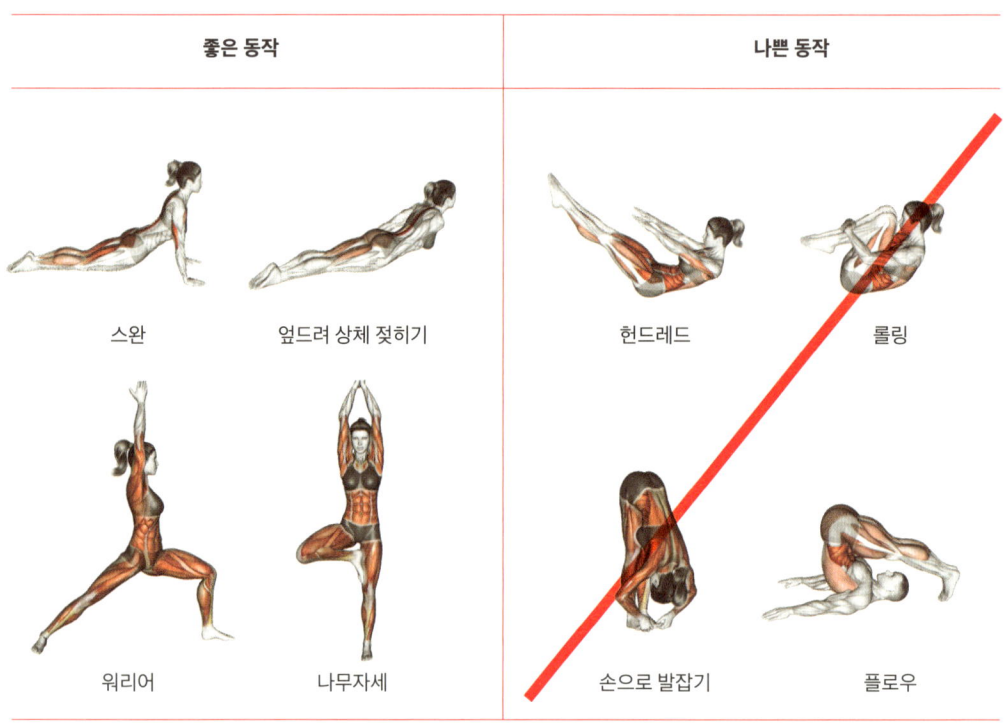

[그림 5.2] 허리나 목이 약한 분들에게는 해로운 필라테스 동작. 개개인의 척추와 관절 상태에 적합한 필라테스 동작만 잘 선별해야 한다. 예를 들면 허리가 아프지 않은 사람에게는 좋은 동작인 '엎드려 상체 젖히기'도 허리 디스크 손상이 있는 사람에게는 무리가 될 수 있다.

도 높여서 좋을 수 있겠지만 이미 디스크가 찢어진 사람에게는 극심한 허리 통증을 유발할 수 있다.

    무릎을 깊이 구부렸다 펴는 동작 등도 허리의 요추전만을 위협하는 동작이다. 요가와 마찬가지로 필라테스도 허리에 좋은 동작만 가르치는 분이 나오면 좋겠다. 필라테스, 허리가 아주 싱싱한 분들이 할 수 있는 운동이다.

에어로빅댄스

에어로빅댄스도 요가나 필라테스와 마찬가지로 매우 다양한 동작으로 구성되므로 한마디로 설명할 수는 없다. 대부분의 동작은 유산소운동에 적합하나 허리가 아픈 분들은 허리 구부리는 동작이 나오면 딴청을 피우면 된다. 에어로빅댄스 후에 무릎이 붓거나 아픈 경우는 무릎에 과도한 스트레스가 쌓인 것이다. 무릎에 충격을 주는 동작 즉, 무릎을 많이 구부렸다 펴는 동작, 점프했다 착지하는 동작은 피하는 것이 좋다.

요즘 유행하는 줌바댄스, 리듬댄스도 같은 원칙으로 접근하면 될 것이다. 춤을 추며 몸을 움직이는 것은 분명 건강에 좋은 일이다. 몸을 움직이고, 기분이 좋아지고, 인간관계도 돈독해지는 장점이 있는 좋은 운동이다. 그러나 그 과정에서 척추나 관절에 손상을 일으킨다면 댄스 동작을 되짚어 봐야 한다. 피해야 할 동작을 잘 따져서 즐겁게 춤을 추는 것이 중요하다.

물속 걷기

물속에서 걷기운동을 하는 것은 무릎이 부실한 사람에게 크게 도움이 된다. 물의 부력으로 무릎에 가해지는 충격은 줄이고, 물의 소용돌이로 다리 움직임을 방해해 다리 근육에 저항이 가해진다. 유산소운동과 근력운동이 동시에 가능한 아주 좋은 운동이다.

수영

하체뿐만 아니라 상체와 몸통의 근육까지 골고루 사용하게 하는 좋은 유산소운동이다. 취미로 슬슬 하는 수영은 중강도 운동, 수영 경기처럼 빨리 헤엄치면 고강도 운동이 된다.

주의할 점은 상체의 사용도가 높아 10년 이상 수영을 계속하는 분 중에 회전근개힘줄 손상이 있는 경우를 가끔 본다. 한 가지 수영 영법만을 고집하는 것보다 여러 가지 영법을 섞어 가면서 운동하는 것이 좋겠다. 한두 번 어깨 통증이 생겼다 좋아지는 현상을 경험하면 무심코 넘기지 말고 전문의의 진료를 받아 상태를 확인하는 것이 좋다. 회전근개힘줄 손상이 진행될 기미가 보인다면 걷기나 등산 등 어깨에 무리가 없는 유산소운동으로 종목을 바꾸는 것도 한 방법이다.

수영은 허리가 아픈 분들에게 좋은 운동이다. 단, 접영은 허리에 무리가 갈 수 있다. 허리가 아픈 상태에서 수영을 배우는 것은 추천하지 않는다. 익숙지 않은 하체 동작으로 허리에 무리가 생기는 경우를 자주 본다. 진료실에서 "수영해도 되나요?"라고 물으면 "원래 잘했으면 하세요. 새로 배워야 한다면 다른 운동 찾아 보세요"라고 답한다.

아쿠아로빅

필자의 진료실에는 연세 드신 분이 많이 오신다. 허리, 무릎, 어깨 치료를 받고 좋아진 분 중에는 아쿠아로빅을 다시 해도 되는지 묻는 경우가 많다. 특히 연세 드신 여성 어르신 중에서 많다. 아쿠아로빅은 물속에서 에어로빅 동작을 하는 것이다. 물의 부력 때문에 몸이 둥둥 뜨므로 무릎이나 허리에 충격이 거의 없고, 물의 저항 때문에 천천히 움직이므로 관절에 부담도 거의 없으며 근력강화 효과가 있어 연세 드신 분에게는 안성맞춤 운동이다. 운동 강도도 5.3MET로 경쾌하게 걷기보다 더 강한 운동이면서도 매우 안전하다. 연세 드신 남성 분에게도 아주 좋은 운동인데 참여도가 매우 낮은 듯하다.

아쿠아로빅이 대중화한 것은 각 지자체에서 설립 운영하는 수영장과 아쿠아로빅 강습 덕분이리라. 주마가편(走馬加鞭)하듯 한 가지 더 바란다면 연세 드신 분의 아쿠아로빅 강습 때는 허리를 많이 구부리거나, 다리를 많이 들어올리는 동작은 빼는 것이 좋을 것이다. 아쿠아로빅 하고 나서 허리가 아프다고 하는 분들의 이야기를 자세히 들어보면 그런 동작이 원인으로 확인되기 때문이다.

접촉성 구기운동: 야구, 축구, 농구, 아이스하키 등

야구는 접촉성 구기운동이라고 보기에는 접촉성 손상이 낮은 편에 속한다. 뜬공을 잡을 때나 주루 플레이 때 간혹 접촉성 손상이 발생한다. 접촉성 구기운동은 항상 부상 위험이 따른다. 자신의 체력, 척추와 관절의 건강도에 맞게 운동하는 것이 중요하다. 선수끼리 조심하면 나이가 들어서도 큰 무리 없이 즐기는 상황을 자주 본다. 오히려 체육관에서 윗몸일으키기 빡세게 하는 것보다 더 안전할 수도 있다. 특별한 부상 없이 지속적으로 즐기고 있다면 나이 들면서 중지할 필요는 없다. 단, 운동 후 척추와 관절이 아프기 시작하면 지속 여부를 한번 검토해 보는 것이 좋다.

비접촉성 구기운동: 테니스, 배드민턴, 탁구 등

상대와 부딪혀 다칠 일이 없지만 떨어지는 공을 치기 위해 몸을 날리고 다리를 비트는 동작에서 손상의 우려가 있다. 그러나 반복해서 같은 자리에 충격이 가해지지는 않으므로 비교적 안전하게 즐길 수 있는 운동이다. 척추와 관절이 아픈 후 회복되는 과정에서 새로 시작해도 좋은 운동이다.

골프

나이가 들어도 신체에 큰 무리 없는 좋은 운동이다. 축구나 농구처럼 상대 선수와 부딪힐 위험도 없고 테니스나 배드민턴

처럼 멀리 떨어지는 공을 받아치기 위해 무리하게 몸을 쓸 필요도 없기 때문이다. 그러나 골프하다 척추와 관절에 손상을 입는 경우가 적지 않다. 흥미로운 것은 필드에서 라운딩할 때보다 연습장에서 손상이 더 잘 생긴다는 것이다.

척추와 관절의 손상은 한 번의 강한 힘으로 생긴다기보다 약한 충격이 수없이 반복되어 낙수에 바위 뚫리듯 일어난다. 이때 가장 중요한 요소가 '얼마나 자주, 동일한 부위에 충격을 가하는지'이다. 연습장에서 드라이버를 잡고 짧은 시간에 200타, 300타를 치는 것은 바위의 일정한 부분에 짧은 인터벌로 낙수가 떨어지는 것과 같다. 드라이버를 잡은 후 한참 있다 아이언샷을 하고 퍼팅하는 필드의 상황은 바위의 여러 부분에 드문드문 낙수가 떨어지는 것과 같다. 클럽의 길이가 바뀌고 어드레스하는 비탈길의 경사만 달라져도 클럽헤드가 골프공을 임팩트할 때 충격이 전달되는 척추와 관절 부위가 조금씩 달라지기 때문이다.

언젠가 좌측 팔목(엘보)의 힘줄이 엉망으로 찢어져 진료실을 찾은 50대 여성 골퍼에게 "도대체 어떻게 이토록 심하게 손상되었습니까?"라고 물었더니 "승부욕이 워낙 강해 한 번 라운딩할 때 좋은 스코어가 안 나오면 그날 저녁 두세 시간씩 연습합니다"라고 했다. 우리 몸의 조직은 일정한 양의 충격을 주면 손상받아 약해졌다가 충분한 휴식 시간에 치유가 일어나며 더 강해지는 특성이 있다. 운동해서 몸이 튼튼해지는 것이 바로 이 특성 때문이다.

보통사람은 그 아래 깔리기만 해도 뼈가 부러지고 관절

이 꺾일 정도의 무거운 역기를 장미란 선수는 아무런 손상 없이 들 수 있다. 역기를 드는 훈련을 하고 나서 훈련 중 손상된 근육, 힘줄, 연골, 인대가 충분한 휴식 시간에 더 강하게 치유되는 과정을 어릴 때부터 낮은 무게로 시작해 조금씩 무게를 올리면서 수없이 반복했기 때문이다.

과부하(過負荷)가 아닌 적정한 부하(負荷)로 운동한 다음 충분한 휴식 기간을 갖는 것, 이것이 운동의 기본이다. 100세까지 골프를 즐기고 싶은 분들은 반드시 기억해야 할 포인트이다.

당구

1970~80년대 대학생활을 한 분들이 최근 많이 즐기는 운동이다. 상대방과 부딪힐 일도 없고 비교적 정적인 운동이라 손상의 가능성도 매우 낮다. 운동 강도가 2.5MET 정도로 낮은 편이다. 강한 승부욕에 시비가 붙어 멱살잡이를 하며 당구장 바닥에 뒹굴기 전에는 저강도 운동에 속한다. 그러나 저강도 운동도 아예 안 하는 것보다는 훨씬 낫다. 앉아서 혹은 비스듬히 누워 TV만 보는 것보다는 나가서 당구라도 몇 시간 치는 것이 몸에 훨씬 더 좋다는 뜻이다. 두 시간 당구를 치면 한 시간 경쾌하게 걸은 것과 비슷한 효과를 본다.

스트레칭

스트레칭이란 척추나 관절의 운동 범위를 최대한으로 증가시키는 운동이다. 척추나 관절이 유연해지면 운동 능력이 향상되고 손상을 예방할 것이라는 믿음으로 스트레칭을 한다. 그러나 1990년대 말 스트레칭을 하면 최대 근력이 감소한다는 연구결과[37]가 발표되면서 스트레칭의 순기능과 역기능 논란이 아직도 계속되고 있다. 스트레칭 후에 근력이 감소되고 반응속도도 느려지며 동작도 느리게 되었다는 연구[38]도 있다. 점프하는 높이가 감소한다는 보고[39]도 있다. 스트레칭에 스포츠 손상을 막는 효과가 있는지에도 엇갈린 결과가 보고되고 있다[40].

엘리트 선수가 아닌 일반인이라면 운동 직전 몸을 푸는 단계에서 스트레칭을 하는 것이 그리 해롭지는 않다. 스트레칭을 하면 관절의 운동 범위를 4~5도 증가시키고 근육의 뻣뻣함을 줄여 준다. 그런데 관절 운동 범위는 5분이면 원래로 돌아오고 근육의 뻣뻣함이 줄어든 것은 20분 정도 지속된다[41]. 스트레칭에 너무 집착할 필요가 없다는 뜻이다.

문제는 스트레칭으로 운동의 효과를 본다거나 척추나 관절의 통증을 해결하려는 시도이다. 이는 스트레칭이 어떤 역할을 하는지를 이해하지 못해 생겨난 심각한 오해에서 비롯된 것이다. 스트레칭만으로는 최대의 명약인 운동의 효과를 보지 못한다. 유산소운동과 근력운동의 기본인 근육 활동이 거의 없기 때문이다. 스트레칭의 운동 강도는

2.0~2.5MET로 측정된다. 저강도 운동인 것이다. 저강도 운동도 무(無)운동보다는 낫겠지만 운동할 시간이 일정하다면 스트레칭을 하며 시간을 보내기보다는 차라리 제자리걸음을 하는 것이 더 좋다.

스트레칭으로 척추와 관절의 통증을 잡으려는 것은 더 큰 문제이다. 척추 즉, 허리와 목의 경우 불안정해지기 쉬운 관절이다. 맷돌처럼 생긴 둥근뼈(척추) 위에 디스크라는 물렁뼈를 얹어두고 그 위에 또 하나의 둥근뼈를 올려 둔 구조가 목뼈에서 꼬리뼈까지 이른다. 엉덩관절처럼 강력한 인대로 이루어진 관절막이 단단히 잡아 주지도 않고, 어깨관절처럼 회전근개힘줄이 시시각각으로 길이를 늘였다 줄였다 하면서 관절의 안정성을 보장해 주지도 않는다. 힘을 잘못 쓰면 위에 있는 맷돌이 굴러 떨어지기에 안성맞춤인 구조이다. 따라서 척추 스트레칭에는 절대적인 주의가 필요하다. 나이가 아주 젊어 디스크가 싱싱하거나 아니면 부모님으로부터 매우 튼튼한 디스크를 타고 나신 분들이라면 허리 스트레칭을 마음대로 해도 된다. 그렇지 않은 대부분의 일반인은 앞으로 구부리거나 뒤트는 허리 스트레칭을 삼가는 것이 좋다. 허리나 목 디스크가 찢어져 탈출증을 유발할 가능성이 높기 때문이다.

10년, 20년 척추에 나쁜 스트레칭을 꾸준히 하면서 서서히 디스크가 망가져 대책 없는 통증에 시달리거나 다리 힘이 빠져 걸음을 걷기 힘들어 하는 분을 너무나 자주 만난다. 맹목적인 스트레칭 집착에 깊은 절망감을 느끼는 순간이다.

허리나 목 디스크 탈출증으로 고생하다가 낫는 과정에

서 느끼는 '허리의 뻣뻣함'이 있다. 발톱 깎기 힘들고 양말 신기도 힘들다. 찢어졌던 디스크가 붙어 가는 과정에서 나타나는 전형적인 증상이다. 매우 감사하게 생각해야 한다. 디스크가 다 붙으면 다시 유연성을 찾게 되기 때문이다. 많은 사람이 허리가 뻣뻣해지는 단계에서 "이러다 평생 허리 못 구부리는 거 아닌가?" 하는 의구심에 허리를 앞으로 구부리는 스트레칭, 윌리엄스운동 등을 탐닉한다. 가까스로 아물어 가던 디스크의 상처를 다시 벌리는 상황이다. 절대로 피해야 하는 스트레칭이다.

나이가 들면서 정도의 차이는 있지만 누구나 척추와 관절의 운동 범위가 줄게 된다. 필자는 노화에 따른 척추와 관절의 운동 범위 감소는 손상이 쌓여 가는 척추와 관절을 보호하기 위한 방어기전이라고 본다. 나이가 들면서 관절 연골, 인대, 힘줄은 약해지는데 운동 범위는 젊을 때만큼 유지된다면 오히려 손상 가능성이 더 높아질 것이다. 무엇이든 오래 쓰면 낡게 된다. 자연의 섭리이다. 인간이 노화하면서 척추와 관절이 뻣뻣해지는 것은 오래 써서 낡게 되는 자연의 섭리로부터 최대한 몸을 보호하는 방향으로 진화한 것이라 생각된다.

관절의 운동 범위를 넓히고 관절 건강을 되찾기 위해 강한 스트레칭을 해야 하는 경우가 있다. 예를 들면 유착성 관절막염(=오십견, 동결견), 무릎관절 감염같이 관절 내 염증이 있다가 가라앉으면서 관절이 굳는 경우가 대표적이다. 족저건막염처럼 아킬레스힘줄을 스트레칭해야 하는 경우도 있다. 병적 상황을 치료하기 위한 스트레칭은 다음 기회에 관절을 자세히 다루는 책에서 정리하려고 한다.

　　스트레칭을 운동이라고 착각하지 말라. 강한 스트레칭은 굳은 관절을 치료하기 위해 쓰고, 약한 스트레칭은 유산소운동 혹은 근력운동 전후 워밍업이나 정리운동으로 사용할 수 있다. 그러나 스트레칭만으로 심폐기능이 강화되고, 근육이 커지고, 뼈가 튼튼해지는 효과는 절대로 생기지 않는다.

요점 정리

1 **걷기는 최고의 운동이다. 가장 안전하고 효율적인 운동이다.**

2 심폐기능, 척추와 관절 건강이 허락한다면 달리기, 계단 오르기, 등산 등 좀 더 강도 높은 운동을 하는 것이 좋다.

3 척추와 관절이 약하면 자전거, 일립티컬, 트레드밀 걷기 등 타협 가능한 운동도 많다.

4 요가, 필라테스는 척추와 관절이 튼튼한 사람에게 적합한 운동이다. 척추와 관절에 통증이 있다면 자신의 상태를 악화시킬 수 있는 동작을 모두 제거하는 것이 중요하다.

5 수중운동은 강추이다. 단, 척추와 관절을 아프게 하는 동작은 피하는 것이 좋다.

6 각종 구기운동이 생각보다 덜 위험하다. 단, 연세 드신 분들이 접촉성 운동을 할 때는 서로 조심해야 한다.

7 당구 같은 **저강도 운동도 하지 않는 것보다는 도움이 된다.**

8 스트레칭에 집착하는 것은 옳지 않다. 척추에 해로울 때가 많다. 몸을 풀 때, 운동을 정리할 때 가볍게 해 주는 것이 좋다. **스트레칭만으로 심폐기능이 강화되고, 근육이 커지고, 뼈가 튼튼해지는 효과를 보기는 어렵다.**

6장

걷기,
신이 내린 최고의 명약

산신령의 뜬금없는 제안

깊은 산속 약수터에 갔다가 흰수염을 길게 늘어뜨린 산신령이 나타나 다음과 같은 제의를 해 온다면 어떻게 할 것인가?

> "지금 내 앞에서 코끼리코 돌기를 10회 하면 앞으로
> 걷기운동을 하는 시간만큼 수명을 연장해 주겠다.
> 30분을 걸으면 30분을 더 살고 1시간 걸으면 1시간을
> 더 살게 해 주겠다는 것이야."

걷는 시간만큼 수명을 늘려 주겠다는 제의다. 1년 동안 매일 1시간씩 걸으면 수명이 365시간, 약 15.2일 연장된다. 10년이면 150일, 20년이면 300일이다. 24년을 매일 1시간씩 걸으면 수명이 1년 연장된다는 것이다.

어떻게 할 것인가? 뜬금없이 코끼리코 돌기를 하라는 것이 좀 당혹스럽기는 하다.

"산신령 할아버지, 매일 1시간씩 걸어서 24년에 1년밖에 연장되지 않는다면 가성비가 너무 떨어지네요. 관두세요. 그 시간에 TV나 보면서 이대로 살다가 그냥 제명에 죽을래요. 유치하게 코끼리코 돌기도 하기 싫고요!"

아니면,

"산신령 할아버지, 매일 1시간씩 걸어서 24년에 1년 연장이지만 그래도 확실하게 제 수명보다 길게 살 수 있다면 당연히 하겠습니다. 1시간 노력한 만큼 1시간 버는 것이니 정확하고 좋네요. 어차피 아침저녁 출퇴근 시간에 20분 정도 걸으니 매일 20분씩은 저축하고 있는 셈이네요. 앞으로는 지하철 한 정거장 앞서 내려 좀더 걸으며 수명 저축량을 더 늘리겠습니다. 걸으면서 사업 구상도 하고 뉴스도 음악도 들을 수 있으니 시간 낭비도 아니고요. 당장 코끼리코 돌기 10회 하겠습니다! …… 그런데 혹시 20회 돌면 더블 계산 안 될까요?"

이렇게 할 것인가?

하버드대학에 나타난 산신령

하버드대학은 명실상부한 세계 최고의 대학이지만 졸업생을 대상으로 '하버드 동창생 건강 연구'라는 장기적으로 추적 관찰하는 피험자집단(1916년부터 1950년 사이에 입학한 동창 중 1962, 1966년 두 차례의 설문에 모두 응답한 2만 1,582명)을 보유하고 있는 것으로도 유명하다.

이 코호트를 이용한 연구결과가 1993년 의학저널의 최고봉인 『뉴잉글랜드 저널 오브 메디신(New England Journal of Medicine)』에 발표[42]된다. 「신체활동 정도 및 생활양식의 변화와 남성 사망률의 연관성(The association of changes in physical-activity level and other lifestyle characteristics with mortality among men)」이라는 제목이 흥미롭다.

저자인 랄프 패픈바거(Ralph S. Paffenbarger) 박사는 1977년 운동 관련 설문지를 새로 보내고 이에 응답한 동문 중 45세에서 84세에 해당하는 1만 269명을 1985년까지 추적 관찰하며 운동량, 흡연 등에 관해 분석했다. 하루 1시간 이상 중강도 운동 즉, 경쾌하게 걷는 운동을 하는 사람은 그렇지 않은 사람에 비해 사망률이 무려 25%나 낮아진다는 결과였다.

특별히 흥미로운 대목은 그 전에는 운동하지 않다가 1977년부터 규칙적으로 운동을 시작한 동문이 약 20% 정도 있었다. 운동을 많이 하는 쪽으로 생활 습관이 좋게 바뀐 사람들과 계속 운동을 하지 않는 동창생들을 비교했는데 9년의 추적 관찰 기간에 수명이 0.37년 더 늘어났다는 것이다. 공교롭게도 0.37년을 시간으로 바꾸면 3,241시간이 되는데 9년간 하루 1시간 걸으면 9×365=3,285시간이 된다. 9년간 3,285시간을 걸었더니 3,241시간만큼 수명이 늘어났다는 신통방통한 결과가 나온 것이다. 어림잡아 1시간 걸었더니 수명이 1시간 연장된 셈이었다.

하버드대학 근처의 약수터에도 산신령이 살고 있었던 것인가? 그리고 그 많은 하버드대 학생이 산신령 앞에서 코끼리코 돌기를 10회씩 했단 말인가?

더욱더 흥미로운 것은 그 후로 진행된 장기적 추적 관찰 코호트연구에서는 훨씬 더 후(厚)한 결과를 보이는 것이다. 예를 들면 패픈바거 박사와 같은 연구팀 소속인 스티븐 무어(Steven C. Moore) 박사는 6개의 장기 추적 코호트를 모아 65만 4,827명의 데이터를 분석해 일주일에 총 75분 즉, 하루에 11분 정도만 경쾌하게 걸어도 수명이 1.8년 연장된다는 놀라운 결과를 보고했다[43]. 대상자 모두 40세 이상이었고 평균 10년 추적 관찰을 했으므로 어림잡아 평균 30년간 일주일에 75분 걸었다고 가정하면 (75분×52주×30년)÷60분=1,950시간을 걸은 셈이다. 이에 연장받은 수명 1.8년은 1만 5,768시간이므로 걷기운동 시간 대비 무려 8배의 수명 연장을 받았다는 것이다. 원가(原價)에 비해 더더더블(2^3배)로 남는 장사다.

오래 살고 싶다면 많이 걸으라. 걷기운동으로 수명을 늘리는 것만큼 남는 장사는 없다.

걷기운동을 추천하는 진짜 이유!

근골격계 재활 전문의인 필자는 척추관절 통증으로 고생하는 분들이 좀더 활발하게 살 수 있도록 돕는 것이 본업이다. 필자가 진료실에서 걷기운동을 추천하는 가장 실제적인 이유는 걷기운동만으로 허리 통증, 무릎 통증을 낮추기 때문이다.

걸으면 허리와 무릎이 오히려 좋아진다고? 못 믿겠는데? 의심의 눈초리를 보내는 독자들을 위해 구체적인 근거를 몇 개 보여 드린다.

○ 하루 한 시간, 주 5회, 3주간 트레드밀을 달린 실험쥐는 운동을 하지 않은 실험쥐에 비해 허리 디스크 속 세포 수가 크게 늘어나고 디스크를 구성하는 물질이 더 풍부해졌다 [30].

○ 최근 5년간 1주일에 20km 이상 달리기를 하는 사람과 운동을 전혀 하지 않는 사람들의 허리 MRI 영상을 비교했다. 달리기를 하는 사람들의 허리 디스크가 더 두껍고 디스크 속 수분 함량이 더 높았다 [31].

○ 실험쥐의 무릎에 독한 약을 주사해 심한 관절염을 앓게 만든 다음 하루 30분간, 주 4회, 4주간 트레드밀을 달리게 했다. 운동을 하지 않은 관절염 실험쥐에 비해 통증 반응이 줄어들고 CT상 관절도 더 튼튼했다 [44].

○ 무릎 퇴행관절염이 상당히 진행한 60세 이상을 대상으로 하루 40분간, 주 3회 걷기운동을 시켰더니 운동을 하지 않은 사람에 비해 3개월 만에 통증이 확연히 줄어들었다 [45].

왜 그러냐고? 우리 몸의 근골격계를 이루는 조직은 적당한 스트레스를 받으면 더 튼튼해지고 스트레스가 너무 적으면 오히려 약해지는 특징이 있다. 물론 너무 강한 스트레스를 받으면 손상에 이르게 된다. 가장 쉬운 예로, 아무리 좋은 골다공증 약을 먹어도 체중부하를 가하는 운동(예, 걷기, 뛰기)을 하지 않으면 적절한 효과를 볼 수 없다. 뼈에 체중부하가 가해지지 않으면 약을 먹어도 뼈가 튼튼해지지 않는다. 중력이 없는 우주선에서 생활하면 뼈의 구성성분이 한달에 1~2%씩 줄어든다는 보고와 같은 맥락이다.

그렇다면 '적절한 스트레스'란 무엇인가? **현재 적응되어 있는 상태보다는 더 강하지만 손상을 가할 정도는 아닌 부담(=스트레스)**이라고 볼 수 있다.

이렇게 규정짓는 이유는 '과부하와 적응(適應)'이라는 원칙이 작용하기 때문이다. 우리 몸은 평소보다 더 큰 부담을 겪으면 이 과도한 부담(=스트레스)에 반응해 적응하게 된다. 그 과정에서 점점 더 강해지고 튼튼해지는 것이 바로 운동 효과인 것이다. 손상된 허리 디스크와 무릎도 적절한 과부하를 걸어 주면 적응하는 과정을 통해 더 강해지게 된다. 단, 손상된 상태이므로 과도(過度)한 과부하에 매우 민감하다. 과부하가 조금만 도를 지나쳐도 약이 되기보다 독이 되기 십상이다. 따라서 가장 적절한 과부하를 걸어 주는 것이 무엇보다 중요하고 그런 의미에서 **'통증이 생기지 않는 범위에서 걷는 것'**보다 더 적절한 과부하는 아직 발견하지 못했다.

통증이 없는 걷기운동, 허리 디스크와 무릎연골에 최고의 약(藥)이다.

걷기운동 정산법

무작정 걷는 것보다는 내가 얼마나 걸었는지를 확인하는 것이 좋다. 무작정 공부를 열심히 하는 것도 좋지만 한 번씩 시험을 쳐서 점수가 얼마나 나오는지 알아보는 것이 더 효율적일 것이다. 예를 들면 하루 60~75분을 걸으면 8시간 앉아 있어서 생기는 좌독을 말끔히 없앨 수 있다고 했으니 27페이지, '신체활동 부족이라는 독을 해독할 방법은?' 참조 내 몸에 낀 좌독을 없애기에 충분히 걸었는지를 알아낼 수 있다면 좋지 않을까?

스마트폰 앱 중에 하루에 얼마 동안, 얼마나 많은 거리를 걸었는지를 알려주는 앱이 있으나 항상 위치기반 서비스를 켜 둬야 하므로 배터리가 너무 빨리 닳는다는 단점이 있어 필자는 몇 번 써 보다 사용을 중지하고 말았다. 가장 간단한 방법은 몇 보(步, step)를 걸었는지 확인하면 된다. 통상 분당 80보 정도로 걸으면 유유자적 걷는 것이고, 100보이면 경쾌하게 걷는 것이다. 분당 120보 정도면 속보(速步)이다. 따라서 경쾌하게 걷게 되면 **10분에 1,000보** 걷는다고 보면 된다. 만보를 걸으면 1시간 40분을 걸은 셈이 된다.

스텝 수는 어떻게 아는지 반문하는 분이 있을 것이다. 요즘 하나씩 지니고 다니는 스마트폰의 기본 앱으로 스텝 수가 체크된다. 손목이나 허리에 차는 저렴한 만보계를 구입해도 좋다.

참고로 분당 100보 정도의 경쾌한 걸음으로 걸을 때 평균 속도는 시속 4.5km 정도 된다. 6,000보 걸으면 1시간 걷는 것이고 4.5km 정도 걸었다는 뜻이 된다.

경보 경기에 참가하는 선수들의 평균 속도는 시속 13.14km 정도이고 정상급 선수는 시속 17km에 달한다고 하니 걷기만으로도 충분히 강한 운동을 할 수 있다.

올바른 걷기 자세

걷기운동은 달리기만큼 강한 충격을 주지는 않지만, 끊임없이 발로 땅을 딛는 동작을 반복하게 된다. 크지는 않지만 반복적인 충격을 받는다는 것이다. 잠시 걸을 때는 걷는 자세가 큰 문제되지 않는다. 그러나 하루 30분 혹은 1시간 매일 걷는다면 좋은 자세로 걸어야 한다. 걷는 자세가 좋아야 척추와 관절이 다치지 않고, 큰 근육이 좋은 방향으로 움직이기 때문이다[그림 6.1].

우리 몸의 코어인 허리부터 좋은 자세를 잡자. 허리를 뒤로 젖혀 요추전만을 만들고, 허리를 꼿꼿이 한다. 자연복대는 아주 가볍게 찬다『백년허리』142페이지 참조. 허리 통증이 심한 사람은 자연복대를 아예 하지 말고 요추전만만 유지하는 것이 더 안전하다.

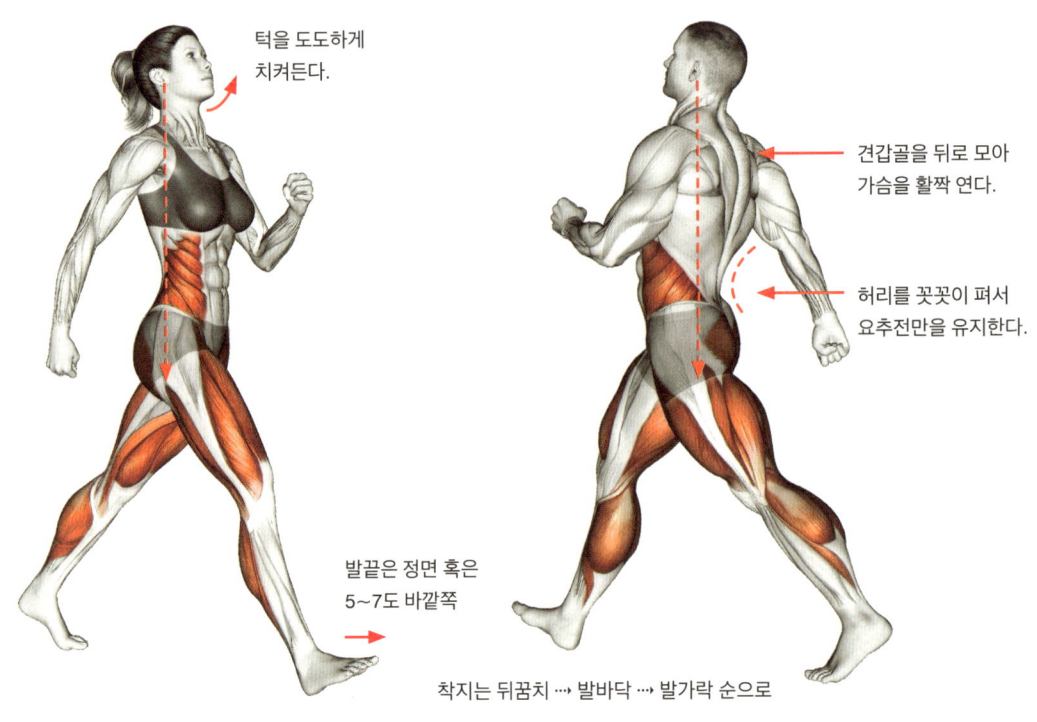

[그림 6.1] 올바른 걷기 자세. 허리를 꼿꼿이 펴고 요추전만을 유지하며, 양쪽 견갑골을 등 뒤에서 붙여 가슴을 활짝 열고, 턱을 가능한 한 높이 치켜들어 거만한 자세로 걷는다. 그래서 귓구멍에서 내린 수직선(붉은 점선 화살표)이 항문을 지나도록 한다. 팔은 자연스럽게 펴서 흔들어도 되고 속도가 붙으면서 팔꿈치를 약간 구부려도 좋다. 발은 뒤꿈치부터 닿게 해 체중이 발바닥을 지나 앞꿈치로 옮겨 가도록 한다.

꼿꼿한 허리에 가슴을 활짝 열고 상체의 뿌리가 되는 양쪽 견갑골을 등 뒤에서 서로 모은다.

턱을 약간 치켜들 듯이 머리를 뒤로 젖혀 경추전만을 유지하며 눈은 정면을 바라본다.

이렇게 하면 상체와 머리의 무게가 허리 한가운데 혹은 약간 뒤쪽으로 떨어져 허리가 앞으로 굽을 염려가 없다. 서양 속담에 걸어가는 사람을 측면에서 볼 때 귓구멍(머리의 무게중심)에서 내린 수직선이 항문(골반의 중심)을 지나도록 하라는 말이 있다. 허리가 무의식중에 앞으로 구부러지는 사람은 반드시 유의해야 할 포인트이다. 많은 전문가가 걷기 자세를 추천할 때 턱을 목쪽으로 당기게 하는데 이렇게 하면 목 디스크에 가해지는 압력이 높아진다. 걸을 때 턱 당김은 잘못된 자세이다.

팔은 자연스럽게 펴서 흔든다. 속도가 붙으면서 팔목(엘보)를 약간 구부리는 것도 좋다.

발로 땅을 디딜 때는 뒤꿈치 ⋯▶ 발바닥 ⋯▶ 발가락 순으로 지면을 누른다는 느낌으로 걷는다. 뒤꿈치부터 땅에 닿고, 무게중심이 발바닥을 지나 앞꿈치로 옮겨 가도록 한 다음 발이 떨어지는 것이 좋다.

양 발끝은 정면을 향하거나 5~7도 밖으로 향하는 것이 정상이다. 발끝이 이 범위를 벗어나 안쪽이나 바깥쪽으로 향하면 발과 발목에서 충격을 흡수하는 기능이 약화된다. 발끝이 안쪽으로 향하는 것이 신경계 질환의 증상일 수도 있으므로 교정이 잘 안 되면 전문의의 진료가 필요하다.

다시 한번 강조하고 싶은 포인트는 양쪽 견갑골을 등 뒤에 붙여서 가슴을 활짝 열고 턱을 치켜들고 걷는 것이다. 이렇게 해야 허리와 목의 척추가 튼튼해진다. 요추전만, 경추전만을 살려서 걷기 때문이다. 걷기운동을 강조하는 책이나 인터넷 기사, 블로그 글을 보면 걸을 때 '턱을 당기라'는 권고를 하는 경우를 매우 자주 본다. 잘못된 권고이다. 디스크의 해부학, 생체역학, 디스크 통증의 병리, 디스크 손상의 MRI 소견 등이 전혀 알려져 있지 않았던 과거에 맥켄지가 주장했던 이론을 아무런 비판의식 없이 답습한 결과이다.

걸을 때 턱을 거만하게 높이 치켜들어야 한다. 그래야 귓구멍(머리의 무게 중심)이 목뼈 뒤로 넘어가 목디스크에 좋은 힘을 가하게 되는 것이다.

잘못된 걷기 자세와 해결책

발끝이 심하게 밖으로 돌아가는 경우를 팔자(八字)걸음이라고 한다. 오래된 습관일 수도 있지만 고치는 것이 좋다. 걸을 때 무릎관절에 무리가 올 수 있고 대둔근 사용이 줄어 걷기운동의 효과가 떨어질 수 있기 때문이다. 팔자걸음을 고치기가 쉽지 않은 이유는 오래된 습관으로 엉덩이근육(대둔근-중둔근)이 약화되었을 가능성이 높다. 따라서 단순히 걷기 자세만을 고치려고 애쓰는 것보다 엉덩이근육 강화 운동을 같이 하는 것이 좋다. 207페이지, [그림 8.2]를 참조하라.

엉덩이근육은 대퇴사두근, 종아리근육과 함께 걷기운동에 매우 중요한 근육이다. 엉덩이근육의 힘이 약해지면 팔자걸음을 걷게 되고 더 약해지면 상체를 심하게 뒤로 젖히게 된다. 이때 요추전만은 오히려 없어지면서 상체가 뒤로 젖혀지므로 이 역시 좋지 않은 걷기 자세이다. 상체를 뒤로 젖히고 걷는 분도 엉덩이근육 강화가 꼭 필요하다.

일어나서 처음 걸을 때는 괜찮은데 한 5분 정도 걸으면 허리가 점차 구부러지는 어르신을 자주 만난다. "땅이 가슴을 세게 당기는 거 같아!" 혹은 "배 속에 든 게 없어서 가슴이 골반에 갖다 붙는 거야!"라고 한다. 엉덩이근육과 척추기립근을 포함한 코어근육이 약해졌을 때 나타나는 전형적인 현상이다. 보통 연세가 많아지면서 찾아오는 노인성 근감소증이 가장 큰 원인이다.

현재까지 알려진 최고의 치료법은 운동이다. 엉덩이 근력운동을 꾸준히 하고, 허리를 꼿꼿이 하면서 걷기운동을 하는 것이 제일이다. 근감소증이 올 정도의 나이(통상 70세 이상)에 척추기립근을 포함한 허리 근력강화운동은 금물이다. 젊었을 때부터 꾸준히 해 왔으면 모를까 이제 와서 새로 시작하면 허리를 다칠 우려가 있기 때문이다. 엉덩이근육[8장, '1위 엉덩이근육: 강화해서 가장 짭짤한 재미를 보는 근육' 참조] 과 활배근[9장, '2위 활배근: 백세 청춘의 든든한 백' 참조] 강화가 정답이다. '연세가 많은 어르신에게 추천하는 백년운동'[430페이지]을 참고하라.

아픈데 어떻게 걷나, 이 사람아!

걷기운동이 몸에 좋다는 것을 모르는 사람은 없을 것이다. 그러나 걸을 때 척추나 관절이 아프면 운동 삼아 걸을 엄두가 나지 않는다. 당뇨가 심해 많이 걸어야 당 조절이 되고 오래오래 살 텐데 무릎이 아파 걷기 힘든 분을 자주 만난다. 옴짝달싹 못 하게 외통수에 걸린 느낌이다. 난감하다 못해 절망감마저 든다.

걷기운동을 방해하는 통증의 원인과 대책을 정리해 본다. 대부분의 통증은 힘 받는 연부조직 70페이지, '딜레마의 주인공 – 힘받는 연부조직' 참조 의 손상이나 연골 아래에 있는 **뼈**에 스트레스 반응 91페이지, [그림 3.10] 참조 때문에 일어난다. 따라서 적절한 염증 조절과 운동 과부하를 피하는 것이 정답이다. **척추와 관절에 과부하를 피하는 운동을 꾸준히 하면서 기다려야 한다. 시간이 좀 걸린다.**

과부하를 피하는 가장 좋은 방법은 통증이 없는 범위에서 운동하는 것이다. **통증이 생기기 직전 혹은 통증이 생기는 시점까지만 운동하고 몇 시간 쉬었다가 다시 걷기운동을 하는 것이 좋다.** 실생활에서는 매 끼니 후에 걷기운동을 하는 것이 적절하다. 삼시 세끼를 먹으므로 하루 3회 걷기운동을 할 수 있고 끼니마다 서너 시간의 간격이 있으니 과부하를 피해 충분히 쉴 수도 있기 때문이다.

매 끼니 직후에 30분 걷기만 실천한다면 100세 수명이 보장된다.

대부분의 척추관절 통증은 스스로 악화시키는 행동만 하지 않으면 시간이 지나면서 저절로 낫는 효과를 보게 된다. 그러나 현대의학의 힘을 빌리지 않으면 돌이킬 수 없는 상황으로 악화되는 경우도 있다. 의학적 전문용어로 적색경보(red flag) 상황이라고 부른다. 악성종양이나 감염 같은 나쁜 병이 숨어 있을 가능성을 뜻한다. 따라서 척추와 관절의 통증을 악화시키는 행동을 멈추었는데도 통증이 지속되거나 점점 악화된다면 전문의의 진료를 받는 것이 현명하다. 가래로 막을 일을 호미로 막을 수 있고 그냥 내버려둔다면 생명이 위태로울 수 있는 상황도 미리 찾아낼 수 있기 때문이다.

걸으면 허리가 아파요!

걸을 때 생기는 허리 통증을 간단하게 정리해 본다. 허리 통증은 결코 한두 페이지로 설명할 만큼 간단치가 않다. 상세한 내용은 『백년허리』를 참조하라. 허리 운동과 허리 통증과 관련한 내용은 13장, '6위 코어근육: 우리 몸의 중심'에서도 다룬다.

"걸을 때 허리 가운데가 뻐근해진다."

[원인] 디스크 내부가 손상된 디스크성 요통이다. 연세가 드신 분은 퇴행된 디스크 때문에 이런 디스크성 요통이 잘 온다.

[대책] 허리가 앞으로 구부정하게 걸으면 이 증상이 더 심해지므로 허리를 뒤로 젖히고 요추전만을 유지하는 것이 중요하다. 걷는 중에 자주 맥켄지 신전 동작을 해 주는 것도 도움이 된다. 때로는 자연복대를 너무 세게 해 디스크성 요통이 더 심해지는 경우도 있다. 자연복대를 아예 하지 말고 허리를 뒤로 젖히는 요추전만 자세만 유지하고 걸어 본다. 그래도 통증이 오면 통증이 생기기 직전까지만 걷고 한두 시간 쉬었다가 다시 걷도록 한다.

> "걸을 때 엉덩이부터 허벅지로 다리가 당기다가
> 계속 걸으면 아픈 것이 없어진다."

[원인] 디스크 탈출증에서 오는 좌골신경통이다. 심하지 않은 경우이다.

[대책] 아프지만 계속 걸어서 통증이 없어진다면 계속 걸어도 된다. 탈출된 디스크를 원래 자리로 돌려 넣기 위해 요추전만을 늘 유지하고 맥켄지 동작을 자주 하라.

> "걸을 때 엉덩이부터 허벅지로 다리가 당겨
> 더는 걸을 수 없다."

[원인] 디스크 탈출증에서 오는 좌골신경통이 심한 상태이다. 신경뿌리 염증도 심하고 탈출된 덩어리도 클 가능성이 높다. 나이가 드신 분이라면 척추관협착증이 같이 있

을 가능성이 크다.

[대책] 다리통증(좌골신경통)이 생기기 직전까지만 걷는다. 맥켄지 신전동작을 자주 하도록 한다. 그래도 좋아지지 않으면 소염제를 먹거나 신경뿌리 스테로이드 주사를 맞는 것이 좋다. 척추관협착증이 의심된다면 아래의 대책을 따라 하는 것도 도움이 된다.

**"걷다가 양쪽 엉덩이가 불이 나는 것처럼 화끈거리면
잠시라도 앉아서 쉬어야 한다."**

[원인] 전형적인 척추관협착증 증세이다.

[대책] 척추관이 좁아지는 것은 나이 들면 흰머리가 생기듯 자연스러운 현상이다. 협착 상태로 오랫동안 증상 없이 지내다가 퇴행된 디스크에 새로운 손상이 추가되어 비로소 척추관협착증 증상이 생긴다. 최근에 추가로 손상된 디스크를 잘 아물게 하는 것이 가장 좋은 척추관협착증 대책이다. 가능하면 24시간 동안 요추전만을 유지하고 맥켄지 신전동작을 자주 한다. 자연복대는 증상 호전 때까지 중지한다. 틈 날 때마다 허리에 쿠션을 넣고 누워 있는 것도 찢어진 디스크를 아물게 하는 데 도움이 된다. 454페이지, '허리 척추관 협착증이 있는 분을 위한 백년운동' 참조.

"걷다 보면 다리에 감각이 없어지면서 허공을 딛는 느낌이다.
스폰지를 밟는 것 같기도 하고 발바닥에
알로에나 빈대떡을 붙여 놓고 걷는 느낌이 든다."

[원인] 심한 척추관협착증 증세이다.
[대책] 위의 척추관협착증 대책을 열심히 따라 하면 3~6개월이 지나면서 서서히 좋아진다.

걸으면 엉덩이가 아파요!

걸을 때 엉덩이가 아픈 대부분의 경우는 엉덩관절(고관절, hip joint) 문제이기보다는 좌골신경통이 엉덩이 쪽으로 뻗치거나 디스크성 요통의 연관통 문제이다. 허리 때문에 엉덩이가 아픈 것이다. 그렇지만 엉덩이 뒤쪽보다 앞쪽이 아프고 엉덩관절을 움직일 때, 예를 들어 다리를 꼬고 앉거나 양반다리로 앉으려고 할 때 엉덩관절 쪽이나 허벅지가 아프면 허리보다는 엉덩관절을 의심해 봐야 한다.

엉덩관절의 문제는 유착성 관절막염, 석회성 건염이나 석회성 관절주변염, 퇴행관절염, 관절순 손상 등 비교적 양호한 경과를 지니는 경우가 대부분이다. 그렇지만 골절, 무혈성괴사, 세균성감염, 악성종양 등 심각한 문제일 가능성도 있으므로 통증이 지속되고 점점 더 심해진다면 전문의의 진료가 필요하다.

**"걸을 때 엉덩이 뒤쪽이 아프다.
엉덩이근육 속이 욱신거리고 당긴다."**

[원인] 허리 디스크 탈출로 오는 좌골신경통이거나 허리 디스크 손상으로 오는 디스크성 요통이다.

[대책] 위의 '걸으면 허리가 아파요!'를 참조하라.

**"걸을 때는 별로 아프지 않으나
양반다리로 앉을 때 사타구니와 허벅지가 아프다."**

[원인] 유착성 관절막염, 석회성 건염이나 석회성 관절주변염일 가능성이 높다.

[대책] 유착성 관절막염은 어깨에 주로 생기지만 엉덩관절에서도 자주 볼 수 있다. 관절이 굳어 양반다리로 앉기가 힘들다. 시간이 지나면서 풀리는 경우가 많다. 관절을 크게 움직일 때 통증이 유발되므로 유착성 관절막염 때문에 걷기가 힘든 경우는 거의 없다. 걸을 때 큰 불편을 유발하지 않으므로 걷기운동은 계속해도 된다.

**"걷기는 커녕 일어서기도 힘들고 가만히 누워 있거나
앉아 있어도 욱신거려 걷기운동이 아예 불가능하다."**

[원인] 석회성 건염이나 석회성 관절주변염일 가능성이 높다. 힘줄이나 관절막, 점액낭 등에 오랫동안 있던 석회가

녹아 내리면서 심한 염증 반응을 일으켜 엄청난 통증을 일으킨다. 녹아내린 석회가 흡수되면 염증도 없어지고 통증도 없어지므로 통증이 빨리 사라지는 특징을 보인다. 드물게 골절이나 세균성감염일 수도 있으므로 주의를 요한다.

[대책] 심한 통증이 있을 때 소염제를 먹는 것이 도움이 되고 소염제로 해결이 안 되면 석회를 제거해야 할 수도 있다. 드물게 골절이나 세균성감염같이 심각한 문제일 수도 있으므로 반드시 전문의의 진료를 받도록 한다.

**"가끔씩 발을 디딜 때 엉덩관절이 꽉 잠기는 느낌과 함께
힘이 쭉 빠지는 경우가 있다.
평지보다는 비탈길에서 자주 느낀다."**

[원인] 관절순 손상 가능성이 높다.

[대책] 당장은 다리를 들고 여러 방향으로 움직여 잠긴 엉덩관절을 풀고 계속 걸어도 된다. 장기적으로는 퇴행관절염으로 진행할 가능성이 있으므로 엉덩이근육 운동을 잘 해 주는 것이 중요하다. 통증이 오는 빈도가 점점 더 잦고 강도가 심하면 전문의의 진료를 받도록 한다.

**"발을 디딜 때 엉덩관절이 아프면서
몸이 아픈 다리 쪽으로 기울어진다."**

[원인] 골절, 세균성감염, 무혈성괴사, 종양 등 심각한 문제일 가능성이 높다.
[대책] 전문의의 진료가 필요하다.

걸을 때 무릎이 아파요!

걷기운동을 방해하는 가장 흔한 원인이 무릎 통증이다. 무릎 통증은 비교적 건강한 무릎에 과도한 스트레스가 가해지거나 무릎 관절 속 활액막 염증으로 오는 앞무릎통증(anterior knee pain, patellofemoral pain syndrome), 무릎 주변 힘줄의 염증이나 반월판 연골 손상 때 생기는 무릎 안쪽 혹은 바깥의 통증 그리고 나이가 들어 연골이 퇴행되면서 생기는 퇴행관절염 통증으로 나눌 수 있다. 무릎 통증에 관해서는 10장, '3위 대퇴사두근: 무릎관절의 수호신'을 참조하기 바란다.

> "걸을 때 무릎 앞쪽 무릎뼈(슬개골)와
> 그 주변이 뻐근하게 아프다."

[원인] 앞무릎통증이다. 무릎뼈의 연골이 약해지는 연골연화증(chondromalacia)이 원인이라고 알려져 있지만 사실은 무릎 관절 내에 활액막염이 있거나, 무릎뼈의 내부에 스트레스가 누적되어 현미경적 손상이 있거나, 무릎뼈 아래위의 힘줄 손상이 원인이다.

[대책] 소염제를 먹어 활액막염증을 줄이는 것이 도움이 된다. 힘줄 손상이나 스트레스로 오는 무릎뼈 자체의 통증은 무릎에 가해지는 충격을 줄여야 좋아진다. 걷기운동을 하되 아프지 않는 범위까지만 하고 최소한 1시간 이상 쉬었다가 다시 걷는다. 무릎을 잘 달래 가면서 걷기운동을 하는 것이다. 통상 6개월 정도 지나면 호전된다. 대퇴사두근을 튼튼하게 하면 더 빨리 좋아진다. 대퇴사두근 운동 방법은 254~258페이지를 참조하라.

"비탈길이나 울퉁불퉁한 길을 걸을 때 혹은 걷는 방향을 바꿀 때 무릎이 꽉 잠겨 움직일 수 없다."

[원인] 무릎관절 주변 힘줄의 염증, 섬유연골(반월판 연골) 손상 등의 증상이다.

[대책] 통증이 없는 범위에서 걷기운동을 한다. 무릎 근력 강화운동이 도움이 된다. 점점 더 심해지고 관절이 붓는다면 전문의의 진료가 필요하다.

"걸을 때 무릎 안쪽, 바깥쪽 혹은 뒤쪽이 시큰거려 더 못 걷겠다."

[원인] 무릎 관절 주변 힘줄의 염증, 반월판 연골, 관절연골의 손상 가능성이 높다. 관절연골이 심하게 상한 경우 연골 아래쪽에 있는 뼈에 손상이 있을 수도 있다. 활액막

염도 중요한 원인이 된다.

[대책] 소염제로 활액막염을 줄인다. 무릎에 가해지는 충격을 줄이는 것이 중요하다. 앞무릎 통증보다 무릎이 더 많이 손상된 상태이므로 더 섬세하게 달래 가면서 무릎을 써야 한다. 이런 경우도 6개월에서 1년 정도 잘 달래면 걸을 수 있는 시간이 점점 더 늘어난다. 대퇴사두근 강화도 도움이 된다.

무릎이 계속 붓고 통증이 점점 심해진다면 전문의의 진료가 필요하다. 골절, 세균성감염 혹은 종양 등의 문제일 수도 있기 때문이다. 석회성 관절염이나 통풍 등은 많이 붓고 심한 통증을 동반하지만 쉽게 치료된다.

걸을 때 발과 발목이 아파요!

발과 발목은 걷기 중 지면에 닿을 때 받는 충격을 고스란히 감당하는 관절이다.

"걸을 때 발목이 아파요."

[원인] 발목을 자주 접질려 발목관절이 불안정하거나, 발목관절이나 거골하관절에 퇴행관절염이 있을 가능성이 높다. 관절속 점액낭염이나 발목 주변 힘줄 문제일 가능

성도 있다.

[대책] 통증이 없는 범위에서 걷기운동을 하고 1시간 이상 충분히 쉰 다음 다시 걷는다. 발목 주변 근육을 튼튼하게 해 주는 운동이 도움된다 [349페이지 참조].

"걸을 때 뒤꿈치가 아파요."

[원인] 뒤꿈치의 발바닥 쪽이 아프면 족저건막염일 가능성이 높고 뒤축 쪽이 아프면 아킬레스힘줄의 문제일 가능성이 높다. 수년 동안 아프다 말다 하면 건막이나 힘줄에 석회 결절이 원인일 가능성이 높다.

[대책] 두 가지 경우 모두 뒷굽이 푹신하고 약간 높은 운동화를 신으면 도움이 된다. 아킬레스힘줄을 스트레칭하면 두 가지 경우 모두 도움된다.

"발 앞쪽이 아파요."

[원인] 발가락관절이 무리가 되어 손상되었을 가능성도 있고 발가락 사이를 지나가는 신경이 발가락 뼈와 뼈 사이에서 눌려 신경종(몰톤 신경종, Morton's neuroma)이 생겼을 수도 있다.

[대책] 전자의 경우 발볼 아래 쿠션이 충분한 운동화가 도움이 되고 후자의 경우는 발볼이 넓은 운동화가 도움된다. 통증이 유발되지 않는 범위에서 걷는 것이 기본이다.

요점 정리

1 걷는 시간만큼 수명이 늘어난다. 더블 더더더블로 늘어날 수도 있다.

2 걷기운동은 최고의 유산소운동이다. 다른 유산소운동이 따라오지 못하는 탁월한 장점이 있다.

3 걷기운동은 허리 디스크와 무릎관절염을 치료한다. 아프지 않는 범위에서 자주 걸으라.

4 걷기운동이 아무리 좋다 해도 나쁜 자세로 걷는다면 아니 걷는만 못하다. 허리 꼿꼿, 가슴 활짝, 턱을 치켜들고 거만한 자세로 경쾌하게 걸으라.

5 걸을 때 척추 관절이 아프다면 반드시 그 원인과 대책을 확인하라. 경우에 따라 전문의의 도움이 필요할 수도 있다.

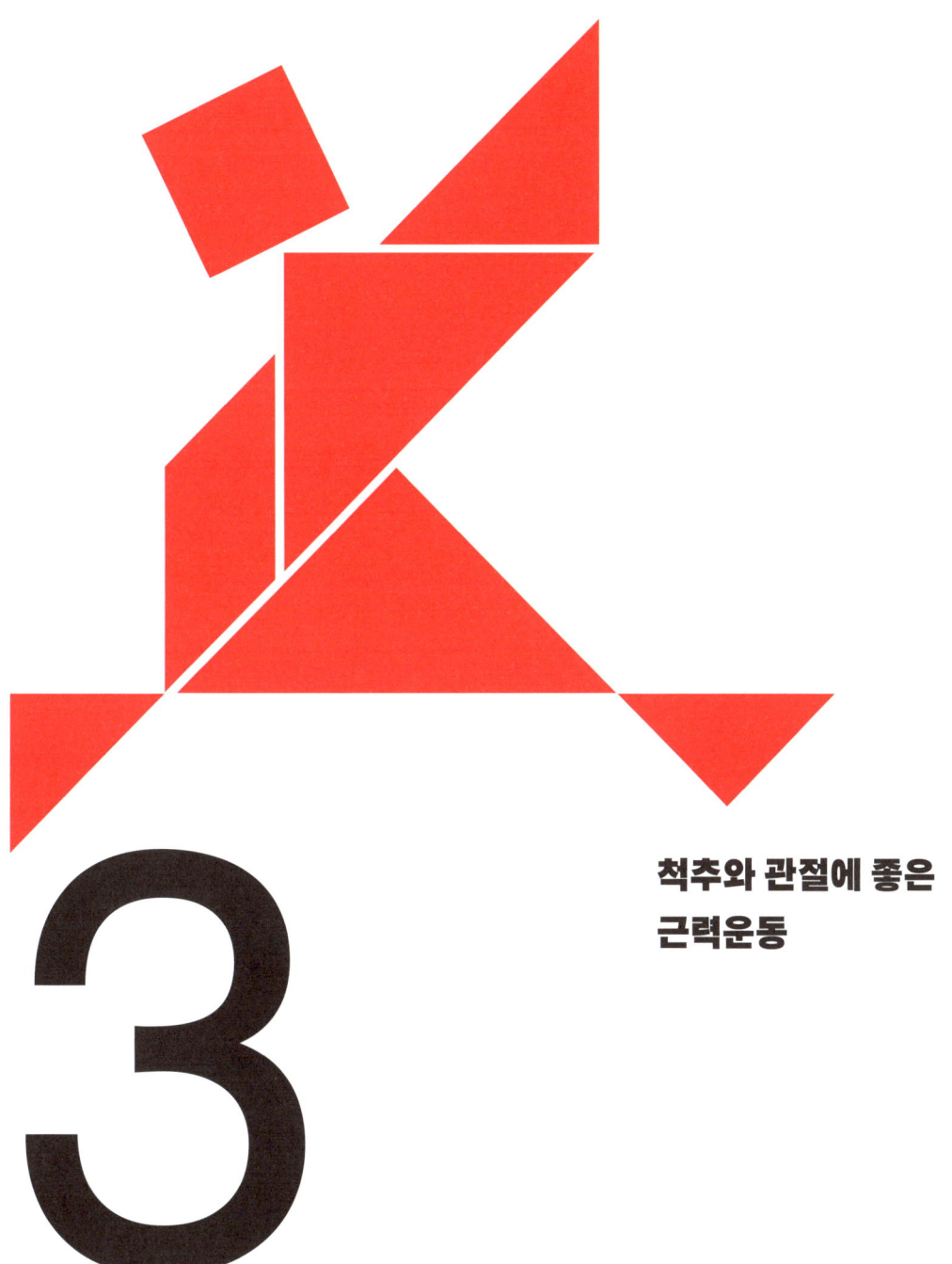

3

**척추와 관절에 좋은
근력운동**

7장 근력운동 자세히 들여다보기

무산소운동(근력운동) 구성하기

역기, 아령, 고무밴드, 자신의 체중 등의 저항을 이용하여 근육에 강한 자극을 주는 것이 무산소운동, 저항성운동, 근력강화운동, 근력운동이다. 단어는 여러 가지이지만 같은 것을 뜻하는 말이다. 자극받은 근육이 쉬는 동안 커지고 강해지도록 하는 것이다.

근력운동은 유산소운동에 비해 신경 쓸 부분이 몇 가지 더 있다.

대상 근육: 어떤 근육을 키울 것인가?
운동 동작: 어떤 운동 동작을 선택할 것인가?
저항(부하): 어느 정도의 저항(무게, 고무밴드의 강도 등)으로 운동을 해야 하나?
반복 횟수: 특정 운동 동작을 몇 회 반복해야 하나?
숨쉬기: 운동 동작 중 숨을 쉬는 방법

세트 구성: 각 운동 동작을 한 세트만 할 것인지 아니면 여러 세트를 할 것인지?

세트 사이의 휴식기: 세트 사이에 몇 분을 쉬어야 하나?

세션 사이의 휴식기: 한 번 자극받은 근육을 며칠 동안 동안 쉬게 해야 하나?

이번 장에서는 근력운동을 구성하는 요소를 찬찬히 살펴보면서 누구나 쉽게 근력운동을 시작할 수 있는 기본 지식을 정리한다.

어떤 근육을 키울 것인가?

어떤 근육을 위해, 어떤 운동 동작을 해야 하는지는 매우 까다로운 문제이다. 개개인의 신체적 특성, 특히 척추와 관절의 손상과 통증에 맞춰서 면밀하게 디자인해야 한다. 척추와 관절을 잘 보호하는 적절한 운동 동작을 선택하는 것은 이 책의 핵심적인 내용 중 하나이다.

어떤 근육을 강화할 것인지는 한번 짚고 넘어가자. 『미국인을 위한 신체활동 가이드라인』에는 근력운동을 해야 하는 주된 근육군으로 특별한 설명 없이 다리, 엉덩이, 허리, 가슴, 복부, 어깨와 팔 등으로 제시하고 있다. 필자는 미국 사람보다 우리 국민이 좀더 나은 근력운동을 할 수 있도록 10가지 근육군을 가성비(價性比) 순으로 제시한다.[그림 7.1]

가성비란 '투입한 노력이나 비용에 비해 얻을 수 있는 효과의 비율'을 뜻한다. 똑같은 가격의 갈비탕인데 한쪽이 유난히 국물맛이 좋고 갈비살이 푸짐하면 가성비가 높은 것이다. 근력운동의 가성비가 높다는 것은 똑같은 시간과 노력으로 운동했는데 더 오래, 더 멋지고 건강하게 사는 것이다. 똑같은 시간 동안 근력운동을 해도 어깨근육 강화운동보다 엉덩이근육을 강화하는 것이 드라이버 거리를 늘리는 데 도움이 된다면 엉덩이근육 강화운동 가성비가 더 높은 것이다. 코어근육 강화 운동보다 엉덩이근육과 활배근 강화운동이 허리 통증 완화에 더 도움이 되고, 햄스트링보다 대퇴사두근 강화운동이 무릎 통증 완화에 더 도움이 되므로 당연히 운동은 가성비 높은 근력운동에 집중하는 것이 옳다.

시간이 많다면 아래 10가지 근육을 각각 **일주일에 2회 이상 강화운동**을 하는 것이 좋다. 시간이 없거나 여건이 허락하지 않는다면 가성비 1위부터 5위까지만 운동해도 상당한 효과를 볼 수 있다. 빨리 걸을 수 있고, 잘 넘어지지 않고, 드라이버 멀리 나가고, 허리·무릎·어깨별로 불편하지 않으면서 오래오래 살 수 있다는 뜻이다.

1위 엉덩이근육: 몸의 중심을 컨트롤하고 허리를 잡아주므로 큰 힘을 쓸 때 매우 요긴한 근육이다. 걷고 뛰는 속도를 높여주고, 무릎과 허리 통증 완화에 도움이 된다[204페이지, '100세까지 청춘으로 사는 데 가장 중요한 근육' 참조]. 운동할 때 활배근과 같이 움직여 강한 힘을 내는 원동력이 된다. 굴착기 엔진과 같이 우리 몸의 파워 제네레이터라고 보면 된다. 워낙 큰 근육이라 강화운동을 통해 근육량을 늘리는 데 최적이다. 넓은 의미의 코어근육이며 힘쓰는 코어근육이다.

2위 활배근: 상체에서 가장 큰 근육이다. 하체의 힘을 상체로 전달하는 역할을 하므로 큰 힘 쓸 때 중요하다. 엉덩이근육과 함께 허리를 잡아주므로 허리 통증 완화에도 좋다. 상체 운동의 기본이며 허리를 잡아 준다. 넓은 의미의 코어근육이며 힘을 쓰는 코어근육이다.

3위 대퇴사두근: 무릎 기능의 핵심 근육이다. 적절히 강화하면 무릎 통증 완화에 도움이 된다. 나이 들어 걷는 속도를 유지하는 데 중요하다. 엉덩이만큼이나 큰 근육이라 근육량 증가에 요긴하다.

4위 뒷종아리 근육: 중요성을 간과하기 쉬운 근육이나 나이가 들수록 더 중요해진다. 보행 속도를 유지하고 낙상 예방에 큰 역할을 한다. 서 있을 때 하체로 내려온 혈류를 심장으로 되돌려 보내는 펌프 역할도 한다. 기립성저혈압이 있는 사람은 꼭 강화해야 하는 근육이다.

5위 견갑골주변근육: 승모근, 능형근, 견갑거근, 전방거근 등 견갑골에 붙어서 견갑골의 움직임을 관장하는 근육이다. 회전근개힘줄을 보호하는 역할을 한다.

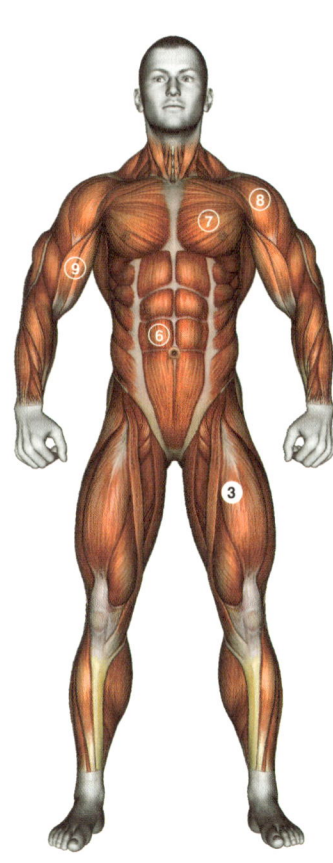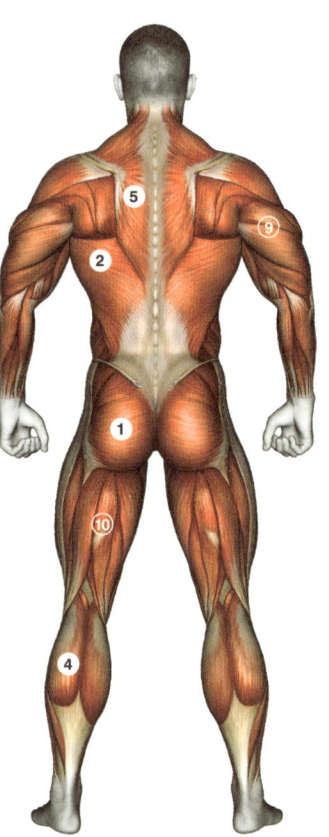

❶ 엉덩이근육
❷ 활배근
❸ 대퇴사두근
❹ 뒷종아리 근육
❺ 견갑골 주변근육
⑥ 코어근육
⑦ 대흉근
⑧ 어깨근육
⑨ 팔근육
⑩ 햄스트링

[그림 7.1] 정상 성인을 위한 근력운동 우선 순위 근육. 1위부터 5위까지가 가성비 높은 근육이다.

6위 코어근육: 허리의 앞, 뒤, 옆에 각각 있지만 한 그룹으로 묶어서 다룬다. 허리를 잡아 준다. 그렇지만 코어근육 강화운동 중에 허리 디스크를 찢는 운동이 있으므로 조심해야 한다. 기능적으로 중요한 근육이지만 강화운동으로는 낭패를 볼 수 있어 순위에서 밀렸다. 디스크가 싱싱한 청소년에게는 1, 2 순위에 해당할 것이다.

7위 대흉근: 큰 물체를 미는 근육이다. 수영장에서 상체를 드러낼 때 도움된다. 큰 근육이라 근육량 유지에도 좋다.

8위 어깨근육: 옷태를 나게 하는 삼각근과 그 속에서 어깨관절을 보호하는 회전근개 근육을 포함한다. 후자가 훨씬 더 중요하나 잘 찢어지므로 운동 방법에 유의해야 한다.

9위 팔근육: 상완이두근, 상완삼두근을 포함하여 위쪽 팔에 붙은 근육이다. 밥숟가락 같은 물건을 들거나 중립 기어로 주차된 차를 밀 때 도움된다.

10위 햄스트링: 허벅지 뒤쪽 근육으로 허벅지 근육량 유지에 도움된다.

근육의 가성비 순위를 정하는 데는 두 가지 중요한 포인트가 있다. 첫째, 이 순위가 적용되는 대상은 대한민국에서 일상생활을 하는 평범한 성인이다. 국가대표 달리기선수나 프로야구 투수라면 이야기가 달라진다. 예를 들면 햄스트링은 빨리 달리는 데 매우 중요한 근육이고 야구 투수에게는 아래팔과 손가락 근육도 아주 중요하다. 디스크가 싱싱한 청소년에게는 1, 2순위에 해당하는 코어근육이 6위로 밀린 것도 그런 이유 때문이다. 두 번째 포인트는 전적으로 필자의 직업적 관점에 따른 순위라는 것이다. 나이가 들면서 생기는 척추와 관절의 문제를 다루는 필자의 직업적 시각이 강하게 작용한 순위이다. 항문외과 전문의라면 항문괄약근이, 성형외과 전문의라면 안면근육이 가장 중요하지 않겠는가?

근력운동은 유산소운동에 비해 척추나 관절에 무리가 되는 경우가 적지 않다. 따라서 각 근육군을 운동시키는 방법은 개개인의 척추와 관절의 상태에 따라 세심하게 선택하고 동작을 수정, 보완해야 한다. 8장부터 가성비 순위에 따라 차근차근 척추와 관절의 상태에 따라 어떤 운동을 선택하는 것이 좋을지, 동작을 어떻게 수정, 보완할지를 자세히 설명한다.

근력운동과 저항

앞서 2장에서 설명했듯이 운동은 유산소운동과 무산소운동으로 나뉘고 무산소운동을 다른 말로 근력운동, 근육강화운동 혹은 저항성운동(resistive exercise)이라고 부른다. 세 가지 모두 같은 뜻으로 사용된다. 근력운동을 저항성운동이라고 부르는 가장 큰 이유는 근육이 강해지고 커지려면 근육이 수축될 때 반드시 어느 정도의 '저항'이 가해져야만 하기 때문이다.

벤치프레스를 할 때는 역기가 저항이 되고 팔굽혀펴기를 할 때는 자신의 몸무게가 저항이 된다. 케이블풀다운을 할 때는 케이블에 달려 있는 쇠판이 저항으로 작용한다. 이도저도 없으면 고무밴드라도 잡고 밀거나 당겨야 한다. 근육이 수축할 때 저항이 제대로 걸려 근력운동이 된다는 것이다.

그렇다면 어느 정도의 저항이 적당할 것인가? 근육을 키우는 효과만 생각한다면 저항이 강할수록 좋다. 저항이 강하면 강할수록 근육에 강한 자극이 가해져 근육의 근섬유(muscle fiber, 근육세포)가 커지고 근육이 두꺼워지며 힘이 세지는 효과가 크다. 무게를 세게 들면 들수록 근력운동 효과가 좋다는 것이다. 그러나 이것은 척추와 관절 젊고 싱싱한 젊은이이거나 아니면 오랫동안 근력운동을 지속해서 척추와 관절의 강도가 충분히 높아진 사람에게 해당하는 말이다.

보통 사람이라면 3장, '100세 시대 운동의 딜레마'에서 설명했듯이 근육과 연부조직의 노화 과정이 다르다는 것을 반드시 기억해야 한다. 30세가 지나면 근육에 비해 연부조직의 손상이 먼저 시작된다. 최대 저항으로 근육을 자극하면 근력강화에는 특효이나 척추나 관절에 있는 힘 받는 연골, 힘줄, 인대 등 연부조직을 다치기 십상이다.

근력운동의 '저항'에 각별한 주의를 기울여야 하는 부분이다. 이를 염두에 두고 척추와 관절을 보호하는 근력운동의 구성을 찬찬히 알아보자.

근력운동 강도의 구성: 무게, 횟수, 세트 그리고 세션

근력운동의 운동강도는 저항의 강도와 반복 횟수(reps: repetitions) 그리고 세트 수(sets)로 결정된다. 예를 들어 50kg의 역기로 벤치프레스를 12회 들고 잠시 쉬었다가 다시 12회 드는 것을 3회 반복한다면 벤치프레스 50kg×12(회)×3(세트)가 되는 것이다.

참고로 준비운동으로 시작해 계획한 운동 동작의 세트 수를 모두 끝낸 다음 마무리 운동을 하는 전체 과정을 세션(session)이라고 한다. 아마추어는 대부분 하루에 한 세션의 운동을 하지만 전문 보디빌더나 국가대표, 프로 운동선수는 하루에 2~3세션의 근력운동을 하는 경우도 있다.

벤치프레스를 한번에 36회 하는 것보다 12회씩 3세트로 나누는 이유는 더 높은 무게로, 더 많은 횟수로 저항성운동을 할 수 있기 때문이다. 50kg 역기로는 한번에 36회 반복할 수 없기 때문에 중간에 쉬어 가면서, 즉 세트로 나눠서 반복 운동을 하게 된다. 한번에 36회를 들어올리려면 50kg보다 훨씬 가벼운 역기를 들어야 할 것이고 그만큼 근육에 가해지는 자극도 약해질 것이다. 충분한 자극이 가해지지 않아 근력강화와 근육이 커지는 효과를 제대로 볼 수 없다.

따라서 운동동작, 무게, 횟수(reps), 세트 수(sets), 세트 간 휴식기 등이 근력운동을 처방하는 기본 스펙이다. 운동 동작은 8장부터 자세히 다룰 예정이므로 무게, 횟수(reps), 세트 수(sets), 세트 간 휴식기를 자세히 알아보자.

무게와 횟수의 반비례 관계

근력운동을 시작하는 분들은 어느 정도의 무게로 몇 회씩 반복하는 것이 좋을지를 결정하기가 쉽지 않다. '해당 근육에 최대한의 자극을 가해 근육이 강한 자극에 적응하게 함으로써 근육을 키우는 것'이 근력운동의 원칙이므로 가능하면 무겁게, 많은 횟수로 반복하는 것이 최대의 효과를 보장한다. 보디빌딩의 전설 아널드 슈워제네거가 전성기 때 운동하는 영상을 보면 엄청나게 큰 아령을 들고, 한 동작이라도 더 반복하려고 눈과 얼굴에 핏대를 세우고 꽥꽥거리는 모습이 바로 그 원칙에 충실한 것이다.

그러나 프로 보디빌더나 역도선수가 아닌 평범한 사람이라면 굳이 그토록 강한 근육 자극이 필요하지는 않다. 오히려 과도한 운동 강도로 근육이나 척추, 관절이 손상될 우려가 크다. 따라서 어느 정도의 강도(무게)로 몇 번의 반복 횟수가 적절할지 판단하는 것이 아주 중요하다.

무게와 반복 횟수를 결정할 때 반드시 알아야 할 것이 있다. 무게와 횟수는 반비례 관계에 있다는 것이다. 무게를 올리면 올릴수록 반복 횟수는 낮아지게 된다. 근육의 힘에 한계가 있기 때문이다. 통상 정확한 동작으로 1회만 들어 올릴 수 있는 무게를 1반복최대라고 한다. '최대'라는 말은 '최대 무게' 혹은 '최대 저항'이라는 뜻이 포함되어 있다. 영어로는 1RM(Repetition Maximum)이라 부르고 웨이트트레이닝 업계에서는 우리말보다 영어 약자로 더 널리 쓰인다. 해당 동작의 최대 근력 개념이다. 1RM의 무게로는 당연히 1회밖에는 할 수 없다. 1RM의 90%의 무게이면 3회, 즉 3반복최대(3RM)가 되고 1RM의 80%의 무게는 7회(7RM), 70%면 12회(12RM), 60%면 15회(15RM) 정도가 된다. 물론 개인차가 있을 수 있고 근육이나 동작에 따라 약간씩 달라진다.

어떤 수(數)의 반복최대(RM)라 하면 특정 운동 동작을 정확히 유지하면서 즉, 자세가 무너지지 않고 동작의 범위도 줄어들지 않으면서 그 횟수만큼 반복할 수 있는 최대 저항이나 무게를 뜻한다. 예를 들어 어떤 청년이 "내 벤치프레스 5반복최대(5RM)는 85kg입니다"라고 하면 그 청년은 벤치프레스로 85kg의 역기를 들 때 5회까지는 정확한 자세로 들 수 있지만 6회째에는 역기를 가슴에 닿을 때까지 충분히 내리지 못하거나, 내렸다가 역기에 깔리거나, 친구의 도움을 받아서 들어올리거나, 허리에 반동을 가해 겨우 들어올리거나 하는 상황이 된다는 뜻이다. 즉, 5회를 넘기면 정확한 자세로 더는 반복할 수 없는 반복불능(repetition failure) 상태가 된다는 뜻이다.

반복최대와 반복불능, 뭔가 좀 어려워 보이지만 꼭 외워두기 바란다. 앞으로 나오는 저항과 반복 횟수를 이해하는 데 큰 도움이 된다. 그리고 체육관에 가서 이런 말을 하면 남들 보기에 '뭔가 좀 있어 보이는' 장점도 있기 때문이다. 특히 반복불능의 개념이 중요하다. 특정 횟수의 반복최대(RM)란 그 특정 횟수를 넘기면 반복불능 상태가 되는 최대의 저항이나 무게라고 더 짧게 정의할 수도 있다.

저항이 높으면 높을수록 반복불능이 일찍오고, 저항이 낮으면 낮을수록 반복불능 상태가 늦게 온다. 역기가 무거우면 2~3회밖에 못 들고 가벼우면 20~30회 들 수 있는 현상을 말한다. 당연한 이야기인데 유식한 단어를 사용한 것뿐이다. 한마디로 저항이 높으면 반복 횟수가 줄어드는 반비례 관계를 말하는 것이다.

저항과 반복 횟수의 반비례 관계 때문에 근력운동을 하는 사람은 누구나 중요한 선택의 기로에 서게 된다. 무게를 높이되 반복 횟수를 줄이는 고중량·저반복 운동으로 갈 것이냐, 무게를 낮추고 반복 횟수를 높이는 저중량·고반복 운동으로 갈 것인지를 두고 깊은 갈등이 시작되는 것이다.

고중량·저반복 vs 저중량·고반복 갈등의 해결사: 반복불능

성공적인 근력운동을 위해서는 최대 근력의 70~85%의 힘으로 8~12회 반복하는 저항성운동을 해야 한다는 것이 일반적인 상식이다. 예를 들어 정확한 동작을 유지하면서 벤치프레스를 한 번 들어 올릴 수 있는 무게가 100kg, 즉 1반복최대(1RM)가 100kg이라면 평소에 70~85kg정도로 8~12회 반복하도록 해야 제대로 된 근력운동이 된다는 것이다. 세트가 진행되면서 무게를 더 올려 90% 무게로 3~4회 하다가 동료의 힘을 빌려 가며 100~120%의 무게까지 도전하는 것이 최고의 전략이라고 믿고 있다. 필자도 전성기 때는 그렇게 운동했다.

그러나 이런 고중량·저반복 프로토콜의 가장 큰 문제는 근육이나 관절에 손상을 입을 가능성이 높다는 것이다. 나이가 들면서 근력운동을 포기하는 대부분의 이유가 척추와 관절의 손상 혹은 손상 두려움 때문[46]인데 고중량·저반복만 고집하는 것은 "에베레스트에 오르지 않을 것이라면 등산을 하지 말라"는 말과 같다.

서른만 넘으면 한 번 관절 손상에 3~6개월은 운동을 쉬어야 하는 사태가 발생하므로 운동하면서 다치지 않는 것은 운동을 하는 것보다 더 중요한 문제이다. 척추와 관절을 잘 보호하면서 근력운동을 할 방법은 없을까를 고민하는 분들을 위해 최근 단비 같은 실험보고서가 나오고 있다.

2016년 캐나다 맥마스터대학에서 나온 실험보고서에 따르면 1반복최대(1RM)의 75~90%의 무게로 8~12회 반복 운동한 고중량·저반복 그룹과 30~50%의 낮은 무게로 20~25회 반복하며 운동한 저중량·고반복 그룹을 12주 동안 운동시킨 후 비교했더니 근력과 근육의 크기 증가가 비슷했다[47]는 것이다. 척추와 관절에 무리가 안 될 정도로 가벼운 무게로 운동해도 충분히 근육을 만들고 근력을 강화할 수 있다는 것을 인체 실험으로 증명한 것이다.

이 연구에서 가장 중요한 것은 고중량, 저중량 두 그룹 모두에 반복불능(repetition failure) 상태까지 동작을 반복시킨 것이었다. 앞서 설명한 것처럼 반복불능 상태란 운동 동작이 반복되면서 점차 힘이 빠져 정확한 자세가 흐트러지거나, 운동 범위가 좁아지는 시점이다. '완벽한 동작으로 1회 더 반복할 수 없는 상태'를 뜻한다. 아래로 당기기(랫풀다운, Lat Pull-down) 388페이지, '추천운동 11' 참조 동작을 10회까지는 완벽하게 잘했는데 11회째에는 끝까지 잡아당기지 못했다면 11회에 반복불능이 된 것이다.

낮은 중량으로 운동해도 반복 횟수를 충분히 늘려서 반복불능 상태까지 운동하면 근력운동의 효과를 충분히 볼 수 있다는 연구결과이다. 나이가 들면서 척추와 관절에 조금씩 무리를 느끼는 사람들에게는 천금과 같은 소식이 아닐 수 없다.

더 안전한 운동을 위한 '스스로중지'

무게가 낮아도 반복불능까지만 운동하면 된다는 희소식에 덧붙여 더욱더 안전한 기준이 제시된다. 반복불능의 기준보다 한술 더 떠 '스스로중지(volitional interruption)'까지만 반복했는데도 근력강화 효과를 제대로 봤다는 연구[48]가 발표된 것이다. 스스로중지란 반복불능이 되기 수회 전에 스스로 알아서 중지하는 것이다. 완벽한 동작으로 몇 회 더 반복할 수 있음에도 '아, 힘이 들어 2~3회 더 반복하면 반복불능이 될 거 같은데!'라는 생각이 들 때 스스로 반복을 중지하는 것이다. 반복불능이 되기 전에 미리 운동을 중지하는데도 불구하고 근력강화 효과를 제대로 보았다는 것은 더 좋은 소식이다. 연구자는 반복불능 상태가 되기 3~5회 전에 이미 근육에서 나오는 근전도신호가 최대가 되더라는 사실[49]에서 그 효과의 근거를 찾고 있다. 반복불능까지 가지 않아도 근육에 충분한 자극을 줄 수 있다는 뜻이기 때문이다.

굳이 반복불능까지 가지 않고 스스로중지를 기준으로 근력운동을 해도 근육이 두꺼워지고 근력이 강화되는 것을 발견한 것은 엄청난 일이다. 왜냐하면 반복불능까지 간다는 것은 어느 정도의 위험은 감수한다는 뜻이기 때문이다. 쉬운 예로 역기에 깔릴 각오를 하고 벤치프레스를 하는 상황이며 어깨가 삐끗할 위험을 안고 아령을 밀어 올려야 한다는 것이다. 스스로중지까지만 동작을 반복해 역기에 깔리거나, 어깨나 무릎을 삐거나, 허리를 다칠 위험이 전혀 없이 근육을 키울수 있다는 것은 백년운동을 꿈꾸는 분들에게 무엇보다 큰 희소식이 아닐 수 없다.

그러나 아직도 웨이트트레이닝을 다루는 해외 유명 웹사이트에서는 하나같이 "1RM의 60% 이하, 혹은 15회 이상 반복할 수 있는 무게로 운동하는 것은 근력운동이 아니다"라고 주장하고 있다. 이는 미국스포츠의학회의 2009년 보고서[50]에 노인의 근력강화운동 프로토콜이라고 명시하면서 1반복최대(RM)의 60~80%의 무게로 8~12회 반복하고 1~3분 정도 쉬는 것을 추천하고 있기 때문이다. 미국 보건복지부가 2018년 발행한 『미국인을 위한 신체활동 가이드라인 2판』[8]에서도 이 연구결과에 근거하여 미국의 정상 성인은 8~12회 반복하여 반복불능 상태가 되는 무게로 운동하기를 권장하고 있다.

그렇지만 2028년쯤에 발간될 미국인 신체활동 가이드라인 3판에서는 분명히 무게 기준을 낮출 것이다. 대한민국 국민은 그보다 9년 먼저 새롭고 안전한 근력운동 프로토콜을 즐기는 것이 좋겠다.

이에 필자는 아래와 같이 권고한다. 대한민국의 정상 성인이 근력운동을 할 때는 20~25회 반복하면 더는 정확한 자세로 동작을 할 수 없는(반복불능) 무게로 운동을 하되, 반복불능까지 가지 말고 반복불능이 되기 전에 스스로 멈추는 스스로중지 프로토콜로 운동을 하라. 한마디로 고중량·저반복에 너무 집착하지 말고 저중량·고반복으로도 충분하다는 뜻이다. 특히 근력운동을 새로 시작하거나, 오랫동안 근력운동을 쉬었다가 다시 시작하는 분들은 이 프로토콜을 반드시 지키는 것이 좋다.

이미 근력운동에 익숙하거나, 새로 시작했더라도 근력 향상에 따라 무게를 올리는 것이 가능한 분들은 당연히 고중량·저반복 프로토콜로 넘어가도 된다.

무게와 횟수: 실제 적용

반복최대, 반복불능, 스스로중지, 고중량·저반복, 저중량·고반복…. 머리가 복잡한 분이 많을 것이다. 실제 상황에서 살펴보자.

처음 근력운동을 시작하거나 새로운 운동 동작을 시작

할 때는 최대한 낮은 무게로 시작한다. 아무리 낮아도 상관없다. 근력운동 시작 전에 유산소운동으로 워밍업을 하는데 유산소 워밍업 대신 최저 무게로 무한 반복 운동을 해도 된다. 30회 이상 반복했는데도 전혀 힘이 들지 않는다면 무게를 조금씩 올려 본다. 30회 반복 시점에 힘이 좀 들어서 '앞으로 2~3회 더 하기는 힘들겠는데'라는 느낌이 드는 무게를 찾는다. '30스스로중지'의 무게가 정해지는 것이다. 그 무게로 주 2~3회 기준으로 6주 정도 유지하면 정확한 동작이 몸에 밴다. 여기까지만 해도 근육이 좀 단단해지는 느낌이 올 것이다. 그때부터 무게를 조금씩 더 올려서 '앞으로 2~3회 더 하기는 힘들겠는데'라는 느낌이 20회 정도에서 생기도록(20스스로중지) 무게를 정한다. 이때 세트 수를 같이 늘리는 것도 좋다. 그 무게로 6~12주 유지한다. 이제 샤워하고 거울 앞에 서면 미미하지만 뭔가 좀 달라진 몸이 보일 것이다.

근력운동의 기본은 과부하의 원칙이다. 현재 근육이 쉽게 감당할 수 있는 것보다 높은 부하를 가해서 근육이 새로운 부하에 적응하도록 하는 것이다. 그 과정에서 근육의 크기가 커지고 더 강해지는 것이다. 그렇다면 지속적으로 부하를 높여야만 근력이 점점 더 강해지는 효과를 얻을 수 있다. 이를 점진적 저항성운동(PRE: Progressive Resistance Exercise)이라고 부른다.

매번 같은 무게로 동작을 반복하는데 어느 날 그 전보다 횟수를 더 반복해도 힘들지 않은 상황이 된다면 기뻐해야 한다. 근육 힘이 더 강해진 것을 의미하기 때문이다. 무게를 올릴 때가 된 것이다. 미국스포츠의학회에서는 반복 횟수가 1~2회 늘어나면 무게를 2~10% 증가시키라고 권장한다[50]. 그러나 우리는 저중량·고반복 프로토콜에 맞춰서 반복 횟수가 3~4회 늘어날 때 무게를 2~5% 올리면 된다. 이때 무게를 조금만 올리고 20스스로중지의 무게를 유지할지 아니면 무게를 좀 더 많이 올리고 15스스로중지 무게로 승급할지는 개인의 컨디션에 따라 결정하면 된다. 운동이 잘 맞으면 10스스로중지 무게, 혹은 8스스로중지 무게까지도 올려본다. 자신의 척추와 관절이 정말로 튼튼하다고 자신하면 3반복최대 혹은 1반복최대까지 치고 올라가도 무방하다.

근력운동 동작 중 숨은 어떻게 쉬나요?

근력운동을 처음 배우는 분들이 자주 묻는 질문이다. 필자의 여러 가지 경험상 숨쉬는 방식이 아주 중요하지는 않다고 본다. 아직까지 역기 들다가 숨을 못 쉬어 사망한 경우는 들어 보지 못했기 때문이다. 필자가 어렸을 때 '아령 운동을 할 때 숨을 제대로 쉬지 않으면 늑막염에 걸린다'라는 말을 들은 적 있으나 훗날 돌아보니 의학적인 근거가 전혀 없는 가짜 뉴스였다.

    그래도 역기를 들 때 숨을 규칙적으로 쉰다면 나쁘지 않다. 역기나 체중을 들었다 내렸다 하는 동작에서는 무게를 천천히 내릴 때 코로 숨을 들이마시고 무게를 들어 올릴 때 즉, 강한 힘을 쓸 때 입을 약간 오무리면서 숨을 내쉰다. 역기가 아주 무겁다면 강하게 들어 올릴 때 순간적으로 숨을 참았다가 내쉬기도 한다. 벤치프레스를 예로 들면 누워서 역기를 가슴 쪽으로 내릴 때는 코로 숨을 들이마시고 역기를 다시 밀어 올릴 때 즉, 강하게 힘을 쓸 때 입술을 오무리면서 숨을 내쉬면 된다. 역기를 드는 과정에 강한 힘을 쓴다는 것은 동심성 수축을 할 때라는 뜻이다. 똑같은 무게로 들 때의 편심성 수축에 비해 동심성 수축이 더 힘들기 때문이다 동심성, 편심성 수축에 대해서는 344페이지, '찢어진 힘줄을 붙이는 편심성 수축'을 참조.

세트와 세트 사이의 휴식

특정 운동을 시작해 동작을 반복하다가 스스로중지하게 되면 한 세트의 운동이 끝난다. 그 다음은 약간의 휴식시간이 필요하다. 휴식을 취한 다음 같은 동작의 운동을 몇 세트 더 할 수도 있고 다른 운동 동작으로 넘어갈 수도 있겠지만 어쨌거나 휴식은 필요하다. 휴식시간은 통상 1~4분이 적당하다. 더 길어지면 휴식이 아니라 '노닥거리는 것'이다. 천천히 심호흡을 하면서 먼저 시행한 세트로 가빠졌던 호흡이 다시 정상화되면 그다음 세트를 시작하게 된다. 고중량·저반복 운동일수록 휴식기가 길어진다. 따라서 저중량·고반복 운동을 하는 초심자의 경우 1분 정도면 충분하다.

이 휴식기를 어떻게 보내는지가 문제다. 스마트폰이 보급되면서 한 세트를 끝낸 후 기구에 그대로 퍼질러 앉아 스마트폰을 들여다보는 근력운동자가 생각보다 무척 많다. 세트 사이 휴식기에 운동하던 기구에 앉아서 쉬는 것은 근력운동 중 할 수 있는 최악의 행위이다. 마치 소변기 앞에 서서 볼일을 본 다음 다시 소변이 마려워질 때까지 변기 앞에 그대로 서 있는 것과 같은 행동이다. 세트가 끝나면 기구에서 일어서서 왔다갔다 하면서 숨쉬기 운동을 해도 되고 TV 앞에 가서 뒤꿈치들기 동작[372페이지, '추천운동 3' 참조]을 하면서 호흡이 돌아오기를 기다리는 방법도 있다. 꼭 스마트폰을 봐야 한다면 아무도 방해되지 않는 구석으로 가도록 하라.

'내가 헛되이 보낸 오늘은 어제 죽어간 이들이 그토록 바라던 하루'인 것처럼 '당신이 퍼질러 앉아 있는 그 기구는 졸린 눈을 부릅뜨며 체육관을 찾은 이들이 그토록 열망하던 기구일 수도 있다'는 사실을 반드시 기억하자.

단일세트와 다중세트

처음 근력운동을 시작할 때는 10대 주요 근육 각각에 대해 한 가지씩 동작을 선택하여 단일세트로 운동하는 것이 좋다. 즉, 일주일에 이틀 이상 근력운동을 하되 하루에 10가지 근력운동 동작을 모두 섭렵한다. 무게는 20~30회 반복에 약간 힘들 정도(= 20~30스스로중지 무게)면 된다. 반복불능까지 갈 필요는 없다. 그렇게 4주 정도 하면 각 운동의 정확한 동작이 몸에 익숙하게 된다.

각 동작이 몸에 익숙해지면 세트 수를 늘린다. **다중세트 시대가 열리는 것이다.** 각 운동 동작을 **20스스로중지**의 무게로 20회씩 반복한다. **동작당 20회씩 한 세트로 해서 3세트 정도**를 추천한다. 6주~3개월 지나 근력이 강해지면 무게를 조금씩 늘리고, 횟수는 줄이면서, 5세트까지 올린다. 세트 수가 많아지면 하루에 10가지 운동을 모두 하기 어려워진다. 시간과 에너지가 모자라기 때문이다.

무게를 들거나 내릴 때 보통 1~2초 걸린다. 따라서 무게를 들고 내리는 1회 반복은 2~4초 정도 잡으면 된다. 한 세트 20회에 40초~1분 20초 걸리고 1분 정도 휴식기를 보내면 1분 40초~2분 20초가 된다. 3세트면 5~7분, 5세트면 8분 20초~11분 40초가 된다. 한 가지 운동 동작에 5~12분 정도 걸리므로 **하루에 10대 근육을 모두 자극하려면 50분~2시간이 걸린다. 만만찮은 운동시간이다.** 근육군을 나눠서 운동하는 **분할 프로그램**이 필요한 상황이다.

무게가 무거워질수록 동작이 느려져 1회 반복에 긴 시간이 걸린다. 8초까지 걸릴 수도 있다. 근력운동에 익숙해 무게가 높아지면 분할 프로그램이 더 절실해진다.

전문적인 보디빌더가 아니라면 10대 근육을 2분할하여 하루에 5가지 운동 동작을 배치하면 적절하다. 하루 25~60분의 근력운동으로 이틀에 한 번씩 같은 근육을 자극할 수 있게 된다. 운동을 주 4~5회 한다면, 10대 근육 모두를 일주일에 두 번은 자극하게 되는 것이다.

분할 프로그램

다중세트로 운동을 하게 되면 분할(스플릿, split) 프로그램을 시도한다. 10개의 중요 근육군을 2등분 혹은 3등분으로 나눠서 근력운동을 하는 날마다 자극받는 근육군이 달라지게 한다. 분할하면 더 많은 세트를 할 수 있어 근육에 더 큰 자극을 준다. 또 오늘 자극한 근육을 다음 번에는 자극하지 않으므로 근육이 충분히 쉴 수 있는 장점이 있다. 강한 자극을 받은 근육은 반드시 충분한 휴식이 필요하다. 근육은 자극을 받고 나서 쉬는 동안 커지고 강해지기 때문이다. 강한 저항성운동으로 자극을 가한 근육은 48~72시간 다시 자극하지 않는 것이 좋다. 예를 들어 상체운동과 하체운동으로 2분할하면 매일 체육관을 가도 한번 자극 받은 근육이 48시간 쉴 수 있다. 하체운동을 하는 날 상체근육이 충분히 쉬게 된다.

10대 근육을 분할하는 방법은 매우 다양하다. 상체와 하체로 이등분하는 단순한 방법도 있고 몸의 앞뒤 근육군으로 나누어 엉덩이근육, 활배근, 견갑주변근육, 햄스트링, 뒷종아리근육을 한 그룹으로 하고 대퇴사두근, 대흉근, 어깨근육, 팔근육, 코어근육을 또 다른 한 그룹으로 나누는 방법도 있다. 근육의 기능에 따라 미는 근육과 당기는 근육끼리 조합하는 방법도 있다. 몸 전체에 새로운 자극을 가하기 위해 3~6개월마다 분할하는 방법을 바꾸는 것도 좋다.

중요한 것은 분할된 근육군 중에서 큰 근육군 운동을 먼저 하고 작은 근육군 운동은 나중에 하는 원칙이다. 이유는 작은 근육군 운동을 먼저 하면 작은 근육의 피로 때문에 큰 근육군 운동을 제대로 하지 못하기 때문이다. 활배근을 위한 턱걸이를 하기 전에 손목 운동을 강하게 하고 나면 막상 턱걸이 봉을 잡는 힘이 약해져 활배근에 충분한 자극을 주지 못하게 된다. 운동을 하다 급한 일이 있거나 피로감으로 운동을 중단할 수도 있다. 크고 중요한 근육을 먼저 해 두면 그만큼 운동 중단의 손해를 덜 본다. 작은 근육은 큰 근육 운동 때 같이 자극이 되므로 바쁠 때는 큰 근육군 위주로만 운동해도 충분하다.

한 근육군 운동에 두 가지 이상의 동작을 반복하는 세트 플랜을 유지한다면 3 혹은 4분할까지 늘려야 할 수 있다. 그 정도 되면 근력운동의 초보는 벗어났다고 보면 된다. **동일한 근육에 가하는 운동 동작도 3~6개월에 한 번씩은 바꿔주는 것이 좋다.** 타성에 젖은 근육에 새로운 자극을 가하기 위함이다.

생각보다 어렵지 않은 슈퍼세트

세트를 구성할 때 슈퍼세트(superset) 방식을 쓰는 것도 나쁘지 않다. 슈퍼세트란 두 가지 동작의 근력운동을 연달아 수행하는 것이다. 당연히 휴식은 두 번째 동작을 끝내고 나서 취한다. 슈퍼세트의 가장 큰 장점은 운동시간을 단축하는 것이다. 슈퍼세트가 근력운동의 자극이 더 높아지게 한다는 데에는 논란이 있다.

두 가지 운동 동작을 어떻게 조합하느냐에 따라 성격이 좀 달라진다. 동일 근육을 자극하는 두 가지 운동 동작을 연속으로 진행하는 콤파운드 슈퍼세트(compound superset)는 근력운동의 고수에게 적합한 방법이다. 하나의 근육에 매우 강한 자극을 가하고 싶을 때 쓰는 방법이다. 건강한 몸을 만들기 위한 목적으로 운동하는 평범한 사람들은 길항근끼리 조합(예, 상완이두근과 상완삼두근운동의 조합)하는 슈퍼세트나 전혀 상관없는 근육끼리 조합(예, 엉덩이근육과 상완이두근 혹은 대퇴사두근과 대흉근)하는 슈퍼세트 정도이면 충분하다.

필자는 상관없는 근육끼리 조합하는 슈퍼세트를 즐긴다. 상체근육과 하체근육 각각 하나씩 조합해 슈퍼세트를 구성하면 세트 간 휴식시간을 반으로 줄일 수 있다. 상체운동 직후 바로 하체운동을 하면서 상체근육을 쉬게 할 수 있기 때문이다. 시간을 단축하고 좀 다이내믹한 느낌으로 운동할 수 있는 장점이 있다. 필자가 슈퍼세트를 권장하는 또 하나의 이유는 슈퍼세트로 운동하면 기구에 퍼질러 앉아 쉬는 사람을 대폭 줄일 수 있을 것이라 생각하기 때문이다.

운동 루틴의 구성

누구나 일상생활의 루틴(routine)이 있다. 루틴을 사전에서 찾아 보면 '규칙적으로 하는 일의 통상적인 순서와 방법'이라고 되어 있다. 아침에 눈을 떠서 하루를 준비하는 과정도 사람들마다 나름의 순서와 방법에 따라 매일 일정하게 반복된다. 세수를 먼저하고 밥 먹고 양치질하는 순서도 있고 밥부터 먹고 양치질, 세수하는 순서도 가능하다. 면도를 먼저 하고 세수하는 사람도 있고 세수부터 하고 면도하는 사람도 있다. 면도할 때 콧수염부터 깎을 수도 있고 턱수염부터 손볼 수도 있다.

이처럼 단순하게 반복되는 행위에 루틴을 정해 두는 것은 매우 중요한 의미를 지닌다. 특별히 고민하지 않고 물 흐르듯 작업이 수행될 수 있기 때문이다. 백년을 청춘으로 살기 위해 매일 운동을 하려면 운동 루틴이 반드시 확립되어야 한다. 반복적으로, 규칙적으로 운동하는 것만큼 중요한 것이 없기 때문이다.

반복되는 일상에서 언제, 어디에서, 어떤 운동을, 어떻게 할 것인지를 루틴으로 확립하는 것이 백년을 멋지게 살 수 있는 기본이 된다.

근력운동의 타이밍

바쁜 일상생활 속에서 언제 틈을 내서 운동을 할 것이냐는 누구에게나 쉽지 않은 화두이다. 근력운동할 시간을 어떻게 뽑아낼지는 개개인이 처한 상황에 따라 각자 고민해야 하는 부분이지만 몇 가지 팁을 드린다.

운동을 아침에 즉, 일과 시작 전에 하는 경우와 일과 후 저녁에 하는 경우가 있는데 이는 전적으로 개인의 상황과 컨디션에 따라 결정하면 된다. 전문 보디빌더도 아침에 유산소운동, 저녁에 근력운동을 하는 경우와 그 반대로 하는 경우 모두 볼 수 있다. 단, 근력운동 후 근육이 커지고 힘이 좋아지는 동화작용(anabolic activity)이 제대로 일어나려면 쉴 수 있는 시간이 필요하다. 유산소운동에 비해 저항성운동은 운동 후 휴식할 수 있는 타이밍을 택하는 것이 좋다는 뜻이다. 필자의 경우 의과대학 다닐 때 새벽에 강한 운동을 자주 했다. 운동 후 오전 수업시간에 근섬유 발달을 위해 눈을 지그시 감고 고즈넉한 휴식을 취하던 어느날 조교로 들어오신 선배님한테 발길로 차였던 기억이 있다. 운동 타이밍을 잘 잡아야 한다는 중요한 교훈이다.

전문 보디빌더는 운동하는 것과 음식 먹는 타이밍을 매우 중요시한다. 예를 들면 정규식사를 한 후 2~3시간이 지난 후에 근력운동을 한다. 운동 30분 전에 프로틴과 탄수화물을 섭취하고 운동 중에는 스포츠음료를 마시며 운동 직후부터 30분 이내에 프로틴과 소량의 탄수화물을 공급하는 루틴을 쓰기도 한다. 그렇지만 단시간에 큰 근육을 만드는 것이 목표가 아닌 독자들은 굳이 먹는 타이밍에 집착할 필요는 없다. 단, 거하게 먹은 직후 바로 근력운동을 하는 것은 피하는 것이 좋다. 소화기관에 몰려 있던 혈류를 근육 쪽으로 황급히 이동시키는 상황이 되어 소화작용에도 좋지 않고 운동도 잘 안 되는 경향이 있다.

생활과 운동이 양립해야 하는 필자나 독자에게 가장 좋은 운동 타이밍은 '언제라도 시간이 날 때'일 것이다. 아침에 시간이 나면 아침에, 저녁에 시간이 나면 저녁에 운동을 하면 된다. 너무 바빠 따로 운동할 시간이 나지 않는다면 하루 종일 틈틈이 자주 걷고 수시로 맨몸 백년운동 412페이지 참조을 하는 것이 제일 좋은 방법이다.

체육관 운동과 홈트레이닝

체육관에서 운동하는 것이 좋은지 집에서 혼자 홈트레이닝을 하는 것이 좋은지를 묻는 분이 있다. 시험공부를 도서관에서 하는 것이 좋은지 아니면 혼자 집에서 하는 것이 좋은지를 묻는 것과 똑같다. 전자오락을 PC방에서 하는 것과 집 컴퓨터에서 하는 것을 비교하는 것과도 비슷한 상황이다.

아무래도 체육관에 가면 공간도 넓고, 기구도 다양하고, 트레이너 관장의 지도도 받을 수 있고 또 옆에서 열심히 운동하는 사람들을 보면서 성취동기가 높아지는 장점도 있다. 보통의 학생이라면 집보다는 도서관에서 공부가 더 잘되고 PC방에서 더 높은 게임 점수를 올리는 것과 같은 이치이다.

그러나 체육관에 갈 수 없는 상황이라면 혼자서도 유산소운동과 근력운동을 할 수 있다. 엄청난 무게를 쳐야 하는 상황이 아니라면 자신의 체중을 이용하거나 고무밴드 등을 이용해 적절한 근력운동을 할 수 있다. 그러나 맨몸운동은 다양성이 떨어지고, 그러다 보니 제대로 된 근력강화보다는 스트레칭에 많은 시간을 할애함으로써 척추 건강을 위협하게 되는 경우도 있으므로 조심하라. 스트레칭만으로는 충분한 운동 효과를 볼 수 없다 137페이지, '스트레칭' 참조.

프리웨이트와 기구 운동

무게(weight)가 있는 물체를 여러 가지 방법으로 잡고, 들고, 메고 '자유롭게(free)' 움직임으로써 다양한 근력운동을 할 수 있는 기구를 프리웨이트(free weight)라고 한다. 쉽게 말하면 아령, 역기, 케틀벨, 쇠원반 등이다. 이에 비해 특정 동작, 특정 근육에만 자극이 가하도록 만들어진 기구가 있다. 예를 들면 다리 벌리기(힙업덕션, Hip Abduction) 386페이지, '추천운동 10' 참조 기구나 앞으로 밀기(체스트프레스, Chest Press) 394페이지, '추천운동 14' 참조 등이 대표적이다.

  프리웨이트는 자유도가 높아 하나의 운동기구로 다양한 운동 동작을 할 수 있다는 장점이 있다. 어떤 방향으로나 움직일 수 있기 때문에 운동 동작의 중심 근육뿐만 아니라 주변 근육이 같이 수축해 무게를 잡고 있어야 한다. 한 가지 운동 동작으로 여러 근육이 동시에 자극을 받게 된다. 이에 비해 기구운동은 특정한 방향으로만 움직이도록 나사와 축으로 고정되어 있어 특정 근육만 선택적으로 자극한다. 따라서 프리웨이트가 더 광범위한 자극을 준다. 인위적인 움직임을 유도하는 기구운동보다 프리웨이트 운동이 좀더 실생활의 활동에 가깝다. 기구에 비해 공간을 훨씬 적게 차지하는 것도 큰 장점이다.

정해진 방향으로만 움직일 수 있도록 설계된 기구운동은 척추 관절이 약한 사람에게는 큰 도움이 된다. 특정 근육에 충분한 저항을 가하면서도 척추나 관절에 손상을 줄 염려가 적기 때문이다. 무게를 쉽게 올렸다 내렸다 할 수 있는 것도 장점이다. 공간을 많이 차지하고 한 기계로 한두 가지 운동밖에 할 수 없다는 단점 그리고 무게를 무한정 올릴 수 없다는 것도 단점이다. 한마디로 기구운동은 프리웨이트에 비해 자유도는 낮으나 그만큼 안전하다.

케이블 기구는 프리웨이트와 기구운동의 중간쯤 되는 특성이 있다. 자유도와 안전도 면에서 그렇다는 것이다.

고무밴드는 강한 저항을 주지는 못하지만 가장 안전하다. 연세가 들어 노쇠한 분들께 아주 적합하고 좋은 저항성 운동기구이다.

참고로 필자는 50세 이전에는 기구운동은 쳐다보지도 않았다. 체육관에 가면 역기와 아령, 그리고 케이블 운동만 했다. 넓은 체육관 공간을 차지하고 있는 여러 가지 운동기구를 보면서 '왜 저렇게 공간을 낭비하나?'라고 의아해했다. 그러나 40대 후반을 지나면서 허리, 목, 무릎, 어깨에 고장이 난 이후 요즘은 거의 기구운동으로 시간을 보낸다.

근력운동 후 펌핑되는 것은 아무 소용없다?

근력운동을 하고 나면 자극을 받은 근육이 약간 부풀어 오르면서 단단해진다. 보디빌더가 경기 직전에 역기를 많이 들어 근육을 펌핑해 경기 때 조금이라도 큰 근육을 보여 주려고 노력할 때 요긴하게 쓰는 현상이다. 보디빌딩 전문용어로 펌핑(pumping)이라고 한다. 운동생리학에서는 부종으로 오는 근육의 부기(edema induced muscle swelling)라고 한다. 일반적인 운동 상식으로는 근육운동을 하는 동안 근육 속에 피가 많이 들어가서 근육이 붓고 딴딴해지는 것으로 알고 있는 사람이 많다. 시간이 지나 근육 속 피가 빠져나오면 원래대로 돌아가므로 "운동 직후에 팔이 굵어졌다고 좋아할 필요 없어. 그냥 피가 몰려서 그런 거야. 금방 다시 원래대로 가늘게 돼!"라고 말하는 분이 많다.

그러나 펌핑 즉 '부종으로 오는 근육의 부기'는 혈액이 차서 그런 것이 아니라 근력운동을 하는 동안 근육에 발생한 손상 때문에 근육이 부은 것이다.

그렇다면 "뭣이라고? 근력운동을 하면 근육손상이 온다고? 그럼, 근력운동 안 할래!"라고 하는 분이 있을 것이다. 그게 아니다. 근력운동을 하면 필연적으로 근육 손상이 생기고 그 손상 자체가 근육을 더 크고 강하게 만드는 근비대(muscle hypertrophy)의 원동력이 된다. 따라서 근력운동 후 근 손상 때문에 생기는 부종 즉, 펌핑은 앞으로 그 근육이 더 크고 강해질 것이라는 것을 미리 알려 주는 좋은 현상이다.

누가 "근력운동 후 근육이 빵빵해졌어요!"라고 하면 "아주 좋은 현상입니다. 앞으로 근육이 팍팍 커질 것입니다"라고 하면 된다.

근육운동을 얼마나 하면 효과를 보나요?

근육운동의 효과라면 근육이 커지고 근육 힘이 좋아지는 것이다. 보통 3~4세션(주 2회 운동 기준으로 2주)만 운동해도 근육이 좀 커진 느낌이 든다. 그러나 그것은 근비대가 아니라 근부종에 따른 부기 때문이다. 초음파나 MRI로 근육의 단면적을 정확히 측정해 근비대를 확인하려면 8~12세션, 즉 주 2회 기준으로 한달 내지 6주 정도 운동을 해야 한다. 눈에 띄는 근비대를 보려면 18세션 이상 근력운동을 해야만 한다[51].

특정 근육에 일주일에 이틀(2세션) 자극을 가한다면 9주, 즉 2개월 이상 운동해야 하고, 사흘(3세션) 운동한다면 6주, 즉 한 달 반이 지나면 근육이 눈에 띄게 커지고 힘도 좋아진다는 뜻이다.

위의 데이터는 실험적 연구 논문에 근거한 것이고 통상적으로 석 달(12주 정도)은 꾸준히 근력운동을 해야 근육이 눈에 띄게 커지는 것을 경험할 수 있다고 보면 된다.

지연성 근육통과 방사통의 구분

근력운동 후 생기는 근육펌핑 현상과 같이 생기는 또 하나의 현상이 있다. 바로 지연성근육통(DOMS: Delayed Onset Muscle Soreness)이다. 중고등학교 체육시간에 떠들고 딴짓하다가 토끼뜀 기합을 받았던 분들은 익히 알고 있는 통증이다.

기합받은 다음 날 혹은 그다음 날 다리 근육에 '알'이 배겨 욱신거리고 아픈 현상이 바로 지연성근육통이다. 평소에 익숙하지 않은 운동을 갑자기 과도하게 해서 생기는 현상이다.

평소에 근력강화운동을 전혀 하지 않던 분이 역기 운동을 하고 나면 대부분 겪게 된다. 지연성근육통이 일어나는 이유는 부종으로 오는 근육부기와 마찬가지로 근력운동 때문에 근육에 손상이 일어나기 때문이다. 따라서 근력강화운동으로 근육이 제대로 자극을 받았다는 뜻이고 앞으로 근육이 더 크고 강해질 것이라는 뜻이다.

지연성근육통은 기본적으로 아주 좋은 현상이다. 기분 좋게 그 통증을 즐기면 된다. 그러나 실제 상황에서 문제가 되는 경우가 두 가지 있다.

하나는 근력강화운동을 너무 과격하게 해서 횡문근융해증(rhabdomyolysis)이 오는 경우이다. 횡문근융해증은 지연성근육통의 극단적인 상황으로 근섬유(근육세포)가 손상을 받아 죽게(사멸, 死滅)되는 병이다. 근육이 손상되어 매우 아프고 힘을 쓸 수가 없다. 아주 심한 경우에는 손상된 근육이 다시 살아나지 못하고 섬유화가 되어 힘도 떨어지고 운동 범위도 줄어드는 후유증이 생길 수도 있다. 죽은 근섬유 속의 마이오글로빈(myoglobin)이라는 단백질이 피 속으로 흘러들어가 신장을 망가뜨릴 수도 있다. 그러나 너무 걱정할 필요는 없다. 아주 드물게 일어나는 현상이고 앞서 소개한 저중량·고반복 프로그램을 따른다면 절대로 횡문근융해증은 생기지 않을 것이다 179페이지, '고중량·저반복 vs 저중량·고반복 갈등의 해결사: 반복불능' 참조.

두 번째 문제는 좀더 까다롭다. 바로 지연성근육통의 느낌이 방사통과 매우 유사하다는 점이다. 디스크 속의 수핵(nucleus pulposus)이 탈출해 신경뿌리에 묻어 심한 염증을 일으키고, 염증 있는 신경뿌리가 눌리거나 당겨질 때 생기는 방사통의 느낌이 지연성근육통과 아주 비슷하다. 그 이유는 신경뿌리가 피부, 근육, 뼈 모두의 감각 신경을 담당하기 때문이다. 신경뿌리 중 근육의 감각을 담당하는 부분에 염증이 생기면 방사통이 근육통으로 나타나게 된다. 그 느낌이 지연성근육통과 너무 비슷해 아픔의 느낌만으로는 구별이 안 된다.

지연성근육통이 방사통과 비슷한 것이 무슨 문제냐고? 허리 통증에서 회복되면서 운동을 할 때 아주 큰 문제가 된다. 어제 하체운동을 했는데 오늘 아침에 종아리와 허벅지 뒤쪽 근육에 근육통이 온다. 이것이 지연성근육통이라면 기분 좋게 시간 보내다가 어제 했던 운동을 계속해도 된다. 그러나 그 근육통이 방사통이라면? 어제 했던 운동을 계속하다가는 허리가 점점 더 망가져 눈물나게 아프게 될 것이다. 허리가 낫기 전에는 그 운동을 다시는 하면 안 되는 상황이 온다. 근육에서 느끼는 방사통과 운동 후 지연성근육통을 구별하는 것이 그토록 중요하다.

어떻게 구별할 것인가? 단칼에 구별할 방법은 없다. 몇 가지 주변 정황을 토대로 구별할 수밖에 없다. 주변의 정황 증거에 관한 내용을 표로 정리한다.

허리에 별로 부담이 없이 하체 운동만 했는데 양쪽 다리에 알 배는 통증이 왔다가 3일째 서서히 좋아진다면 지연성근육통일 가능성이 높고, 한쪽 다리에만 알이 배고 어제 한 운동이 허리에 부담을 가하는 운동이었으며 3일이 지나도 계속 아프면 방사통일 가능성이 높다는 뜻이다. 어떤 운동 동작이 허리에 부담이 되는지를 반드시 알아야 하는 대목이다[표 7.1].

	지연성근육통	근육 방사통	요점 정리
느낌	알이 밴 느낌	알이 밴 느낌	구분 안 됨
운동 후 발생 시기	다음 날 아침~이틀 후 아침	다음 날 아침	거의 구분 안 됨
아픈 근육	강한 자극을 받은 근육	염증 발생 신경뿌리 지배 근육	실제로 구분 어려움
양측성 여부	대부분 양측성	많은 경우 일측성	그나마 구분에 도움됨
경과	3일째부터 사라지기 시작함	지속됨	구분 도움됨
운동의 종류	허리에 부담이 없었던 운동	허리에 부담이 큰 운동	구분 도움됨

[표 7.1] 지연성근육통과 근육 방사통 구별하기

요점 정리

1. 대한민국 국민이라면 꼭 근력운동을 해야 할 10가지 근육군을 중요도 순으로 보면 엉덩이근육, 활배근, 코어근육, 대퇴사두근, 뒷종아리근육, 견갑골주변근육, 대흉근, 어깨근육, 팔근육, 햄스트링이다. 일주일에 2회 이상의 근력운동으로 자극을 가하는 것이 좋다.

2. 건강을 위해 근력운동을 하는 평범한 어른이라면 고중량·저반복에 집착할 필요는 없다. 저중량·고반복으로 운동해도 충분한 근력강화 효과를 본다.

3. 근력운동의 반복 횟수는 반복불능까지 갈 필요가 없다. **스스로중지**로도 충분하다.

4. 근력운동 초보자라면 **30회에 스스로중지할 정도(30스스로중지)의 무게**로 시작해 **20스스로중지 무게로 올린 다음** 점점 더 무게를 올리면서 반복 횟수를 줄이면 된다.

5. 단일세트로 시작해 다중세트로 진행하고 분할 프로그램으로 발전시킨다.

6. **세트 간 휴식은 1~4분**이면 충분하다. 절대로 기구에 앉아서 쉬지 말라.

7. 슈퍼세트는 짧은 시간에 효율적인 근력운동을 가능케 한다.

8. 근력운동은 필연적으로 근육을 손상시킨다. 좋은 근육 손상은 근육을 키운다. 너무 과한 근육 손상은 해롭다. **저중량·고반복** 프로그램이 안전하다.

9. **최소한 석 달 정도는 꾸준히 근력운동**을 하라. 그래야 몸의 변화가 보일 것이다.

8장

1위 엉덩이근육
강화해서 가장 짭짤한 재미를 보는 근육

100세까지 청춘으로 사는 데 가장 중요한 근육

척추와 관절에 무리를 느끼는 사람이 헬스클럽에 가서 단 한 가지 근력운동만 해야 한다면 어떤 운동을 하는 것이 가장 좋을까? 눈코 뜰 새 없이 바쁜 상황이라 일주일에 딱 한 번, 15분만 운동할 수 있다면 그 짧은 시간에 어떤 근육을 강화하는 것이 가장 도움이 될 것이냐는 질문이다.

정답은? 엉덩이근육이다. 대둔근, 중둔근, 소둔근을 포함하는 엉덩이근육은 상체와 하체를 연결하는 근육이다. 몸 전체를 반으로 접었다 펴는 중요한 역할을 맡는다. 허벅지의 엄청나게 큰 근육인 대퇴사두근이 다리만 반으로 접었다 펴는 근육임을 감안하면, 몸을 접었다 펴는 엉덩이근육이 얼마나 중요한지 짐작된다. 허벅지나 종아리 근육이 약하면 불편하기는 해도 혼자 걸을 수 있다. 그러나 엉덩이근육이 약해지면 목발이나 지팡이를 짚어야만 한다.

엉덩이근육은 아래로는 무릎과 발목의 움직임을 관장하

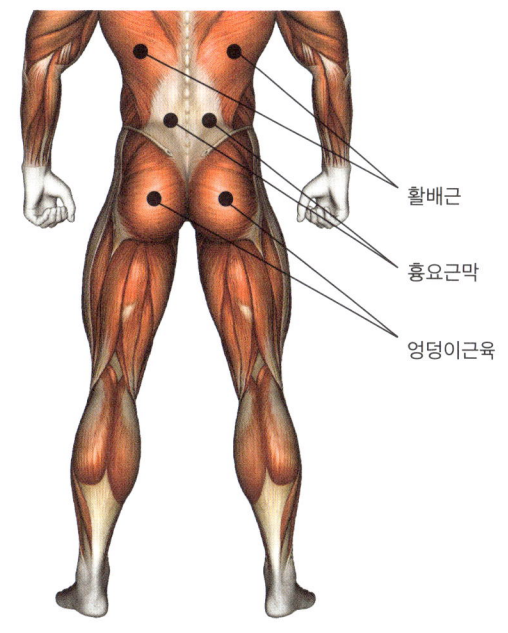

[그림 8.1] 엉덩이근육과 흉요근막. 엉덩이근육과 활배근이 대각선 방향에서 흉요근막을 꽉 잡고 있어 하체의 힘을 상체로 옮겨 주는 동력전달축 역할을 하는 동시에 허리를 단단히 잡아 디스크 손상을 막는다.

활배근

흉요근막

엉덩이근육

고, 위로는 허리와 상체의 움직임을 조절한다. 엉덩이근육이 약하면 계단을 오르내릴 때 무릎에 너무 강한 압박이 가해져서 무릎 관절염이 잘 생긴다. 반면에 무릎이 아픈 사람이 엉덩이근육을 강화하면 무릎 통증을 많이 줄일 수 있다. 엉덩이근육은 하체뿐만 아니라 상체의 부상에도 영향을 준다. 야구 투수의 공 던지는 팔 반대쪽 엉덩이근육이 약하면 어깨 부상이 올 가능성이 더 높다는 유명한 연구결과[52]도 있다.

　더 중요한 것은 허리 주위를 복대처럼 둘러싸고 있는 흉요근막(thoracolumbar fascia)라는 두꺼운 근막의 아래쪽을 단단히 잡고 있는 근육이라 허리 힘을 강하게 쓸 때 흉요근막을 꽉 조여서 허리 부상을 막는 데도 큰 역할을 한다[그림 8.1]. 허리를 안정되게 보호하는 근육이다.

엉덩이근육은 우리 몸에서 매우 큰 근육 중 하나이므로 미리미리 강화해 근육량(muscle mass)을 늘려 두면 나이 들어 80세가 가까워질 때 생기는 근감소증을 예방하는 데도 탁월한 효과를 볼 수 있다. 근감소증이 오면 허리가 점점 꼬부라지는 이유도 엉덩이근육 힘이 급격히 약해지기 때문이다. 100세가 되어도 허리가 굽지 않으려면 엉덩이근육 운동을 열심히 해야 한다는 뜻이다.

이쯤 되면 만병통치 근육 아닌가? 그런데 문제는 섣불리 엉덩이근육 강화운동을 하면 허리를 다칠 수 있다는 것이다. 엉덩이근육 운동에 더욱 신경을 써야 하는 이유이다.

척추와 관절에 부담을 주지 않는 엉덩이근육 운동

척추와 관절에 부담을 주지 않는 엉덩이근육 운동은 어떻게 해야 하나? 수많은 엉덩이근육 운동 중 대표적인 몇 가지만 나열해 본다[그림 8.2].

무슨 순서일까? 인기 순인가? 가격 순 아니면 가성비 순인가? 아니다. **높은 안전도** 순이다. 엉덩이근육 운동을 해서 엉덩관절이 다치는 경우는 많지 않다. 엉덩관절은 뼈로 둘러싸인 소켓에 공처럼 생긴 허벅지뼈의 머리가 안전하게 들어가 있고 관절의 앞뒤로 매우 튼튼한 인대가 단단히 받쳐 주기 때문에 쉽사리 손상을 입지 않는다 217페이지, '사람을 두 번 속이는 엉덩이' 참조. 엉덩이근육 운동을 할 때 허리를 더 쉽게 다친다. 따라서

'높은 안전도'란 허리 안전도를 뜻한다고 보면 된다.

각 운동의 특징을 살펴본다.

[그림 8.2] 한눈에 보는 여러 가지 엉덩이근육 근력운동 동작. 허리 안전도 순이다. 위로 갈수록 안전도가 높다. 아래로 갈수록 안전도는 낮아진다. 안전도가 높다고 반드시 운동강도가 약한 것은 아니다. 운동량, 부하 등에 따라 손상 없이 높은 강도의 운동이 가능하다.

높은 안전도 순

다리 벌리기(힙업덕션, Hip Abduction)

대둔근·중둔근 복합체(엉덩이근육)만 선택적으로 강화할 수 있으며 허리나 무릎이 손상될 가능성이 전혀 없다. 힘을 쓰는 방향에 허리나 무릎이 관여하지 않기 때문이다. 매우 안전한 운동이다. 집에서는 고무밴드를 허벅지에 감고 하면 된다.

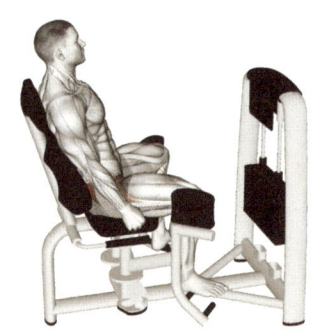
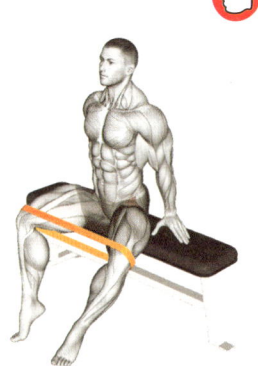

엉덩이 들기(브리징, Bridging)

안전한 운동이다. 그러나 엉덩이를 너무 높이 들면 허리를 다친다. 근력강화 효과는 높지 않다. 근력 강화보다는 운동조절훈련(motor control training)에 더 도움된다. 엉덩이근육에 힘주는 느낌을 배우고 체험하기에 좋다는 뜻이다.

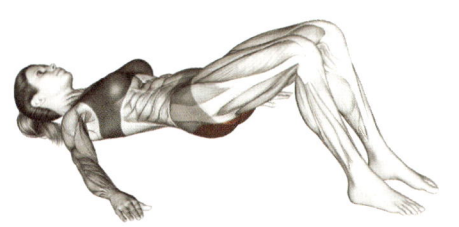

엉덩이 뒤로 빼는 맨몸스쿼트(포티스쿼트, Potty Squat)

허리나 무릎에 문제가 있는 분은 역기나 아령을 들지 않고 엉덩이를 뒤로 빼는 맨몸스쿼트를 강추한다. 무릎이 발보다 앞으로 나오면 무릎과 발목이 너무 많이 꺾이면서 관절이 손상되기 쉽다. 엉덩이를 뒤로 쭉 빼면 무릎에 부담을 줄일 수 있다. 이때 허리가 구부러지지 않도록 즉, 요추전만이 무너지지 않도록 하는 것이 중요하다. 정확한 동작으로 절반 정도만 앉으면 허리나 무릎에 부담 없이 엉덩이근육을 강화할 수 있다.

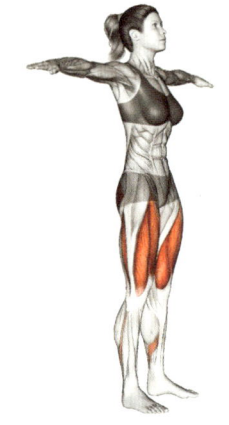
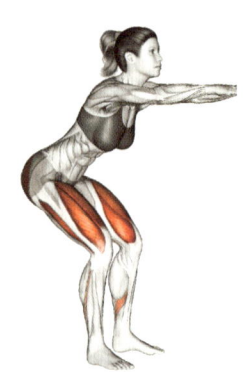

다리로 밀기(레그프레스, Leg Press)

역기 스쿼트의 기구 버전이다. 역기 스쿼트보다 허리 부담이 훨씬 적다. 역기 스쿼트는 역기의 무게가 상체를 통해 허리에 직접 가해지지만, 다리로 밀기는 허리를 우회해 무게를 골반에서 받게 되므로 허리 부담이 훨씬 적다. 발판에 양쪽 발을 놓을 때 가능하면 앞쪽으로, 그리고 넓게 딛는 것이 좋다. 그렇게 해야 허리, 무릎 부상의 위험성을 줄인다.

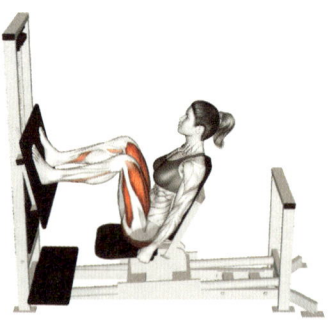
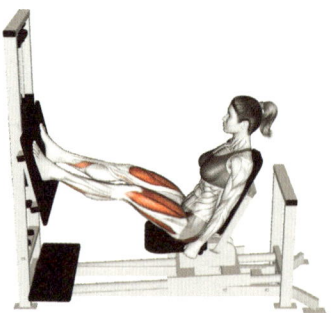

역기 스쿼트(Barbell Squat)

정말 좋은 운동이다. 하체의 주요 근육을 동시에 자극할 수 있어 각종 스포츠 동작의 파워 향상에 기본이 되는 운동이다. 하체, 허리, 심폐 기능까지 강화한다. 하체 근력에 따라 무게를 조절할 수 있는 것도 큰 매력이다. 필자가 젊은 시절 탐닉했던 운동이다. 나이가 들어서까지 과도한 무게, 과도한 깊이를 유지하다가 허리 디스크가 심하게 손상되었던 뼈아픈 경험이 있다. 쭈그리고 앉았다 일어서는 단순한 동작이지만 쭈그리는 깊이에 따라 다양한 효과와 부작용을 동반한다. 이 문제는 좀 더 자세히 알아둘 필요가 있다. 너무 깊게 앉아 엉덩이윙크가 생기면 안 된다.

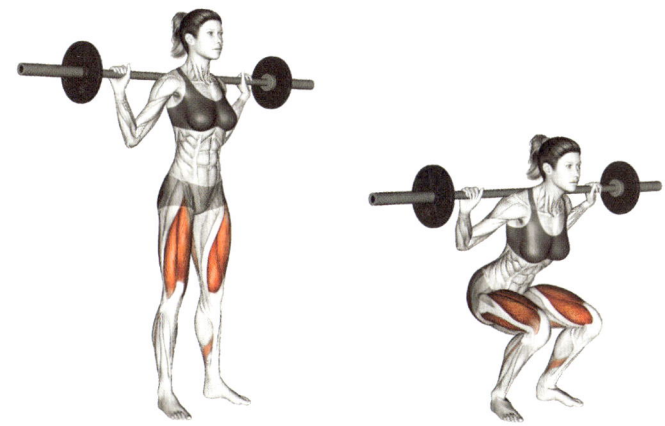

서서 다리로 뒤·옆 밀기(스탠딩 힙 익스텐션/업덕션, Standing Hip Extension/Abduction)

엉덩이근육만 선택적으로 강화하도록 만든 기구이다. 그러나 실제로는 이 운동을 할 때 허리가 엉덩이를 따라 과도하게 움직인다. 허리 부상의 위험이 어느 정도 존재한다. 허리 아픈 분에게는 추천하지 않는다.

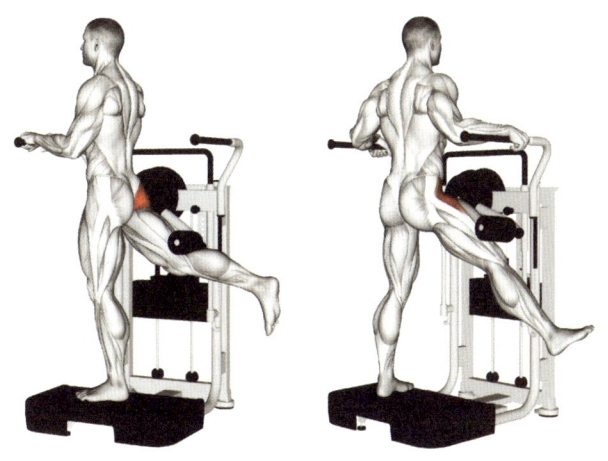

상체 들어올리기(트렁크익스텐션, Trunk Extension)

엉덩이에 선택적이고도 강한 자극을 줄 수 있다. 그러나 상체를 구부렸다 펴는 동작을 할 때 허리 디스크 손상 위험성이 아주 높다. 구부렸다 펴는 범위가 넓으면 넓을수록 손상 위험성이 높다. 반대로 굴곡·신전 범위를 최대한 줄이면 허리 손상을 줄일 수 있다. 허리 아픈 분에게는 추천하지 않는다.

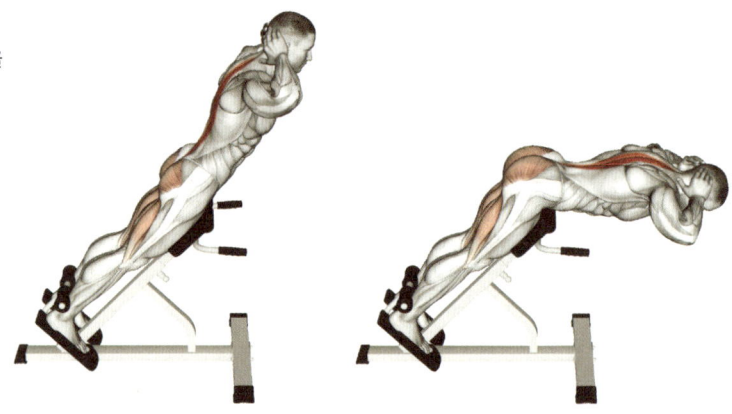

데드리프트(deadlift)

스쿼트와 마찬가지로 전신운동이다. 무게를 한없이 높일 수 있다. 무거운 역기를 들고 허리를 구부렸다 펴는 과정이 허리에 큰 부담이 된다. 당연히 무거울수록 부상 위험성이 높다. 허리 아픈 분에게는 추천하지 않는다.

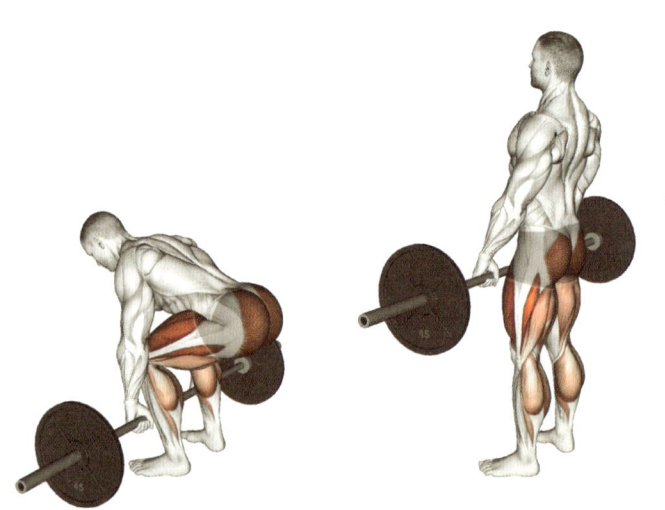

엉덩이근육 운동을 단계별로 추천하면 아래와 같다.

- 아예 근력운동을 해본 적이 없는 사람이라면 **엉덩이 들기(브리징, Bridging)**로 엉덩이근육 힘주는 방법을 익힌 다음, **다리 벌리기(힙업덕션, Hip Abduction)**로 유지한다.
- **다리 벌리기(힙업덕션, Hip Abduction) 운동은 매우 안전하다. 아무리 무게를 올려도 전혀 허리에 부담을 주지 않는다.** 허리 디스크가 심하게 손상된 사람이라도 안전하게 할 수 있는 운동이다. 100세까지 최대 근력으로 엉덩이근육을 키울 수 있는 운동이라 필자가 가장 강추하는 엉덩이근육 운동이다.
- 어느 정도 근력 운동을 해 본 사람이라면 **다리 벌리기(힙업덕션, Hip Abduction)**으로 시작해 **엉덩이 뒤로 빼는 맨몸 스쿼트(포티스쿼트, Potty Squat), 다리로 밀기(레그프레스, Leg Press)**까지 시도해 본다. 단, 허리 통증이 전혀 없어야 한다. 스쿼트에 익숙하지 않은 분은 처음부터 많이 쭈그리지 않도록 한다. 몸에 맞지 않게 너무 깊이 쭈그리면 다친다.
- 아무리 심한 운동을 해도 절대 아프지 않는 강골인 사람은 한정된 범위와 무게로 **역기 스쿼트(Barbell Squat), 상체 들어올리기(트렁크익스텐션, Trunk Extension)나 데드리프트(deadlift)**를 시도해 본다. 운동 관련 통증이 생기지 않는다면 무게를 차츰 늘려도 된다. 그렇지만 허리 관련 문제를 겪었던 사람은 굳이 이런 운동으로 진도 나가지 않아도 된다.

척추와 관절에 조금이라도 부담을 느끼는 분은 운동의 진도를 절대로 빨리 나가지 말아야 한다. 선행학습은 해롭다. 최대한 안전 위주로 운동해야 한다. 평생 다리 벌리기(힙업덕션, Hip Abduction)만 해도 엉덩이근육의 힘과 크기를 충분히 키울 수 있다. 손상은 순간이나 회복은 수개월 내지 수년 걸린다. 다행인 것은 제대로 손상되기 전에 경고신호가 몇 번 온다는 것이다. 매우 조심스럽게 귀를 기울여야 한다. 경고신호에 관해서는 245페이지, '무릎의 기능한도: 옐로카드에 주의하라!'를 참조하기 바란다.

엉덩이윙크: 스쿼트로 허리디스크 찢는 지름길

엉덩이가 정말로 중요한 근육이라는 것도 잘 알겠고, 다리 벌리기(힙업덕션, Hip Abduction) 운동이 허리와 무릎에 부담 없이 엉덩이근육을 키울 수 있는 최선의 운동이라는 것도 잘 알겠다. 그렇지만 국민하체운동 아니 인류하체운동인 엉덩이 뒤로 빼는 맨몸스쿼트(포티스쿼트, Potty Squat)를 포기하는 것은 못내 아쉽다. 체육관에 갈 필요 없이 사무실에서, 버스를 기다리다가, 목욕탕 한쪽에서 혹은 전화 통화하면서, 잠시 짬을 내서 할 수 있는 운동이기 때문이다. 다리 벌리기도 고무밴드를 이용하면 아무 데서나 할 수 있는 운동이지만 고무밴드는 가지고 다녀야 하므로 맨몸운동으로는 엉덩이 뒤로 빼는 맨몸스쿼트가 한수 위다. 또 다리 벌리기는 단관절

(single-joint)운동이지만 엉덩이 뒤로 빼는 맨몸스쿼트는 다관절(multi-joint)운동이라 많은 근육을 동시에 자극할 수 있다. 스쿼트 때 200개 이상의 근육이 동시에 작용한다는 무시무시한 연구결과도 있다. 무엇보다 중요한 것은 스쿼트가 다리 벌리기보다 더 기능적인 운동이라는 것이다.

'기능적인 운동'? 이건 또 뭔 소린가? 특정 근육을 강화하고 크게 만들기 위해서는 그 근육만 오롯이 강하게 힘을 쓰게 하는 운동이 최고다. 그렇지만 어떤 기능을 강화하기 위해서는 그 기능에 가장 가까운 동작으로 훈련을 하는 것이 최선이다. 예를 들면 손흥민 선수가 하프라인 근처에서 강력한 중거리 슛을 날릴 때 공의 스피드를 최대화하려면 차는 다리의 대퇴사두근을 강화하고 딛는 다리의 엉덩이근육을 강화하는 것도 중요하지만 결국은 공을 차는 그 동작 자체를 훈련해야만 한다는 것이다. 여러 근육과 관절이 조화롭게 움직여야만 깔끔한 동작이 나오기 때문에 '조화로움'을 단련해야 한다는 것이다. 이를 위해 특정 동작을 무수히 반복하는 훈련을 하는데 그것을 학술용어로는 '운동조절훈련(motor control training)'이라 한다.

사람들이 늘 하는 동작, 즉, 걷고, 뛰고, 물건 들어 올리고, 테니스 치고, 골프 치고 하는 실제 동작을 자세히 보자. 다리 벌리기와 유사한 점이 많은가 아니면 엉덩이 뒤로 빼는 맨몸스쿼트와 유사한 점이 많은가? 당연히 후자이다. 발을 땅에 딛고 하체에 힘을 쓴다는 면에서 그러하다. 다리 벌리기가 엉덩이근육의 활동에 오롯이 집중하는 최선의 '근력운동'이라면 스쿼트는 그렇게 키운 엉덩이근육을 잘 사용할 수 있도록 해 주는 최선의 '운동조절훈련'이 된다. 다리 벌리기로 엉덩이 근력강화에 집중하고 엉덩이 뒤로 빼는 맨몸스쿼트로 근력강화 및 운동조절훈련을 동시에 즐기면 더 좋다.

그렇다면 '척추와 관절에 부담을 주지 않는 스쿼트'는 어떻게 하는 것인가?

스쿼트 운동이란 두 발로 땅을 딛고 선 상태에서 무릎과 엉덩이 관절을 구부려 쭈그리고 앉았다가 일어서기를 반복하는 것이다. 나이가 들면서 스쿼트 운동을 할 때는 반드시 기억해야 할 두 가지가 있다. '무릎의 위치'와 '엉덩이윙크'이다.

무릎의 위치: 쭈그리고 앉을 때 무릎이 발보다 앞으로 튀어나오지 않도록 해야 한다. 운동에 관심 있는 분은 잘 아는 상식이다. 이유는 무엇일까? 무릎과 발목 손상을 막기 위함이다. 엉덩이가 내려가는 깊이가 같다고 가정할 때 무릎이 앞으로 튀어나오면 그렇지 않은 경우에 비해 무릎과 발목이 훨씬 많이 꺾이게 된다. 무릎, 발목 관절이 다칠 가능성이 높다. 무릎이 발보다 앞으로 나오지 않도록 스쿼트를 하려면 엉덩이를 뒤로 쭉 빼면서 앉아야 한다[그림 8.2], 368페이지, '추천운동 1' 참조. 그래서 만들어진 운동이 엉덩이 뒤로 빼는 맨몸스쿼트이다. 이때 무게중심이 뒤로 가면서 발 앞쪽이 들리면 잘못된 것이다. 양쪽 발은 앞, 뒤 전체가 단단히 땅바닥을 딛고 있어야 한다.

엉덩이윙크(butt wink): 스쿼트의 깊이란 쭈그리고 앉을 때 엉덩이를 아래로 내리는 정도를 말한다. 이론적으로는 스쿼트가 깊을수록, 즉 엉덩이를 지면에 최대한 가까이 내릴수록, 엉덩이근육에 최대 자극이 가해지고 최고의 운동 효과를 얻는다. 그러나 문제는 스쿼트가 깊어지면 척추꺾임(spine hinge) 현상이 필연적으로 생긴다는 것이다. 척추꺾임이란 스쿼트를 깊게 하면 골반이 허리로부터 분리되어 꺾이는 현상이다. 영어권에서는 전문용어로 엉덩이윙크(butt wink)라고도 부른다. [그림 8.3]에서 보듯이 엉덩이가 최저점에 도달하

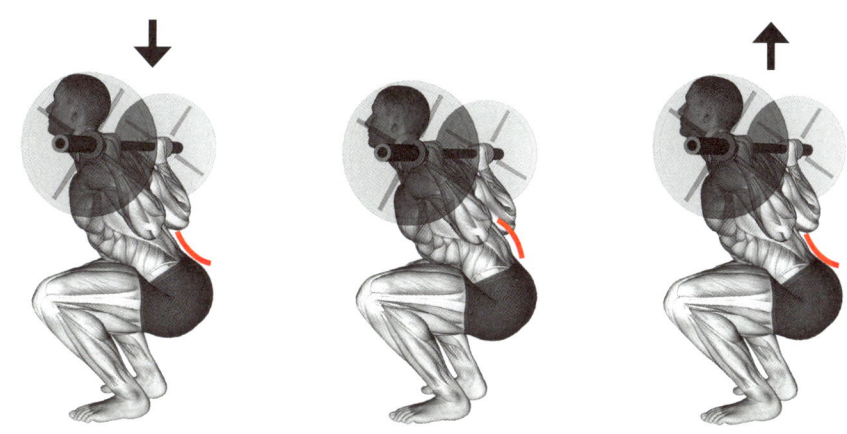

[그림 8.3] 스쿼트의 깊이가 깊어짐에 따라 요추전만이 무너지면서 엉덩이윙크가 보이는 모습. 내려갈 때(왼쪽) 허리의 요추전만(C자 곡선)이 잘 유지되다가 가장 깊게 앉으면서(가운데) 요추전만이 무너져 반대로 꺾이는 것(역C자 곡선)을 볼 수 있다. 다시 일어서면서 요추전만이 다시 생긴다(C자 곡선). 이 현상이 엉덩이윙크이다. 엉덩이윙크 때 허리 디스크에 심한 스트레스가 가해져서 디스크 손상의 원인이 된다. 엉덩이윙크가 생기지 않는 범위까지만 앉아야 한다. 비디오로 연속동작을 보면 좀 더 정확히 이해된다(유튜브 정선근 교수TV, '스쿼트로 허리 디스크 찢는 지름길: 엉덩이윙크'편 참조).

기 전 허리가 꺾이면서 요추전만이 무너지고 다시 올라오면서 앞으로 꺾였던 골반이 원위치로 돌아오면서 요추전만이 다시 생기는 현상이다. 동영상 유튜브 정선근 교수TV, '스쿼트로 허리 디스크 찢는 지름길: 엉덩이윙크'편 참조을 보면 더 확연히 관찰할 수 있다. 이것이 바로 척추꺾임현상, 즉 엉덩이윙크이다. 엉덩이가 까딱까딱하는 것이 꼭 윙크하는 것 같고 가만히 보고 있노라면 중독성마저 느껴진다.

엉덩이윙크는 좋은 것일까 나쁜 것일까? 중독성이 있으니 좋을 것 같다고 생각하면 오산이다. 중독되어 몸에 좋은 것이 무엇이 있던가? 엉덩이윙크는 허리 디스크에 치명적인 위협을 가하는 동작이다. 왜냐하면 스쿼트 동작 중 허리 디스크를 보호하는 가장 중요한 기전인 요추전만을 무너뜨리기 때문이다. 디스크에 압박을 가하면서, 요추전만을 무너뜨리고, 반복적으로 허리를 구부렸다 펴는 과정에서 허리 디스크를 짓이기게 된다. 따라서 엉덩이윙크가 생기는 지점까지는 앉지 않는 것이 허리 디스크를 보호하는 스쿼트 동작이다.

스쿼트 때 척추꺾임 동작이 생기는 이유는 엉덩관절(고관절, hip joint)이 더는 구부러질 수 없는 한계에 도달했음에도 엉덩이를 더 내려 쭈그려 앉으려 하기 때문이다. 즉, 자기 몸에 맞지 않게 너무 깊은 스쿼트를 하기 때문인 것이다. 사람마다 엉덩관절이 구부러지는 정도가 다르기 때문에 엉덩이윙크가 발생하는 스쿼트의 깊이가 사람마다 다르다. 서양인에 비해 동양인이 더 깊다. 서양인에 비해 동양인이 엉덩이윙크를 덜 날린다는 뜻이다. 같은 사람이라도 발을 넓게 벌릴수록 윙크를 적게 한다.

허리가 아프거나 과거에 허리가 아팠던 사람, 허리 수술을 받은 사람은 반드시 척추꺾임이 생기지 않는 범위에서만 스쿼트를 해야 한다. 스쿼트를 시작해 엉덩이를 내리다가 윙크가 생기기 직전에 멈추고 다시 일어서야 한다는 점을 명심해야 한다.

스쿼트를 할때 엉덩이윙크 함부로 날리지 말자. 허리 디스크 다 망가진다.

사람을 두 번 속이는 엉덩이

운동할 때 엉덩이가 아프면 엉덩관절(고관절, hip joint)의 문제보다 허리의 문제일 가능성이 높다. 왜냐하면 엉덩관절은 골반**뼈**와 허벅지**뼈**가 아주 튼튼하게 만나는 안정된 관절이기 때문이다.

엉덩관절의 구성은 골반쪽에서 **뼈**로 단단히 둘러싸인 구덩이(소켓, socket)를 제공하고 그 구덩이에 동그란 공(볼, ball)처럼 생긴 허벅지**뼈**의 머리가 푹 들어가는 형상이다. 공이 소켓에 들어가는 모양의 관절을 볼소켓 관절(ball and socket joint)이라고 부른다. 엉덩관절은 우리 몸에서 가장 튼튼하고 안정된 볼소켓 관절이다. 볼에 해당하는 허벅지**뼈**의 머리를 깊은 소켓이 충분히 감싸고 있고, 앞뒤로 튼튼한 인대가 보강해 준다[그림 8.4]. 따라서 어깨나 무릎에 비해 훨씬 기계

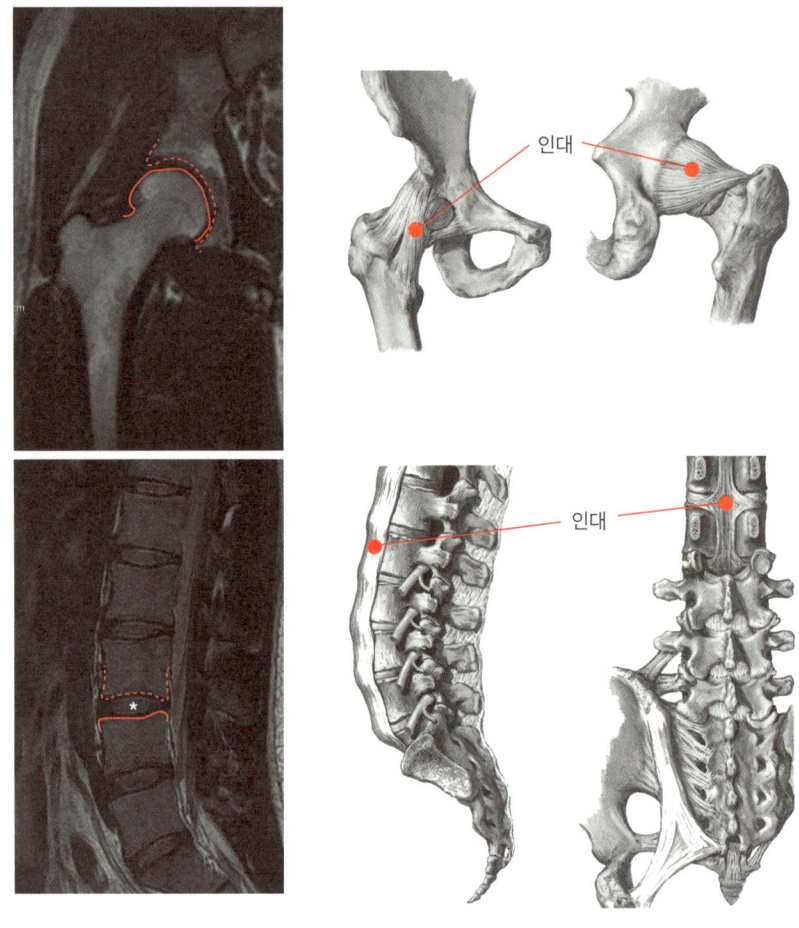

[그림 8.4] 엉덩관절(위쪽)은 공(실선)이 소켓(점선)에 들어가 있는 형태이다. 소켓이 공을 감싸고 있는 관절의 앞(가운데)과 뒤(오른쪽)에 두꺼운 인대가 단단히 붙잡고 있어 매우 견고하고 안정된 관절을 이룬다. 이에 비해 척추(아래쪽)는 아래 맷돌(실선) 위에 물방석 같은 디스크(*)가 있고 그 위에 또 하나의 맷돌(점선)이 얹혀 있는 형국이다. 앞(가운데)과 뒤(오른쪽)의 인대도 극히 일부만 감싸고 있어 언제라도 미끄러질 수 있는 매우 불안정한 관절이다.

적으로 안정(安定)돼 있어 손상될 위험성이 낮다. 이에 비해 허리는 맷돌처럼 생긴 척추뼈와 척추뼈 사이에 물렁뼈를 끼워 넣고 움직이는 형상이다. 앞뒤의 인대도 척추뼈와 물렁뼈의 일부만 감싸고 있어 매우 불안정(不安定)한 기계적 특성이 있다. 손상이 잘 온다는 뜻이다.

족구할 때 몸을 비틀며 공을 차서 네트를 넘기는 동작, 야구공을 전력으로 던지는 동작 등 몸통과 하체의 강력한 힘을 발휘하는 경우, 엉덩관절을 다칠 확률보다 허리 디스크를 다칠 확률이 훨씬 더 높다. 하체 근력 강화를 위해 역기 스쿼트(Barbell Squat)나 데드리프트(Deadlift)를 하면서 무게를 강하게 올리다 보면 엉덩관절보다 허리를 다치는 경우가 대부분이다. 심지어는 엉덩이근육에만 선택적인 자극을 가하는 서서 다리로 뒤·옆 밀기(스탠딩 힙 익스텐션/업덕션, Standing Hip Extension/Abduction) [그림 8.2]도 허리 손상의 원인이 될 수 있다.

문제는 엉덩이근육 운동을 하다가 허리를 다치면 허리보다 엉덩이 쪽이 더 아픈 것이다. 허리 디스크가 찢어지면서 생기는 디스크성 통증이나 디스크가 탈출되면서 생기는 방사통(좌골신경통)이 있을 때 통증을 느끼는 가장 흔한 부위가 엉덩이 뒤쪽이기 때문이다. 디스크성 통증이나 방사통의 자세한 내용은 『백년허리』를 참조하기 바란다. 이 같은 이유로 엉덩이근육 운동을 하다가 엉덩이가 아프면 실제로는 허리 디스크를 다친 것인데 대부분의 사람들은 엉덩이에 문제가 생겨 아프다고 믿게 된다. 엉덩이 운동을 할 때 엉덩이를 다치는 것이 아니라 허리를 다치게 되고, 허리를 다치면 아픈 곳이 허리가 아니라 엉덩이가 되므로 사람들은 두 번 속는 셈이다. 엉덩이가 사람을 두 번 속이는 것이다. 다칠 때 한 번, 다쳐서 아플 때 또 한 번.

　　엉덩이 통증의 사기(詐欺)는 참으로 교묘해 전문의가 봐도 감별이 어려울 때가 많다. 다음의 실제 상황을 보자.

이상근 증후군에 판돈을 건 재활의학과 교수

얼마전 필자가 속한 의과대학의 재활의학교실 교수들이 점심을 같이 할 기회가 있었다. 식사 중에 동료 교수 한 사람이 요즘 '이상근 증후군'으로 밤에 잠을 깰 정도로 고생을 한다는 것이다. 이상근 증후군이란 엉덩이 속에 있는 이상근(梨狀筋, piriformis)이라는 근육이 뭉쳐서 그 아래를 지나가는 좌골신경을 눌러 다리로 방사통이 뻗치는 병을 말한다. 그러나, 필자는 이 병이야말로 여러 전문가들이 상상과 오해로 만든 상상속의 병이라고 본다. 집단지성의 오류다. 왜냐하면 지금까지 다른 전문가들로부터 '이상근 증후군'이라고 진단을 받고 온 모든 환자가 디스크 탈출증 환자였기 때문이다. 솔직히 고백하자면 필자도 10여 년 전에는 '이상근 증후군'이라는 진단을 가끔 하였고 투시영상을 보면서 이상근에 주사를 했던 적도 있었다. 필자도 한때는 이상근 증후군이라는 집단지성의 오류에 참여하였던 것이다. 필자와 같은 세부 전공 분야에서 아주 가깝게 일하는 김모 교수도 몇 년 전에는 한 동안 '이상근 증후군'에 열광했던 적이 있다. 그 만큼 전문가들을 강하게 유혹하는 상상 속의 진단이다. 전설속에 나오는 유니콘과 같이 가슴 설레게 하는 병명이다.

"이상근 증후군이라는 병은 없어요. 도깨비나 유니콘 같은 상상 속의 병입니다. 그 엉덩이 통증은 디스크 탈출증으로 생긴 좌골신경통인 거 같은데요?"
"아, 아닙니다. 내가 이상근을 눌러보니 훨씬 더 아파지는데요? 이상근 압통이 확실하니 이상근 증후군이 맞아요!"
"원래 방사통이나 연관통이 느껴지는 부위에 압통이 생깁니다. 좌골신경통이 분명해요"
"에이, 이상근 증후군이라니까요!"
"좌골신경통이 확실해요!"
……
……

두 전문가의 첨예한 논쟁은 상당액의 금액을 판돈으로 건 내기로 귀결되었다. 참고로, 교실 내에서 처음 있었던 상황으로 상습적인 것은 절대 아님을 밝힌다. (⚠도박문제 상담전화: 국번없이 1336⚠)

다음 날 이상근 증후군 교수로부터 SNS를 통해 아래와 같은 MRI 영상과 함께 문자를 받는다[그림 8.5]. 한 눈에 봐도 확연한 디스크 탈출증과 종판 손상, 탈출된 디스크가 신경뿌리에 묻어 있는 것이 보인다. 디스크 탈출증으로 인한 좌골신

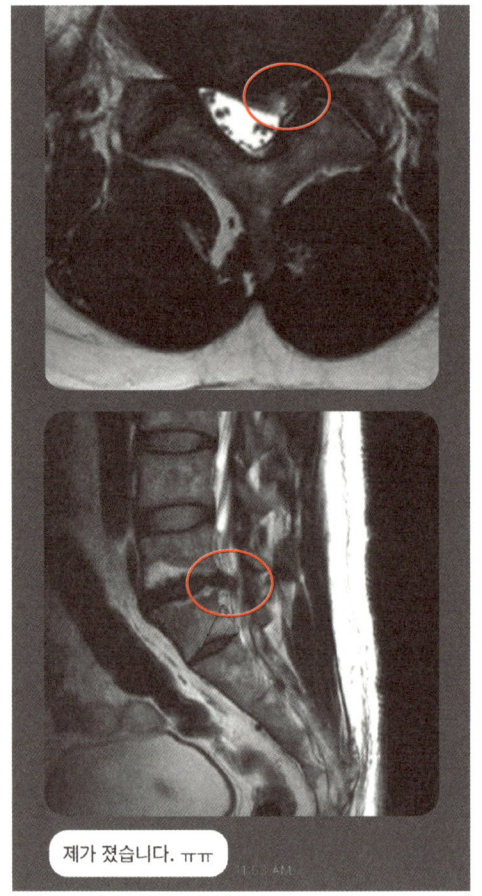

[그림 8.5] 이상근 증후군이 생겼다고 강력하게 믿던 교수로부터 받은 SNS 문자와 사진. 허리 MRI에 확연한 디스크 탈출증과 종판 손상, 탈출된 디스크가 신경뿌리에 묻어 있는 것이 보인다. 디스크 탈출증으로 인한 좌골신경통이 이상근 증후군이라는 현상으로 나타난 것이다.

경통이 이상근 증후군이라는 현상으로 나타난 것이다.

　이상근 증후군이라는 현상은 분명히 있다. 이상근 부위가 아프고 누르면 심한 압통이 느껴지고, 다리로 뻗치는 통증도 동반된다. 그러나 이러한 현상은 디스크 탈출증으로 인한 좌골신경통의 한 표현 양상인 것이다. 이상근이 뭉쳐서 생기는 것이 아니다. 이상근 증후군이라는 현상은 분명히 있지만 그 원인은 틀렸다는 것이다.

"이상근 증후군이라는 현상이 실제로 있다면 그렇게 진단하는 것이 뭐가 나빠요?"라고 반문하는 분도 있을 것이다. 답은 "엄청 나쁘다"이다. 차라리 그런 진단을 하지 않느니만 못하다. 왜냐하면 디스크 탈출로 오는 좌골신경통을 이상근 증후군이라고 진단하면 뭉친 이상근을 풀기 위해 스트레칭을 하게 되는데 그 동작이 찢어진 허리 디스크를 더 찢고 수핵을 더 크게 탈출시키는 역효과를 보이기 때문이다. 진단이 잘못되어 치료 과정이 병을 더 깊게 한다는 것이다.

이상근 증후군 교수에게 위에서 밝힌 문제점과 앞으로의 대처 방법을 문자로 자세히 설명했다. 설명을 끝내고 나니 내기에서 이겼다는 기쁨은 잠깐이고 아끼는 동료 교수가 허리 디스크 탈출의 평생 회원이 되었다는 사실에 마음이 무거워졌다.

진짜로 엉덩관절에서 나오는 통증

엉덩이 통증이 정말로 엉덩관절에서 나오는지를 알려면 사타구니나 엉덩이 옆쪽을 통해 엉덩이 관절 쪽을 눌러보거나 다리를 움직여 봐서 통증이 심해지는지 확인하는 것이 감별에 도움이 된다. 아픈 쪽 다리를 꼬거나 양반다리할 때 통증이 더 심해진다면 엉덩관절의 문제일 가능성이 높다.

엉덩관절에 문제가 생기면 엉덩이 뒤쪽보다는 허벅지 혹은 무릎 쪽이 아프거나, 사타구니 앞쪽이나 사타구니 깊숙한 곳에서 통증이 느껴진다. 그러나 허리 디스크 문제일 때도 사타구니 혹은 회음부로 통증이 느껴질 수 있어서 감별이 쉽지 않다.

아픈 다리를 디딜 때 엉덩이 통증이 더 심해지는 것은 허리 문제나 엉덩관절 문제나 공통적이다. 그런데 엉덩관절 문제일 때는 아픈 다리를 디딜 때 상체가 아픈 쪽으로 기울어지고 허리 문제일 때는 반대쪽으로 기울어지는 경향이 있다. 물론 절대적인 경향이 아니므로 참고만 하고 판단은 전문의에게 맡겨야 한다.

다리로 밀기(레그프레스, Leg Press), 역기 스쿼트(Barbell Squat), 데드리프트(deadlift) 같은 운동은 하체에 무게가 상당히 걸리는 운동이다. 무게를 높이면 높일수록 엉덩관절(고관절, hip joint)에도 큰 부담이 걸린다. 이런 운동으로 무게를 올릴 때 엉덩이 앞쪽 사타구니에서 통증을 느낀다면 엉덩관절 문제를 의심해 봐야 한다. 대퇴골 머리에 가벼운 실금(선상골절)이 생겼을 수 있고 관절연골이 상하면서 그 아래에 있는 뼈에 스트레스가 생겼을 수도 있다. 따라서 무게를 확 줄이거나 당분간 그 운동을 쉬는 것이 필요하다. 통증이 없는 조건에서 운동을 하는 것이 무엇보다 중요하다.

통증이 없는 조건 즉, 운동 중 혹은 운동 후 통증이 생기는 상태가 아닌데도 고관절 통증이 점점 더 심해진다면 전문의의 진료가 필요하다.

요점 정리

1. 엉덩이근육은 우리 몸에서 가장 중요한 근육 중 하나이다. 근력운동 제1순위이다.

2. 엉덩이근육을 강화하는 근력운동 동작 때 허리를 다치기 쉽다. 주의를 요한다.

3. 엉덩이근육 근력강화를 위해 가장 안전한 운동은 앉아서 하는 **다리 벌리기(힙업덕션, Hip Abduction)**이다. 허리에 부담이 전혀 없이 높은 강도로 엉덩이근육 운동을 할 수 있다.

4. 허리에 문제가 전혀 없다면 **엉덩이 뒤로 빼는 맨몸스쿼트(포티스쿼트, Potty Squat)**와 **다리로 밀기(레그프레스, Leg Press)**를 권한다. 단, 스쿼트할 때 엉덩이윙크는 남발하지 말라.

5. 운동할 때 엉덩이가 아프면 허리 문제일 수도 있고 엉덩관절 문제일 수도 있다. 아프지 않는 범위에서 운동을 지속하는 것이 좋고 지속적으로 통증이 심해지면 반드시 전문의의 진료를 받아야 한다.

9장

2위 활배근
백세 청춘의 든든한 백

백세 청춘의 든든한 백, 활배근

하체를 좌지우지하는 맹주가 엉덩이근육이라면 상체에 강한 힘을 쓰는 근육이 바로 활배근이다. '할배'가 아니고 '활배'이다.

영어로는 'latissimus dorsi'인데 이는 '등 뒤(dorsi)의 넓은 근육(latissimus)'이라는 뜻이다. 직역하면 넓은(넓을 활, 闊) 등(등 배, 背) 근육이다. 활배근 혹은 넓을 광(廣)을 써서 광배근이라고 부르기도 한다[그림 9.1].

활배근이 든든한 백이 되는 이유?

등 뒤에 있는 넓은 근육, 활배근이 왜 든든한 백이 되냐고? 혹시 '등(back)'에 있는 근육이라 든든한 '백'이라는 것인가? 허접한 아재개그를 수시로 날리는 필자도 그 정도로 썰렁한 소

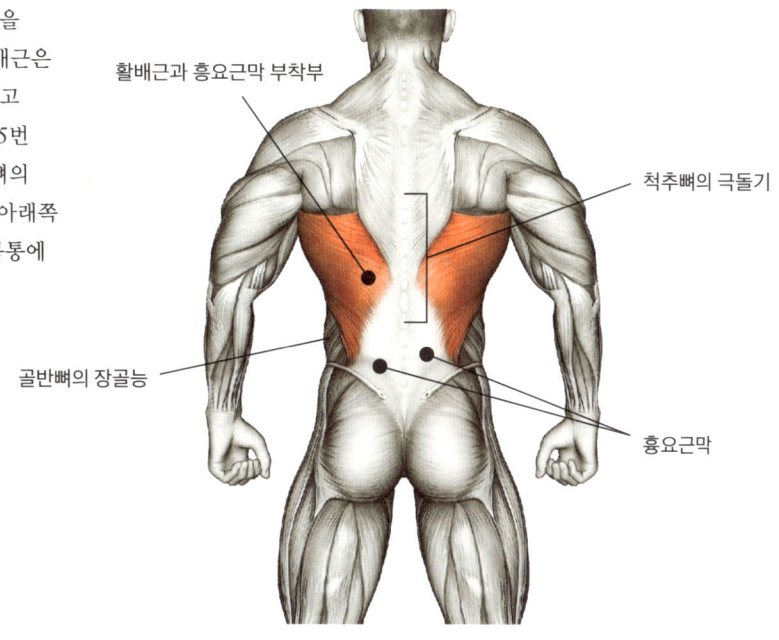

[그림 9.1] 등판의 반 이상을 차지 하는 넓은 근육인 활배근은 흉요근막에 붙어서 시작되고 흉요근막이 7번 흉추부터 5번 요추까지 무려 11개 척추뼈의 극돌기, 골반뼈의 장골능, 아래쪽 갈비뼈에 붙어 활배근을 몸통에 광범위하게 붙여 준다.

리를 한 적은 없다. 활배근이 든든한 백이 되는 과학적인 이유를 찬찬히 정리해 본다.

활배근은 상체에서 가장 큰 근육이다. 따라서 상체로 큰 힘을 쓸 때 가장 중요한 역할을 한다. 천하장사 이만기 선수가 100kg이 넘는 상대 선수를 번쩍 들어 올려 내동댕이치던 강력한 들배지기의 힘은 어디서 나왔을까? 강력한 엉덩이근육을 가진 하체와 절대로 구부러지지 않는 강한 허리가 원동력이었다. 그렇지만 상대방의 샅바를 잡은 양팔을 상체에 단단히 고정하는 활배근이 없었다면 들배지기는 꿈도 꾸지 못했을 것이다. 즉, 하체에서 허리를 통해 전달된 강한 힘을 팔로 옮겨 주는 것이 바로 활배근이다.

한국인으로는 최초의 월드시리즈 선발투수가 된 류현진 선수가 어깨 위로 들어 올린 왼손을 강하게 뿌려 강속구를 던질 때도 강한 활배근이 중요한 역할을 한다. 초등학교 운동회에서 줄다리기할 때 발을 뻗디디며 두 손으로 줄을 꽉 잡고 팔을 상체에 딱 붙일 때 강한 힘을 쓰는 근육이 바로 활배근이다. 수영할 때 하이엘보케치(high elbow catch)로 물을 확 끌어당기는 근육도 바로 활배근이다. '언제 어디서나 팔 힘 쓸 때는 활배근!'이라는 구호를 기억하면 되겠다.

활배근이 상체에서 가장 큰 근육이라는 것은 활배근 운동을 열심히 해야 하는 또 다른 이유가 된다. 하체의 엉덩이근육처럼 상체에서는 활배근을 잘 키우면 짧은 시간에 큰 근육량을 얻을 수 있기 때문이다. 육(肉)고기를 먹기 위해 토끼를 키우는 것보다 소나 돼지를 키우는 것이 훨씬 유리한 것과 같은 이치이다.

활배근의 세 번째로 중요한 기능은 허리 보호 기능이다. [그림 9.1]에서 활배근이 시작하는 부분을 잘 살펴보자. 보통의 근육은 뼈에 붙어서 뼈를 잡아당기며 힘을 쓰는데, 엄청난 근육 덩어리인 활배근은 특이하게도 뼈에 바로 붙지 않고 흉요근막이라는 근막에 붙어서 힘을 쓴다. 신기하지 않는가? 그런데 '흉요근막'? 어디서 많이 들어 본 말이다. 바로 205페이지, [그림 8.1]에서 소개된 허리 뒤를 감싸는 단단한 근막이다. 흉요근막의 위아래로 상하체 최강의 근육인 활배근과 엉덩이근육이 붙어 있다는 것은 무엇을 의미하는 것일까?

팔과 다리로 강한 힘을 쓸 때는 언제나 허리를 감싸는 흉요근막을 단단히 조여서 허리를 보호하도록 디자인되어 있다는 것이다. 이만기 선수가 엉덩이근육과 활배근을 강하게 수축시켜 상대 선수를 번쩍 들어 올릴 때, 큰 힘을 쓰는 만큼 흉요근막을 강하게 당겨서 힘에 못 이겨 허리가 꺾이는 것을 막을 수 있도록 설계된 것이다. 즉, 활배근은 우리 몸이 강한 힘을 쓸 때 허리가 삐끗하지 않도록 보호하는 중요한 허리 보호 기능을 한다. 허리 통증에서 회복되면서 운동을 시작할 때 반드시 활배근 운동부터 챙겨야 한다는 뜻이다. 지진으로 무너진 집을 복원할 때 기초를 튼튼히 하고 주춧돌을 놓는 것과 같은 이치이다.

이만하면 활배근이 든든한 백이 될 만하지 않은가? 팔 힘을 쓰는 원동력이고, 근육량을 키우는 지름길이며, 허리를 보호하는 중요한 축을 담당하고 있는 것이 바로 활배근이다. 활배근을 키우면 상체가 역삼각형으로 보여 옷 태가 더 난다는 주장도 있다.

활배근 키우는 최적의 방법

상체 근력의 대들보이며 허리를 단단히 감싸 주는 흉요근막의 파워제너레이터인 활배근육을 강화하는 운동법을 알아보자. 크게 맨몸으로 하는 턱걸이, 케이블이나 기구를 이용하는 운동, 그리고 역기나 아령을 이용하는 운동 등이 있다. 하나씩 살펴보자 [그림 9.2].

[그림 9.2] 한눈에 보는 여러 가지 활배근 근력운동 동작. 허리와 어깨 쪽 안전도 순이다. 위로 갈수록 안전도가 높다. 아래로 갈수록 안전도는 낮아진다. 안전도가 높다고 반드시 운동 강도가 약한 것은 아니다. 운동량, 부하 등에 따라 손상 없이 높은 강도의 운동도 가능하다.

높은 안전도 순

아래로 당기기(랫풀다운, Lat Pull-down)

체육관에 가면 반드시 비치된 기구로 랫머신(Lat Machine)이라는 것이 있다. 랫(Lat)이 바로 'Latissiumus Dorsi'의 Lat으로 활배근을 뜻한다. 즉, 활배근 운동 기구라는 뜻이다. 턱걸이가 부담되는 분들은 이 기구를 먼저 사용하는 것이 좋다. 턱걸이를 하나도 할 수 없다면 랫머신의 무게를 가볍게 놓고 턱걸이 하듯이 기계에 붙어 있는 봉을 잡아당기면 된다. 허리에는 부담이 거의 없으나 어깨에는 부담이 약간 생긴다.

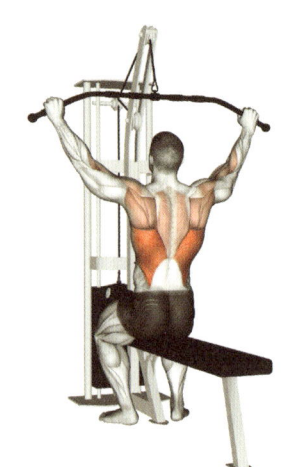
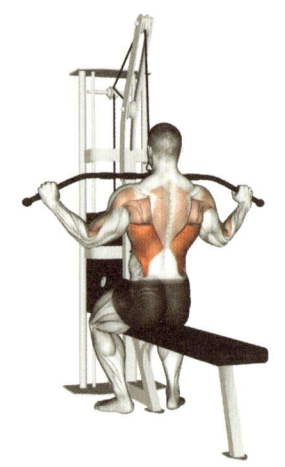

수평으로 당기기(허라이즌털로, Horizontal Row)

수평으로 당기기는 '아래로 당기기'의 수평 버전이다. 케이블을 수평으로 당겨 활배근을 자극한다. 어깨 부담은 적은 대신 허리 부담은 좀 생기는 운동이다. 가슴 쪽에 상체를 고정해 주는 패드가 있는 기구는 허리 움직임을 막아 주므로 더 안전하다.

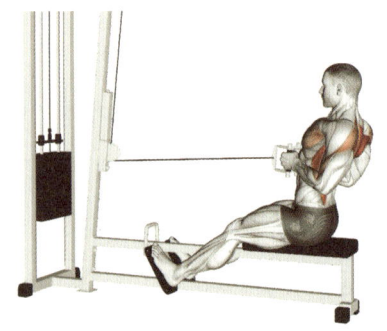
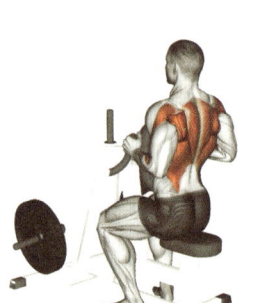

턱걸이(풀업 Pull-up, 친업 Chin-up)

영어권에서는 손바닥을 얼굴 쪽으로 향하고 철봉을 잡는 턱걸이를 친업(Chin-Up)이라 부르고 반대 방향으로 잡으면 풀업(Pull-Up)이라 부른다. 전자가 후자에 비해 양손의 폭이 좁아지고 힘이 덜 든다. 이유는 팔을 구부리는 힘을 덤으로 사용하기 때문이다.

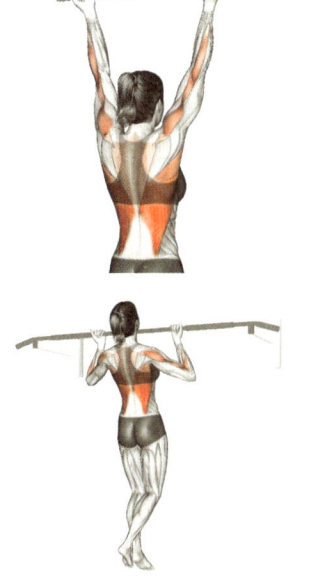 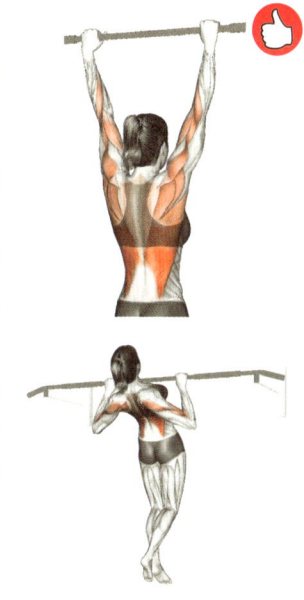

거꾸로 턱걸이(Inverted Pull-up)

수평으로 당기기의 맨몸 버전이다. 초등학교 운동장의 낮은 철봉에서 할 수 있다. 몸을 일자로 만들기 위해 허리에 힘이 들어가면 허리 통증이 생길 수도 있다. 그런 분들은 다리를 구부리고 해도 된다(378페이지, '추천운동 6' 참조).

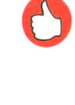

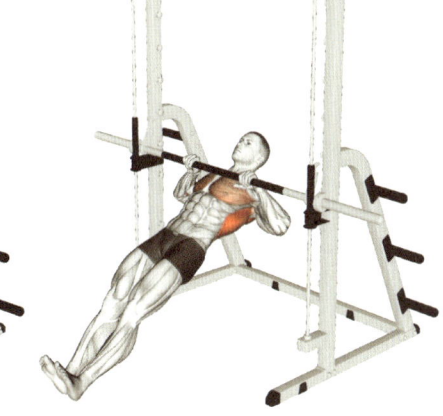

팔굽혀 끌어당기기(풀오버, Pull-over)

바닥이나 벤치에 누워 팔을 구부린 채 역기나 아령을 들고 머리 위로 올렸다가 가슴까지 끌어당기는 운동이다. 도끼로 장작을 패는 동작을 누워서 한다고 보면 된다. 매우 기능적이고 어깨나 허리에 부담도 적은 좋은 운동이다. 동작의 처음과 끝까지 팔을 구부리고 있는 것이 활배근을 선택적으로 자극하는 데 유리하다. 역기를 들어 올릴 때 팔을 뻗으면 상완삼두근 운동이 된다. 단, 동작 중 허리에 요추전만 곡선을 반드시 유지해야 한다. 아래 그림과 같이 기구를 이용한 버전도 있다.

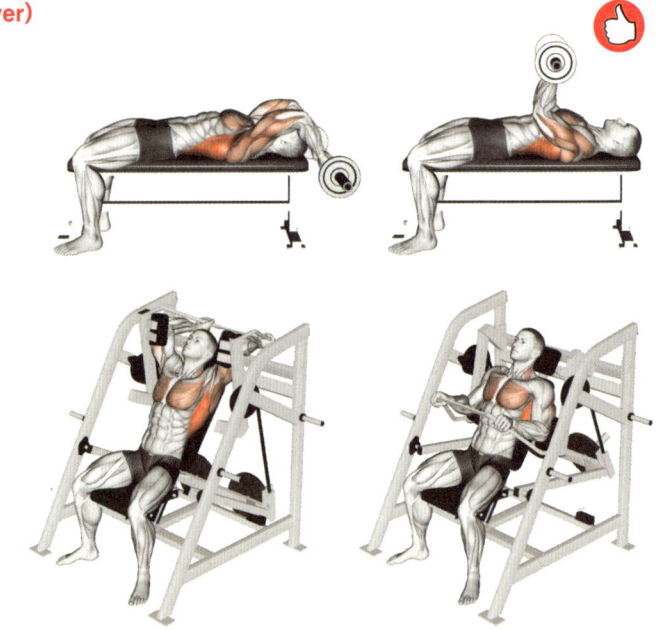

아령 구부려 끌기(Dumbbell Bent-over Row)

나는 내일 죽어도 프리웨이트로 구부려 끌기(Bent-over Row)를 하고 싶다면 아령으로 시작하라. 역기 구부려 끌기보다는 허리 부담이 훨씬 덜하다.

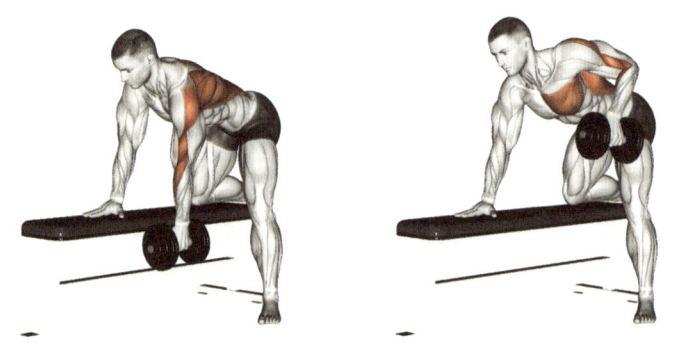

역기 구부려 끌기(Barbell Bent-over Row)

무릎과 허리를 반 정도 구부리고 정지한 상태에서 팔로만 역기를 가슴까지 들어 올리는 동작이다. 자신의 몸이나 기구가 아닌 역기를 이용하므로 엄청나게 무게를 올릴 수 있는 장점이 있다. 그러나 그만큼 허리에 강한 부담을 준다.

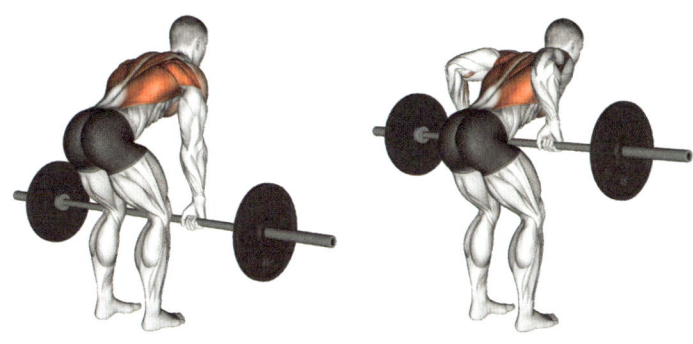

펜들레이 구부려 끌기(Pendlay Row)

허리를 90도로 구부려 상체를 수평으로 한 자세에서 강한 무게를 들어 활배근을 폭발적으로 자극하는 운동이다. 미국의 역도 코치 글렌 펜들레이(Glenn Pendlay)가 고안한 운동으로 허리에 엄청난 부담을 가한다. '전방전위유발자'이다. 허리가 안 좋은 사람은 절대로 시도하지 말라. 구부렸던 허리가 다시 안 펴질 수도 있다. 그 대신에 "내가 자네 나이 때는 125kg으로 펜들레이 했었는데 말이야…" 하는 정도의 언급이면 충분하다. 130보다는 125가 낫다. 의심의 눈초리를 덜 받는다.

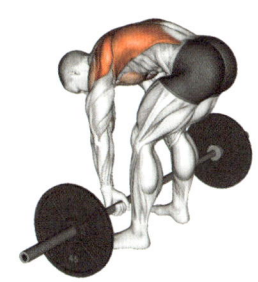 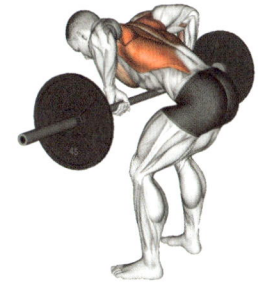

추가로 부연 설명을 단다.

역기나 기구없이 맨몸만으로 할 수 있는 턱걸이는 가장 원초적인 활배운동이다. 튼튼한 나뭇가지나 튀어나온 2층 난간 등 매달릴 수 있는 구조물만 있으면 가능한 운동이라 더욱 원초적이다. 그러나 연세 드신 분들은 가능하면 철봉을 이용하는 것이 좋다. 젊은이들이 2층 난간에 매달려 턱걸이를 하는 모습은 천진난만하지만 연세 있는 분들이 매달리면 '생계를 위한 직업적 활동'으로 오인 받아 경찰서로 잡혀간다.

친업(Chin-up)이 풀업(Pull-up)에 비해 힘이 덜 드는 이유는 윗팔에 있는 팔을 구부리는 근육을 덤으로 사용하기 때문이다. 어깨에 걸리는 스트레스 자체도 줄고 상완골이 바깥쪽으로 돌면서 회전근개 힘줄에 걸리는 스트레스의 방향도 바뀐다. 따라서 친업으로 턱걸이를 하면 어깨 통증도 줄일 수 있다. 물론, 팔 근육이 기여하는 만큼 활배근에 대한 자극은 줄어들지만 풀업 턱걸이가 부담스럽다면 친업으로 시작하는 것이 좋다는 뜻이다.

턱걸이 할 때 아래와 같은 점을 주의하면 좋다.

○ **몸을 들어올리면서 양다리를 앞쪽으로 빳빳하게 들어올리는 자세는 허리에 부담이 될 수 있다. 허리를 뒤로 젖혀 하체를 허리보다 뒤에 두면 허리 디스크 보호에 도움된다**
370페이지, '추천운동 2' 참조

○ **손을 넓게 벌려 잡는 풀업 동작 때는 팔에 힘을 줘서 몸을**

끌어 올리기 전에 견갑골에 힘을 먼저 준다. 즉, 양쪽 견갑골이 윗등의 가운데에서 서로 만나도록 끌어당긴 다음 팔에 힘을 가하여 몸을 들어 올린다. 이는 회전근개 힘줄을 보호하는 중요한 포인트이다.

○ 어깨와 팔을 완전히 구부리고, 완전히 펴야 활배근에 강한 자극을 준다. 그러나 **관절 보호를 위해서 운동범위를 줄여도 된다.** 완전히 펴고 구부리는 과정이 힘줄에 무리가 될 수 있기 때문이다.

수직방향으로 당기는 아래로 당기기(랫풀다운, Lat Pull-down)와 수평 방향으로 힘을 쓰는 수평으로 당기기(허라이즌털로, Horizontal Row)는 훌륭한 활배근 운동이다.

통상 아래로 당기기는 활배근의 바깥쪽(팔쪽)을 자극하여 등근육을 넓게 하고 수평으로 당기기는 활배근의 중심쪽(척추쪽)을 자극하므로 등근육을 두껍게 만든다고 알려져 있다. 그러나 보디빌딩 대회를 나갈 심산이 아니면 크게 신경 쓰지 않아도 된다.

두 활배근 근력운동 동작 중 하나를 선택하는 기준은 운동하는 사람의 허리와 어깨 상태가 된다. 수평으로 당기기는 수평으로 작용하는 힘이 허리를 구부리는 스트레스로 작용 한다. 허리가 아픈 사람이나 연세가 있는 분들은 피하는 것이 좋다. 특히, 수평으로 당겼다 놓는 팔 동작에 덧붙여 노를 젓는 것처럼 허리를 구부렸다 펴는 것은 절대로 피해야 한다 398페이지, '추천운동 16' 참조. 활배근이 흉요근막을 통하여 엉덩이까지 연결되므로 팔 동작에 맞춰 허리를 같이 구부렸다 펴야 활배근을 최대로 자극되겠지만 허리 디스크가 짓이겨질 수 있다. 허리가 약하면 아래로 당기기가 안전하다.

팔을 옆구리에 붙여 움직이는 수평으로 당기기에 비해 팔을 머리위로 높이 들어 올려 힘을 써야 하는 아래로 당기기는 회전근개 힘줄(rotator cuff tendon)과 관절순(glenoid labrum)에 상당한 부담을 가한다. 어깨가 아픈 사람은 아래로 당기기보다 수평으로 당기기가 더 안전하다.

메뉴 설명은 끝났고 추천 시간이다.

허리나 어깨 상태에 따라 아래로 당기기나 수평으로 당기기 중 하나를 선택한다. 아래로 혹은 수평으로 당기기 동작이 익숙해지고 무게도 올라가면 팔굽혀 끌어당기기(풀오버, Pull-over)나 아령 구부려 끌기(Dumbbell Bent-over Row) 등의 운동으로 진행하면서 자극에 변화를 준다. 턱걸이가 가능할만큼 힘이 좋아지면 친업부터 시작하여 풀업도 도전해 본다. 거꾸로 턱걸이(Inverted Pull-up)도 좋은 운동이다. 수평으로 당기기의 맨몸 버전이다.

원인에 따라 적절히 판단해야 하겠지만 어깨 통증이 있다면 턱걸이나 아래로 당기기에 집착할 필요는 없다. 수평으로 당기기만 해도 충분하다. 허리 통증이 있는 사람은 모든 운동 동작 때 요추전만을 지키는 것이 최우선이다. 요추전만을 지키지 않고 허리를 구부리면 가벼운 턱걸이만으로도 허리 통증이 재발된다.

요점 정리

1. 상체근력의 근본은 활배근에서 나온다. 활배근은 중요 근육 2위이다.

2. 척추와 관절 문제가 있는 분에게 가장 안전한 활배근 운동은 **아래로 당기기**나 **수평으로 당기기**이다. 허리가 약한 분은 **아래로 당기기**, 어깨가 약한 분은 **수평으로 당기기**를 추천한다.

3. 당길 때 허리를 최대한 뒤로 젖히고, 허리 움직임을 최소화해야 허리에 부담이 없다.

4. 턱걸이할 때 다리를 앞으로 들어 올리지 말고 허리를 젖혀 뒤로 보내라. 앞으로 들어 올리면 허리에 부담이 커진다.

5. 척추를 보호하려면 **역기 구부려 끌기(Barbell Bent-over Row)**, **펜들레이 구부려 끌기(Pendlay Row)**는 피하는 것이 좋다.

10장

3위 대퇴사두근
무릎관절의 수호신

무릎을 보호하는 대퇴사두근

허벅지근육은 크게 앞쪽에 자리 잡은 대퇴사두근(大腿四頭筋, quadriceps femoris), 뒤쪽에 있는 슬괵근(膝膕筋, hamstring, 흔히 '햄스트링'이라고 부른다) 그리고 안쪽에 있는 내전근(內轉筋) 그룹으로 나뉜다. 이들 중 척추와 관절의 문제를 다루는 면에서 가장 중요한 근육은 대퇴사두근이다.

대퇴사두근은 지구의 중력을 이기고 무릎을 펴서 일어설 수 있도록 하는 중요한 기능을 한다. 걸을 때 발에서 무릎으로 전달되는 충격을 흡수하는 것도 대퇴사두근의 중요한 역할이다. 계단을 오를 때 몸을 들어 올리는 강한 힘을 제공한다. 계단을 내려갈 때는 한 칸 위에 있는 무릎이 체중을 서서히 내려, 딛는 무릎에 충격을 줄이는 역할도 한다. 달리고, 뛰어 오르고, 공을 차는 등 각종 스포츠 동작을 멋지게 해내는 데도 없어서는 안 될 근육이다.

대퇴사두근은 다른 근육에서 찾아보기 힘든 거대한 크

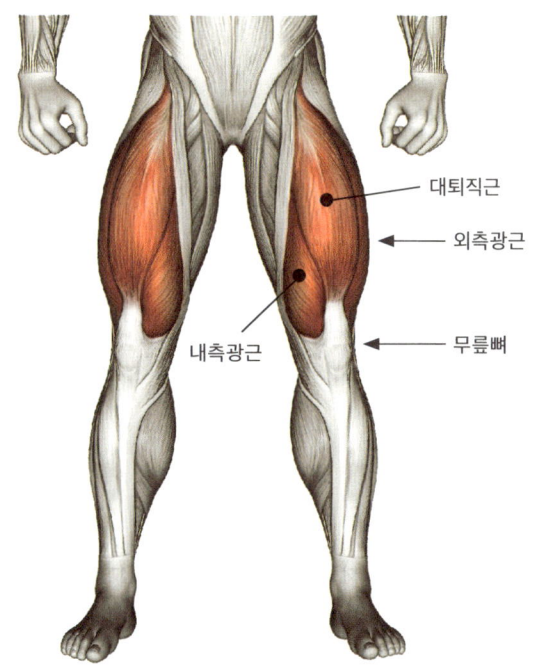

[그림 10.1] 대퇴사두근과 무릎뼈. 내외측 광근과 대퇴직근 그리고 깊이 있어 보이지 않는 중간광근 등 네 갈래의 근육이 모여 대퇴사두근(大腿四頭筋)을 이룬다. 두꺼운 네 갈래의 근육이 아래로 내려오다가 갑자기 끊어진 듯한 부위가 바로 모든 근육이 무릎뼈에 붙는 자리이다.

기와 강력한 파워를 낸다. 대퇴사두근의 사두(四頭)는 근육의 머리(갈래)가 네 개라는 뜻이다. 그래서 대퇴사두근을 넙다리네갈래근이라고도 부른다. 세 갈래는 허벅지뼈의 바깥쪽, 가운데, 안쪽에서 각각 시작되고 한 갈래는 엉덩관절을 가로질러 골반뼈에서 시작된다. 시작점이 다른 네 갈래의 근육이 무릎에 와서 합류하는데 그곳이 바로 무릎뼈(슬개골, 膝蓋骨, patella)이다[그림 10.1]. 무릎뼈는 대퇴사두근의 네 갈래 근육을 모두 받은 다음 하나의 튼튼한 힘줄로 만들어 종아리뼈에 붙인다. 대퇴사두근의 힘줄이 무릎뼈를 품고 있어 대퇴사두근과 무릎뼈는 일심동체라고 보면 된다. 그런데 이 무릎뼈가 예사로운 뼈가 아니고 무릎관절의 핵심 역할을 한다. 대퇴사두근과 무릎뼈는 단순한 일심동체가 아니라 용이 여의주를 품 듯 대퇴사두근이 무릎뼈를 품고 있는 형국이다. 왜 그런 말을 하는지는 좀더 읽어 보면 알게 된다.

무릎관절을 지키는 대퇴사두근 근력운동

지하철 계단에서 무릎이 시큰함을 한 번씩 느낀 분은 무릎의 소중함을 잘 알고 있다. 무릎은 하체의 중심이 되는 관절로서 걷고, 뛰고, 계단 오르내리는 등 몸을 이동하는 데 가장 중요한 역할을 한다. 무릎이 아프면 당장 걷기가 힘들어 생활하는 데 불편이 이만저만 아니다. 통증이 심하지 않아 걷기에는 지장이 없어도 계단을 오르내리거나 보도블록 턱을 올라갈 때 무릎이 시큰거리면 삶의 질이 확 떨어진다. '이제 내 몸이 다 된 건가?' 하는 생각이 절로 난다.

100년 동안을 청춘으로 살고 싶은 독자들에게 무릎 건강 유지 비법은 필수 아이템이다. 부실한 무릎으로 100세까지 활기차게 살기를 바라는 사람은 드리블도 못 하면서 축구선수가 되려는 것과 똑같다.

먼저 대퇴사두근 근력강화가 무릎관절의 통증과 기능에 도움이 되는지를 알아보자. 목이나 허리는 통증이 있을 때 섣불리 근력강화운동을 하면 오히려 더 악화될 수 있기에 무릎도 다시 한번 되짚어 본다. 과연 무릎근육을 튼튼하게 하는 것이 무릎 통증에 도움이 될 것인가?

정답은 예스(yes)이다. 근거는 아래와 같다.

- 개의 뒷다리 쪽 무릎을 못 움직이도록 고정하면 관절연골이 금방 얇아지고 고정을 풀고 다시 운동시키면 연골이 두꺼워진다[53].
- 평균 나이 45세의 성인 남녀 252명에게 2년 간격으로 무릎 MRI를 촬영해 전후를 비교해 보았는데 대퇴사두근의 힘이 좋은 사람은 약한 사람보다 연골이 덜 닳았다[54].
- 무릎 퇴행관절염 환자에게 걷기와 대퇴사두근 근력운동을 시킨 임상시험 44개의 성적을 종합하여 분석했는데 운동치료는 소염제만큼의 통증 호전 효과가 있고 치료가 끝난 후에도 6개월까지 지속되었다[55].

대퇴사두근 근력운동을 하면 무릎의 통증과 기능이 동시에 좋아진다.

왜 그럴까? 왜 허리 운동을 하면 허리 통증이 더 악화되는데 무릎 운동을 하면 무릎 통증이 낫는 것일까? 무릎 운동을 하면 **연골이 자극을 받아 더 두꺼워지고 강해지며, 대퇴사두근이 튼튼해져서 무릎관절이 안정되기 때문**이라고 한다. 연골이 자극받아 튼튼해지는 것은 146페이지, '걷기운동을 추천하는 진짜 이유!'에서 자세히 설명했다. 그러면 대퇴사두근이 튼튼해지면 왜 무릎에 좋은지를 알아보자.

무릎관절의 수호신 대퇴사두근

대퇴사두근이 무릎관절에 엄청난 영향을 미치는 이유는 바로 대퇴사두근 힘줄이 품고 있는 여의주, 무릎뼈 때문이다[그림 10.1]. 대퇴사두근 힘줄이 오롯이 품고 있는 이 종자뼈(種子骨, sesamoid bone)는 무릎관절에 중요한 축을 담당하고 있다. 종자뼈란 힘줄 속에 생뚱맞게 들어 있는 한 조각의 뼈다. 손가락이나 발가락 힘줄 속에 많다. 무릎뼈는 우리 몸에서 가장 큰 종자뼈다.

무릎관절은 얼핏 보면 허벅지뼈와 종아리뼈 즉, 두 개의 기다란 뼈가 만나서 이루어진 것(종아리뼈·허벅지뼈 관절, tibiofemoral joint)으로만 보이지만 그 내부를 자세히 보면

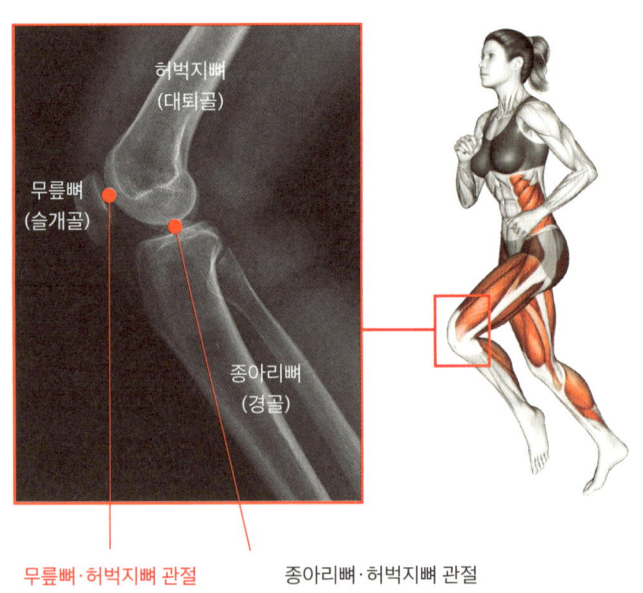

[그림 10.2] 무릎관절을 옆에서 본 X선 영상. 기다란 허벅지뼈의 둥근돌기가 편편한 종아리뼈 끝을 만나면서 종아리뼈·허벅지뼈 관절(tibiofemoral joint)을 이룬다. 허벅지뼈의 둥근돌기가 앞에 있는 무릎뼈와 또 하나의 관절(무릎뼈·허벅지뼈 관절, patella-femoral joint)을 이룬다. 무릎뼈·허벅지뼈 관절이 대퇴사두근의 지원을 받는 중요한 관절이다.

무릎뼈가 허벅지뼈 바로 앞에서 또 하나의 관절(무릎뼈·허벅지뼈 관절, patella-femoral joint)을 이룬다[그림 10.2].

대퇴사두근과 그 속에 품고 있는 무릎뼈는 기본적으로는 무릎을 펴는 기능을 한다. 그뿐만 아니라 무릎관절의 앞쪽을 지지해 관절의 안정성에 지대하게 기여한다. 대퇴사두근이 무릎관절의 수호신이 되는 이유이다. 자세한 설명은 관절을 중심으로 발간할 예정인 이후 단행본으로 미룬다.

신용카드는 이용한도, 무릎은 기능한도

허벅지근육 운동이 무릎 통증 완화에 도움이 된다고 하면 반론을 제기할 분이 많을 것이다. "무슨 소리야? 나는 지난번 등산 후에 무릎이 아파 아직도 절뚝거리는데?"라고 하거나 "무릎이 아파 병원 가서 운동 치료를 했더니 더 아파졌어요!"라는 말을 흔히 듣는다. 무엇이 문제인가?

무릎 운동의 이론과 현실 간 괴리를 단 하나의 개념으로 설명한 분이 있었으니 바로 샌프란시스코 캘리포니아대학(UCSF) 의학전문대학원 정형외과 스콧 다이(Scott Dye) 박사이다. 일찍이 무릎 앞쪽 통증의 원인을 찾기 위해 자기 무릎뼈에 마취도 하지 않고 지름 2mm가 넘는 골수천자용 통바늘을 찔러 넣고 생리식염수를 주입하는 실험을 했다[56]. 그것도 모자라 동료를 시켜 마취되지 않은 본인의 무릎관절 속에 내시경을 넣어 여러 부위를 쿡쿡 쑤시게 하면서 각 부위에

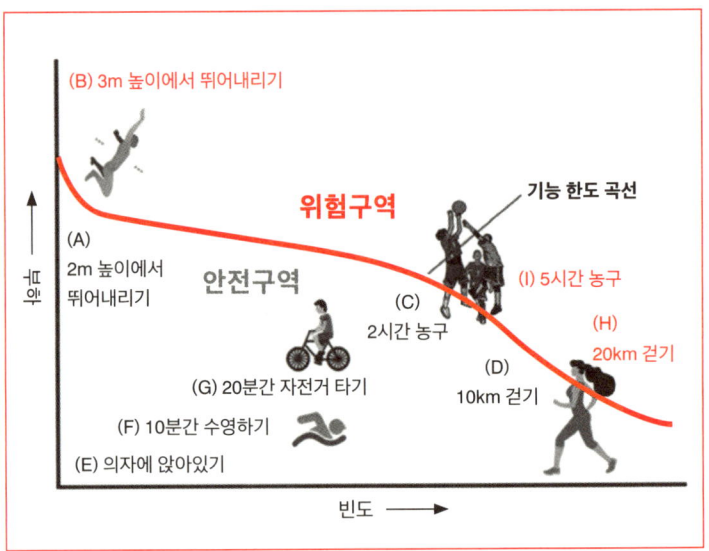

[그림 10.3] 스콧 다이 박사가 예시로 보여 준 건강한 20대 청년의 기능 한도. 청년이 안전구역 내에서 활동하면(A, C, D, E, F, G) 무릎이 점점 더 튼튼해지지만 위험구역에 해당되도록 너무 강한 힘을 가하거나(B) 너무 오랫동안 반복해서 무릎을 쓰면(I, H) 통증이 생기면서 손상된다는 것이다.

서 어떤 느낌의 통증이, 얼마나 심하게 느껴지는지를 자세하게 정리[57]했던 분이다. 연구자가 스스로의 몸에 생체실험을 했던 대표적인 사례로 회자된다.

다이 박사는 '무릎은 자동차의 트랜스미션 같아서 기능의 한도(envelope of function)가 있다'고 설파했다[58]. 타고 다니던 승용차의 미션이 나가서 고생 좀 한 듯한 이론이다.

다이 박사가 제시한 '기능의 한도' 개념은 다음과 같다. 사람마다 무릎에는 관절이 견딜 수 있는 스트레스의 범위가 있는데 그 범위를 벗어나는 운동이나 행동을 하면 무릎에 손상이 오게 된다는 것이다. [그림 10.3]은 젊은 사람의 건강한 무릎의 기능한도를 그린 것(가운데 곡선)이다. Y축은 부하 강도이고 X축은 12시간 동안 부하가 반복되는 빈도이다.

3m 높이에서 뛰어내리는 것(B 포인트)은 스트레스가 워

낙 강해 한 번의 충격으로 기능한도를 벗어나 무릎에 손상이 온다. 이에 비해 걷기운동은 부하가 약해 10km 정도 걸어도 (D 포인트) 기능한도 곡선 아래쪽에 위치해 안전하다는 것이다. 그렇지만 20km를 걸으면(H 포인트) 부하의 반복이 너무 많아 기능한도를 벗어나서 손상을 입게 된다는 이론이다.

기능한도 범위 내(안전구역)에서 검정색에 해당하는 운동을 하면 무릎관절에 도움이 되고 기능한도를 벗어나는 강도와 빈도(위험구역)로 빨간색에 해당하는 운동을 하면 오히려 무릎관절이 망가져서 더 아프게 된다. 운동이 무릎관절에 도움이 되게 하려면 그 운동이 기능한도의 범위 안에 있어야 한다는 것이다. 이용한도 내에서 신용카드를 사용해야 하는 것과 똑같다.

무릎의 기능한도: 옐로카드에 주의하라!

대퇴사두근 근력운동을 하면 할수록 좋으나 기능한도의 범위는 넘지 않아야 한다는 것은 신용카드 이용한도와 흡사하다. 이용한도 내에서 신용카드를 많이 쓰면 한도가 올라가는 것처럼 무릎도 기능한도를 넘지 않는 범위에서 운동량과 강도를 늘리면 기능한도가 올라가게 된다.

그렇다면 자신의 기능한도가 얼마인지 아는 것이 무엇보다 중요하다. 기능한도를 모르고 운동하면 아래와 같은 낭패를 보기 십상이기 때문이다.

"허벅지 근육을 강화하려고 매일 스쿼트를 하고 있는데 무릎이 점점 더 아파지네, 무엇이 문제인가?"

"애고, 의사가 많이 걸으면 무릎에 좋다고 해서 매일 운동장을 도는데 무릎 안쪽이 따가워서 못 걷겠네!"

예를 들어 내 기능한도가 스쿼트 70회라는 것을 정확히 알고 있다면 65회까지만 하고 잘 쉬면 된다. 80회나 90회를 하면 무릎이 더 아파질 것이 분명하므로…. 그런데 문제는 70회가 기능한도라는 것을 어떻게 알아낼 수 있을까?

무릎의 기능한도를 알 수 있는 객관적인 방법은 없다. 이유는 사람마다, 같은 사람이라도 시기에 따라, 상태에 따라 달라지기 때문이다. 다이 박사가 예로 제시한 기능한도는 20대 건강한 청년의 무릎이었다. 이 청년 옆집에 사는 70대 할머니 무릎의 기능한도는 어떨까? 아마도 왼쪽 아래로 한참 내려가 있을 것이다. 공수부대에서 휴가 나온 사촌형의 기능한도는 오른쪽 위로 한참 올라갈 것이다. 이렇게 사람마다 기능한도가 천양지차로 다르다.

같은 사람이라도 상태에 따라 다르다. 공수부대 사촌형이 점프하다가 무릎을 다치면 기능한도가 70대 할머니보다 더 떨어질 것이고 푹 쉬어서 회복되면 정상 한도로 돌아올 것이다.

이처럼 살아 있는 생물과 같은 기능한도를 어찌 정확히 알 수 있을까? '기능한도의 원리'를 주창한 다이 박사의 설명으로 돌아가 보자. 그는 기능한도 바로 위에 '초생리적 과부하 영역 zone of supraphysiologic overload'이 있고 그 위에 '구

'구조적 손상 영역 zone of structural failure'이 있다고 했다 [그림 10.4]. 무릎에 큰 부담이 없는 운동을 하면 '항상성 영역 zone of homeostasis' 속에 있어서 아무런 문제가 없다가 너무 강한 충격을 주면 연골이나 인대가 찢어지는 '구조적 손상 영역'으로 가게 된다. 참으로 다행인 것은 **기능한도를 넘어 구조적 손상이 일어나기 전에 '초생리적 과부하 영역'을 거치게 된다**는 것이다. 마치 축구에서 반칙 플레이를 하면 바로 퇴장시키지 않고 한 번은 경고의 옐로카드를 주는 것과 같은 이치이다. 옐로카드의 의미는 '계속 반칙하면 퇴장시킬거야!'라는 의미 아니겠는가?

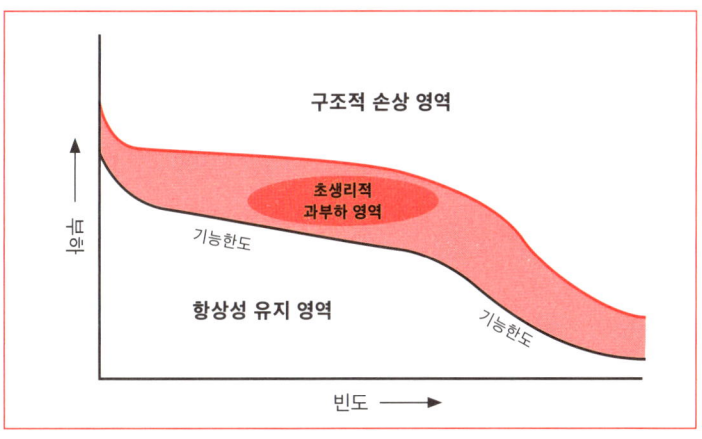

[그림 10.4] 기능한도를 넘어가는 운동을 하면 바로 **구조적 손상이 오지는 않는다. 구조적 손상이 생기기 전에 '초생리적 과부하 영역'에 먼저 진입하게 된다.** 이때 통증, 압통을 비롯해 관절이 붓고 불안정해지는 증상이 생기는데 이것이 바로 경고장 옐로카드이다. 옐로카드를 받으면 운동량을 줄이거나 무릎에 부담이 없는 운동만 하면 다시 '항상성유지 영역'으로 돌아와서 통증도 없이 튼튼한 무릎을 가질 수 있다.

옐로카드를 받으면 당연히 플레이에 조심해야 한다. 때로는 카드를 받은 것 때문에 화가 나 심판에게 달려들다가 바로 퇴장당하는 선수도 있다. 무릎 운동도 마찬가지이다. 과부하 영역에 들어갔다는 신호가 오는데도 아랑곳하지 않고 한도초과의 운동을 계속하는 경우를 흔히 본다. 아픈 무릎이 나을 수가 없는 상황이다. 이런 분들이 병원에 오면 답답하다. 본인이 무릎을 한도초과로 사용해 계속 아픈데 의사한테 낫게 해 달라 요구하기 때문이다. 반칙은 본인이 하면서 감독에게 와서 옐로카드 안 받도록 도와 달라는 것과 무엇이 다른가?

여기까지 설명을 들으면 이렇게 반문하는 분도 있을 것이다. "아니, 축구 심판은 반칙한 선수를 손가락으로 가리키면서 노란 카드를 높이 들지 않나? 내 무릎 아플 때 옐로카드를 들어 주는 사람은 아무도 없던데? 어쩌라고?"

다이 박사는 이렇게 답할 것이다. "너, 무릎 아프지? 그게 옐로카드야!"라고….

기능한도를 벗어나 과부하 영역에 들어간 것을 경고하는 옐로카드는 다음과 같다.

- **무릎에 통증이나 불편감을 느낀다.**
- **디디는 다리의 무릎이 불안정하게 느껴진다.**
- **관절이 붓거나 따뜻해진다.**
- **눌러서 아픈 곳이 있다.**

이런 현상이 보인다면 그 무릎은 과부하 영역에 들어간 것이다. 옐로카드를 받은 것이므로 퇴장당하지 않도록 조심해서 운동해야 한다는 것이다.

어떻게 조심하냐고? 아래에 설명하는 무릎 부담이 달라지는 여러 동작을 보도록 하자.

동작에 따라 달라지는 무릎의 부담감

발로 땅을 딛는 순간 무릎관절에는 부담이 생긴다. 일어서고, 걷고, 달릴 때 허벅지뼈가 종아리뼈를 누르게 되고 동시에 무릎뼈가 허벅지뼈를 누르게 된다. 여러 가지 동작에서 무릎에 얼마나 강한 힘이 걸리는지 연구한 결과를 보자. 가장 정확한 연구는 인공관절에 특수 센서를 부착해 인공관절 수술을 받은 사람이 여러 가지 동작을 할 때 허벅지뼈가 종아리뼈를 누르는 힘을 측정한 연구이다. 아쉽게도 무릎뼈가 허벅지뼈를 누르는 힘을 직접 재는 것은 아직 불가능하다. 계산으로만 도출된다. 필자가 그 연구결과를 모아서 표를 만들어 보았다. 이유는 무릎이 아픈 분들이 어떤 동작을 하면 무릎에 부담이 커지고, 어떤 동작을 하면 부담이 줄어드는지를 알아보기 위함이다.

먼저 일상생활 동작 때 무릎관절에 걸리는 부담을 살펴보자[표 10.1].

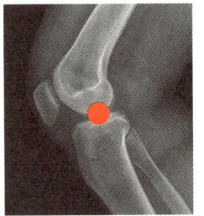 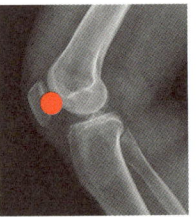

	종아리뼈/허벅지뼈	무릎뼈/허벅지뼈
두 다리로 서있기	1.07	
한 다리로 서있기	2.59	
걷기	2.5~2.8	0.5
달리기	3.1~3.6	7.7
계단 오르기	3.16	2.1~2.5
계단 내려오기	3.46	5.7
의자에서 일어나기	2.46	2.8~5.5

[표 10.1] 일상생활 동작에서 무릎에 미치는 부담 정도[59~62]. 숫자는 해당 동작을 할 때 한쪽 무릎에 체중의 몇 배에 해당하는 힘이 걸리는지를 나타낸다. 예를 들어 '두 다리로 서 있기'의 1.07이라는 숫자는 두 다리로 서 있을 때 한 다리의 허벅지뼈·종아리뼈에 걸리는 힘이 체중의 1.07배라는 뜻이다.

흥미로운 것은 두 다리로 가만히 서 있을 때 한쪽 무릎에 체중의 1.07배의 힘이 걸린다는 사실이다. 두 다리가 체중을 나눠 가지면 0.5배가 걸려야 할 텐데 말이다. 체중이 100kg인 사람이 두 다리로 서 있으면 한쪽 무릎에 각각 50kg 정도만 부담하면 될 것 같은데 각각 107kg씩이나 부담해야 한다니 참으로 억울하다. 그 이유는 무릎에 체중만 실리는 것이 아니라 넘어지지 않으려고 무릎 주변 근육이 힘을 쓰기 때문이다. 우리 몸의 척추와 관절에 생기는 부담이 단지 지구의 중력으로만 생기는 것이 아니다. **중력 속에서 원하는 대로 몸을 움직이려고 애쓰는 근육의 힘이 척추와 관절에 상당한 부담을 준다는 것이다.**

걸을 때는 한 다리로 서 있을 때와 비슷하게 체중의 2.5~2.8배의 부담이 걸리고 달리기 할 때와 계단을 오르내릴 때는 체중의 3배 이상 힘을 받게 된다. **무릎이 약한 분들은 달리기와 계단 오르기를 피해야 하는 이유이다.**

이번에는 운동 동작을 할 때 생기는 무릎의 부담을 정리해 보자[표 10.2].

	종아리뼈/허벅지뼈	무릎뼈/허벅지뼈
실내자전거	1.0~1.5	1.3
트레드밀 걷기	2.1	
일립티컬 – 크로스 트레이너	2.2~2.3	
무릎 펴기(Leg Extension)	1.5	
다리로 밀기(Leg Press)	2.8	
스쿼트	3.8	6.0~7.6
골프 – 왼쪽 무릎	4.4	
골프 – 오른쪽 무릎	3.0	
점프		20
테니스 서브	4.2	
테니스 포핸드	4.3	

[표 10.2] 운동 동작에서 무릎에 미치는 부담 정도[59~62]. 숫자는 해당 동작을 할 때 **한쪽 무릎에 체중의 몇 배**에 해당되는 힘이 걸리는지를 나타낸다. 예를 들어 '스쿼트'의 3.8과 6.0~7.6이라는 숫자는 스쿼트할 때 한쪽 다리의 종아리뼈·허벅지뼈 관절에 걸리는 힘은 체중의 3.8배, 무릎뼈·허벅지뼈 관절에 걸리는 힘은 체중의 6.0~7.6배가 된다는 뜻이다. 골프 칠 때 왼쪽, 오른쪽 무릎은 오른손잡이 골퍼 기준이다.

실내자전거, 트레드밀 걷기, 일립티컬 트레이너는 모두 평지 걷기보다 무릎 부담이 적은 것을 알 수 있다. 따라서 걸을 때 무릎이 아픈 사람은 걷기 대신 이 세 가지 운동을 하는 것이 좋다. 실내자전거가 제일 부담이 적다.

세 가지 근력강화운동을 보자. 스쿼트는 체중의 3.8배로 상당히 강한 힘이 걸리고, 다리로 밀기(레그프레스, Leg Press)는 걷기 정도의 힘(2.8배)이 걸린다. 이에 비해 무릎 펴기(레그익스텐션, Leg Extension)는 체중의 1.5배로 트레드밀 걷기(2.1)보다도 무릎 부담이 작다. 즉, 무릎 펴기 운동은 무릎에 부담은 거의 미치지 않으면서 대퇴사두근을 효과적으로 강화하는 아주 훌륭한 운동 동작인 것이다.

골프칠 때 왼쪽 무릎(오른손잡이 기준)에 걸리는 힘이 체중의 4.4배 정도라는 것에 주목하라. 계단 오르내리기보다 더 강한 힘이 걸린다. 연습장에서 강한 드라이버 스윙을 짧은 시간에 수없이 반복한다는 것은 무릎관절을 심하게 학대하는 것이다.

무릎뼈·허벅지뼈 사이에 걸리는 힘은 허벅지뼈·종아리뼈 사이에 걸리는 힘과 다른 양상을 보인다. 걸음을 걸을 때는 0.5 정도로 거의 부담이 없다가 스쿼트나 달리기할 때는 7배 정도로 올라간다. 더 흥미로운 것은 종아리뼈·허벅지뼈 사이에 걸리는 힘을 보면 실내자전거(1.0~1.5)가 걷기(2.5~2.8)보다 훨씬 낮으나 무릎뼈·허벅지뼈에 걸리는 힘은 실내자전거(1.3)가 걷기(0.5)보다 오히려 높다는 것이다. 이러한 현상은 무릎을 많이 구부리는 동작 때문에 무릎뼈·허벅지뼈 사이에 걸리는 힘이 커지기 때문이다. 걷기보다 실내자전거를 탈 때 무릎이 더 구부러지므로 무릎뼈·허벅지뼈 사이에 걸리는 힘이 실내자전거에서 더 커지는 것이다. 따라서 실내자전거를 탈 때는 발판과 안장의 거리를 가능하면 멀게 하여 무릎이 쭉쭉 펴지도록 해야 한다.

또 하나 흥미로운 점은 종아리뼈·허벅지뼈 사이에 걸리는 힘은 최소 체중의 1.07배(두 다리로 서 있기)에서 최대 체중의 4.4배(골프 스윙)의 좁은 변이폭을 보이는데 무릎뼈·허벅지뼈 사이에 걸리는 힘은 최소 0.5배(걷기)에서 최대 20배(점프)로 그 변이폭이 엄청나게 크다는 것이다. 무릎뼈를 여의주처럼 품고있는 무릎의 수호신 대퇴사두근이 얼마나 중요한 역할을 하는지를 알 수 있다.

무릎뼈·허벅지뼈 사이에 걸리는 힘은 체중을 싣고 무릎이 많이 구부리면 기하급수적으로 커진다. 무릎이 약한 분들은 무릎을 많이 구부리는 운동을 피하는 것이 좋다.

무릎 부담감에 따른 무릎 운동 안전 순위도

어떤 운동이 무릎에 부담이 없고 어떤 운동은 더 큰 부담을 주는지를 알아야 무릎의 기능한도 내에서 안전하게 운동할 수 있을 것이다. 무릎 운동도 안전도와 강도에 따라 한번 줄을 세워 보자[그림 10.5].

[그림 10.5] 한눈에 보는 여러 가지 허벅지근육 근력운동 동작. 무릎과 허리의 안전도 순이다. 위로 갈수록 안전도가 높다. 아래로 갈수록 안전도는 낮아진다. 안전도가 높다고 반드시 운동 강도가 약한 것은 아니다. 운동량, 부하 등에 따라 손상 없이 높은 강도의 운동도 가능하다.

높은 안전도 순

실내자전거 타기

걸을 때 종아리뼈·허벅지뼈 관절에 걸리는 힘이 체중의 2.5~2.8배인데 비해 자전거 탈 때는 1~1.5배밖에 걸리지 않아 무릎 부담이 매우 적다. 의자의 위치를 잘 조정해 무릎이 적게 구부러지도록 해야 무릎뼈·허벅지뼈 관절에 부담이 적다. 안장만 있어 허리가 앞으로 구부러지는 것보다는 등받침이 있어 허리가 뒤로 젖혀지는 자세가 허리 건강에 더 좋다.

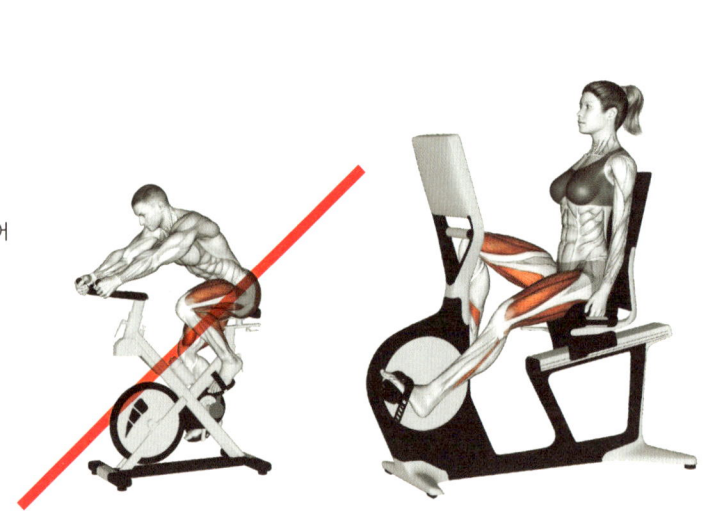

무릎 펴기(레그익스텐션, Leg Extension)

무릎관절에 부담을 최소화(체중의 1.5배)하면서 무릎관절의 수호신인 대퇴사두근을 키울 수 있는 아주 좋은 운동이다. 체육관에 가서 기구를 이용해도 좋고 집에서 고무밴드를 이용해도 된다. 허리가 아픈 사람은 등받이를 뒤로 젖히는 것이 좋다. 등받이가 곧추세워져 허리를 구부리게 하면 허리 통증이나 좌골신경통이 심해질 수 있다.

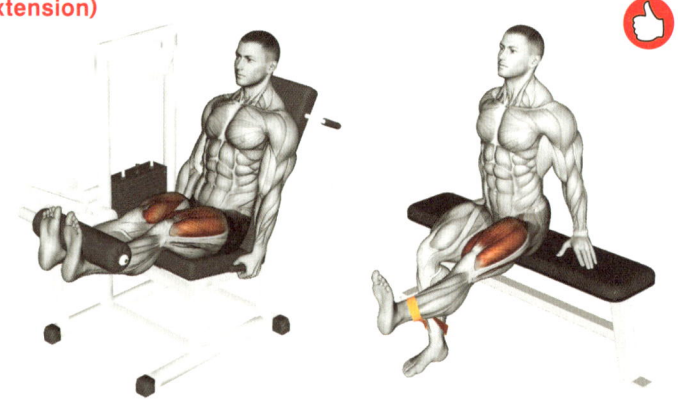

트레드밀 걷기, 일립티컬 혹은 크로스 트레이너(Elliptical, Cross Trainer)

길에서 걷는 것보다 트레드밀에서 걸으면 무릎 충격이 줄어든다. 일립티컬은 걷기운동과 비슷하나 발이 항상 발판에 붙어서 힘을 쓰므로 걷기에 비해 무릎에 걸리는 부담이 적다. 왠지 모르게 걷기운동을 하고 나서 무릎이 아프고 붓는 경우라면 당분간 트레드밀 걷기나 일립티컬 운동을 권한다.

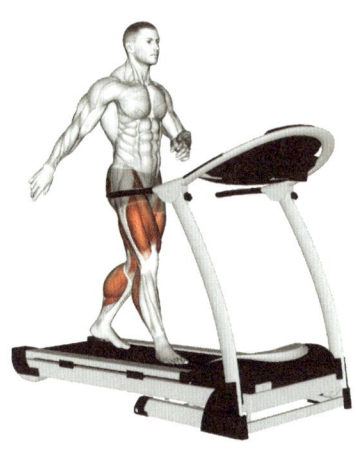 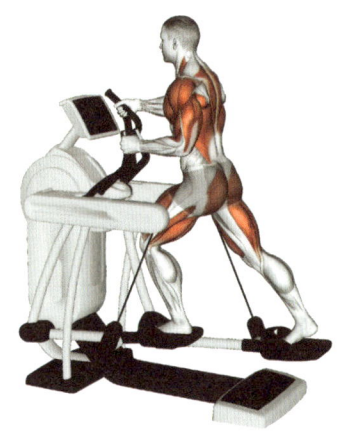

요추전만 자세로 경쾌하게 걷기

걷는 게 무릎 건강에 도움이 된다는 것은 '146페이지, '걷기운동을 추천하는 진짜 이유!''에서 자세히 설명했다. 무릎 연골을 튼튼하게 하고 하체 근육 운동도 되면서 관절에 미치는 부담은 최소화한다.

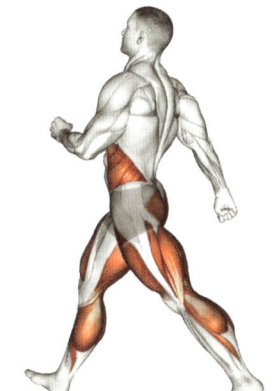 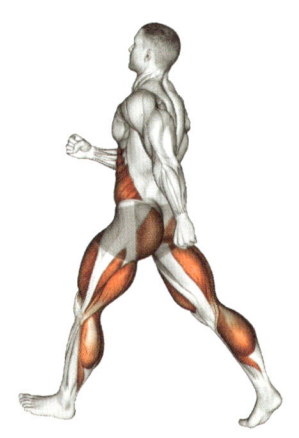

벽스쿼트 (Wall Squat)

벽에 등을 기댄 채 무릎을 구부려 허벅지근육에 자극을 가하는 운동이다. 일반 스쿼트에 비해 전후방 십자인대에 부담이 적으므로 [63] 십자인대 손상 후 재활에 도움이 되는 운동이다.

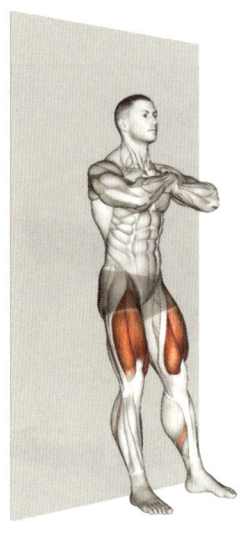
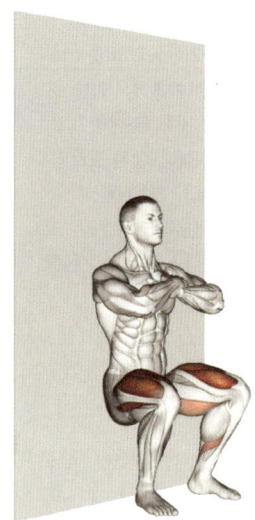

다리로 밀기(레그프레스, Leg Press)

엉덩이근육과 무릎 근육을 동시에 자극하는 운동이다. 무릎관절에 약간의 부담(체중의 2.8배)이 있다. 특히 무릎을 많이 구부릴수록 무릎과 허리에 부담이 커진다.

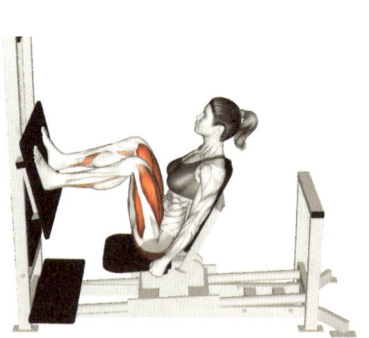
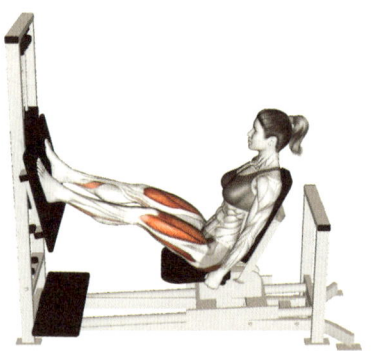

계단 오르내리기

계단 오르내리기는 한쪽 무릎을 구부린 상태에서 힘을 쓰므로 무릎 부담이 상당하다. 종아리뼈·허벅지뼈 관절 기준으로 올라갈 때는 체중의 3.2배, 내려올 때는 체중의 3.5배 정도 걸린다. 물론 계단 한 칸의 높이가 중요하다. 높을수록 무릎이 많이 구부러져 부담이 커진다.

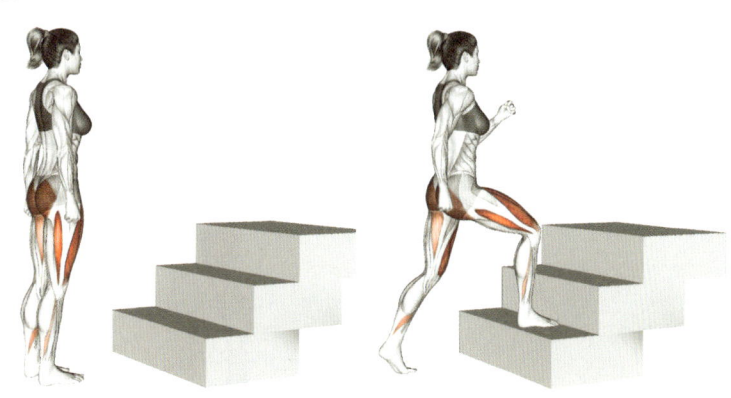

역기 스쿼트(Barbell Squat)

다리로 밀기(레그프레스) 같은 효과가 있다. 당연히 무릎을 많이 구부리면 허리와 무릎에 모두 해롭다.

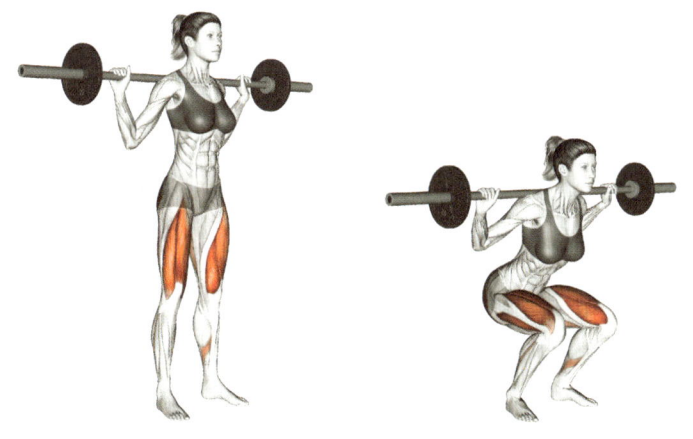

런지(Lunge)

다리근육 키우기에 좋은 운동이다. 그러나 체중을 한쪽 무릎에 싣고 무릎이 많이 구부러지므로 무릎관절에 부담이 큰 운동이다. 통증이 있다면 하지 않는 것이 좋다.

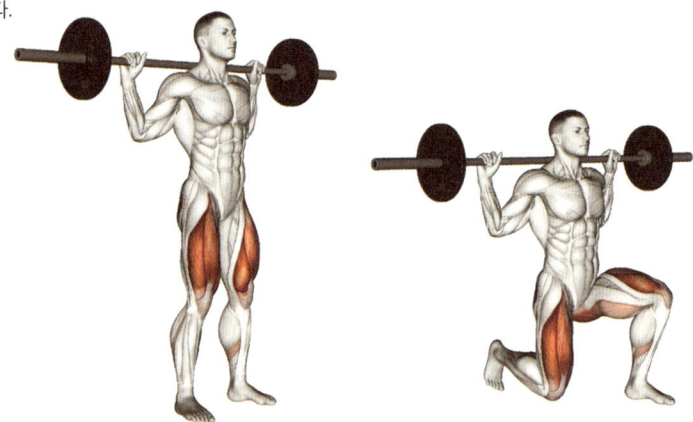

위 그림을 해석할 때 주의할 점이 두 가지 있다. 첫째, 같은 동작이라도 역기나 아령이 무거울수록 무릎 부담은 더 커지기 마련이다. 무거운 역기를 들고 스쿼트하면 맨몸 런지보다 무릎 부담이 커진다. 같은 무게를 들고 운동한다고 가정할 때 런지가 스쿼트보다 부담이 크다는 것이다. 둘째, 무릎은 구부리면 구부릴수록 관절 부담이 커진다. 계단 오르기가 스쿼트보다 낮은 부담이라고 제시되어 있으나 축구장 관중석 같은 높은 계단을 오르게 되면 무릎을 30도 정도 구부리는 스쿼트보다 더 큰 무릎 부담이 가해진다.

운동을 좀 아는 분들은 위 그림을 보고 "어, 무릎 펴기(레그익스텐션, Leg Extension)는 '열린 사슬 운동(open kinetic chain exercise)'이라 다리로 밀기나 스쿼트, 런지와 같은 '닫힌 사슬 운동(closed kinetic chain exercise)보다 더 위험하다던데?"라고 반문하는 분도 있을 것이다. 그 말도 맞다. 그러나 그것은 전방십자인대 손상 혹은 수술 후의 상태에만 해당하는 말이다. 대부분의 무릎 통증은 무릎뼈·허벅지뼈 관절과 종아리뼈·허벅지뼈 관절에 쌓이는 스트레스, 관절 주변의 힘줄에 생기는 염증, 관절 내 활액막염 때문이다. 이럴 때는 종아리뼈·허벅지뼈 관절의 부담을 최소화할 수 있는 무릎 펴기가 훨씬 더 안전하다. 무릎 펴기 운동 때 무릎뼈·허벅지뼈 관절에 부담이 생겨 무릎 앞쪽이 아프면 운동 범위를 줄이면 된다.

무릎이 좀 부실한 분들은 무릎 펴기(레그익스텐션, Leg Extension) 운동을 가까이 하라!

허벅지 운동의 메뉴를 추천한다.

- 무릎이 아픈 사람은 걷기와 무릎 펴기(레그익스텐션, Leg Extension)만 해도 충분하다. 무릎 펴기 운동을 할 때 무릎을 많이 구부리면 부담이 생긴다. 무릎이 아픈 분들은 무릎을 구부렸다 펴는 범위를 좁게 하는 것이 좋다.[390페이지, '추천운동 12' 참조]

- 무릎이 통증에서 회복된 후에는 다리로 밀기(레그프레스, Leg Press)로 허벅지와 엉덩이근육을 같이 강화해 주는 것도 좋다. 그러나 조금이라도 통증이 있다면 굳이 이 운동을 지속할 필요는 없다.

- 스쿼트나 런지는 무릎이 전혀 아프지 않고 생생한 사람에게 적합한 운동이다. 무릎에 통증이 좀 느껴짐에도 불구하고 꼭 스쿼트를 하고 싶다면 무릎이 50~60도 정도만 구부러지도록 하라. 이 범위까지는 무릎에 과도한 부담이 생기지 않는다.

요점 정리

1 허벅지근육, 특히 대퇴사두근은 무릎 통증의 수호신이다. 대퇴사두근 강화는 무릎을 더 튼튼하게 만들어 무릎 통증을 줄인다.

2 과도한 운동은 오히려 무릎을 손상시킨다. 무릎의 기능한도 내에서 근력운동을 해야 한다.

3 **무릎의 기능한도를 넘을 때는 경고를 받는다. 무릎에 통증이나 불편감, 무릎의 불안정성, 관절이 붓거나 따뜻해짐, 압통 등이 경고장**이다. 경고장을 무시하고 계속 운동하면 돌이킬 수 없는 손상을 받게 되므로 조심하라.

4 무릎이 아픈 사람은 **걷기운동과 무릎 펴기(레그익스텐션, Leg Extension)**가 좋다.

5 걷기운동을 해도 무릎이 아프면 크로스 트레이너, 트레드밀, 실내자전거 타기를 시도하라.

6 벽스쿼트는 십자인대 손상이 있는 사람이 안전하게 할 수 있는 운동이다.

7 레그프레스, 스쿼트, 런지는 무릎 건강에 자신 있는 사람에게 적합하다.

11장 4위 뒷종아리근육
제2의 심장

뒷종아리근육과 아킬레스힘줄

발목과 무릎 사이에 있는 종아리(하퇴, 下腿) 부위에서 가장 눈에 띄는 근육은 당연히 뒷종아리근육이다. 뒷종아리근육을 자세히 보면 피부 가까운 쪽에 두개의 근육 덩어리가 있고 뼈 쪽으로 깊숙이 편평한 근육이 있다. 피부 쪽에 있는 것이 장딴지근이고 뼈 쪽에 있는 편평한 근육이 가자미근이다[그림 11.1]. 장딴지근의 두 갈래 근육과 가자미근이 뒤꿈치로 내려가면서 하나의 힘줄로 합쳐진다. 그것이 바로 아킬레스힘줄이다. 아킬레스힘줄은 더 내려가서 발뒤꿈치뼈에 붙고 장딴지근과 가자미근이 수축할 때마다 땅을 딛고 있는 발의 뒤꿈치를 높이 들어 올리는 기능을 한다. 한쪽 뒷종아리근육으로도 몸 전체를 번쩍 들어 올릴 만큼 힘이 대단히 좋은 근육이다.

땅을 딛고 있는 발의 뒤꿈치를 들어 올리는 것은 빨리 걷기, 달리기, 점프 등의 동작에 필수적이다. 따라서 뒷종아리근육이 크고 강하면 빨리 달리고, 높이 점프할 수 있다. 운동을 잘하려면 반드시 뒷종아리근육이 받쳐 줘야 한다.

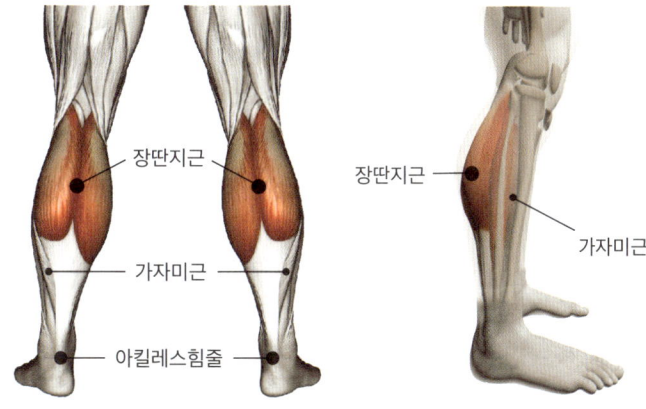

[그림 11.1] 종아리 뒤쪽의 피부에 가까운 두 개의 갈래(근육덩어리)가 장딴지근(gastrocnemius)이고 그보다 더 깊이 종아리뼈에 가깝게 붙어 있는 넓적한 근육이 가자미근(soleus)이다. 장딴지근육의 두 갈래와 가지미근이 하나의 힘줄을 형성해 뒤꿈치뼈에 붙는다. 이 힘줄이 바로 아킬레스힘줄이다.

장딴지근과 가자미근의 따로 또 같이

하나의 아킬레스힘줄에 두 갈래의 장딴지근과 한 갈래의 가자미근 등 세 갈래의 근육이 붙는다고 해서 하퇴삼두근(triceps surae)이라고 부른다. 뒷종아리근육을 구성하는 두 개의 근육이 아킬레스힘줄에 붙어 늘 같이 움직이는 것 같지만 제각기 따로 노는 경우도 많다. 그 이유는 아래와 같은 해부학적 특성 때문이다.

가자미근은 종아리뼈 뒤쪽에서 아킬레스힘줄을 통해 발뒤꿈치뼈에 붙기 때문에 발목관절만을 움직인다. 이에 비해 장딴지근은 허벅지뼈에서 시작돼 무릎과 발목관절을 지나 뒤꿈치에 붙기 때문에 무릎과 발목의 움직임에 모두 관여한다.

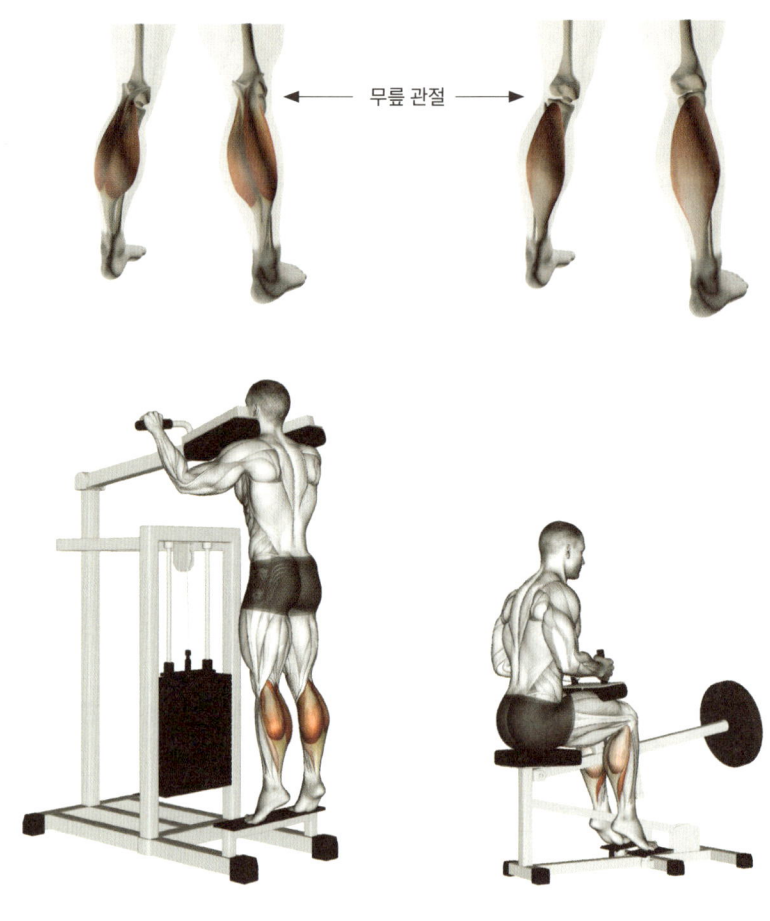

장딴지근과 장딴지근 운동   가자미근과 가자미근 운동

[그림11.2] 무릎보다 위에서 근육이 시작되는 장딴지근과 무릎 아래에서 시작하는 가자미근의 해부학적 도해(위쪽 두 그림) 그리고 각 근육에 선택적인 자극을 가할 수 있는 운동(아래쪽 두 그림). 왼쪽 아래 그림과 같이 무릎을 펴고 발뒤꿈치를 드는 동작을 하면 장딴지 근육이 팽팽해져서 강한 힘을 발휘한다. 그러나 왼쪽 아래 그림처럼 무릎을 구부리고 발뒤꿈치를 들면 장딴지근은 팽팽한 성질을 잃게 되어 힘을 쓰기 힘들어진다. 이때 발뒤꿈치를 드는 힘은 가자미근에서 주로 나오게 된다.

따라서 장딴지근은 무릎을 구부리게 되면 근육이 충분히 당겨지지 않아 별로 힘을 쓰지 못한다. 무릎을 구부린 상태에서 발뒤꿈치를 들어 올리면 가자미근만 선택적으로 수축된다. 가자미근만을 선택적으로 강화하려면 무릎을 구부리고 운동하면 된다는 뜻이다[그림 11.2].

가만히 서 있을 때 힘을 쓰고 있는 유일한 근육은?

뒷종아리근육이 멋진 운동에만 사용된다고 생각하면 오산(誤算)이다. 사람이 서 있을 때 유일하게 힘을 쓰고 있는 근육이 바로 뒷종아리근육이다. "아니, 서 있을 때 다리근육이나 허리근육은 힘을 안 쓰고 있나요?"라고 반문하는 분이 많을 것이다. 물론 몸이 앞뒤로 흔들리거나 체중을 좌우측 발로 옮길 때는 허리나 다리 근육이 사용되지만 가만히 서 있기만 할 때는 뒷종아리 근육만으로 가능하다. [그림 11.3]을 보자.

[그림 11.3]을 보면 사람이 땅을 딛고 가만히 서 있을 때 허리, 엉덩관절, 무릎관절은 근육이 아니라 인대로 튼튼하게 버티고 있는 것을 알 수 있다. 발목관절에는 중력에 저항할 인대가 없어 뒷종아리근육은 늘 힘을 주고 있어야만 한다. 뒷종아리근육의 힘만으로 서 있을 수 있다는 것은 우리 몸의 에너지를 절약하는 데 큰 도움이 된다. 인간의 몸이 수백만 년 동안의 진화 과정을 통해 최소한의 힘만으로 서 있는 상태를 유지할 수 있도록 만들어진 진화의 산물이다. 그런데 뒷종아리

[그림 11.3] 사람이 땅을 딛고 가만히 서 있을 때 힘을 써야만 하는 근육은 뒷종아리 근육밖에 없다. 귓구멍에서 시작하는 체중의 무게중심선(검정색 화살표)과 각 관절의 회전축(빨간색 점)의 관계를 자세히 보자. 사람이 가만히 서 있을 때 지구의 중력은 허리와 엉덩관절은 뒤로 젖히고(그림에서 시계반대방향, 곡선화살표) 무릎과 발목은 앞으로 구부러지도록(그림에서 시계방향, 곡선화살표) 힘을 가한다. 지구 중력이 관절을 구부리는 힘에 저항하도록 허리에는 전방종인대, 엉덩관절에는 장대퇴인대, 무릎에는 뒤쪽오금인대가 있어 근육의 수축이 필요 없다. 이론적으로는 근육 힘을 전혀 쓰지 않고도 중력에 저항해 서 있을 수 있다는 뜻이다. 그렇지만 발목관절에는 중력에 저항할 인대가 없다. 장딴지근(오금인대를 보여 주기 위해 무릎 뒷부분의 힘줄은 없앰)과 가자미근이 수축해야 앞으로 넘어지지 않고 서 있을 수 있다. 서 있을 때 뒷종아리근육은 늘 힘을 주고 있어야만 한다.

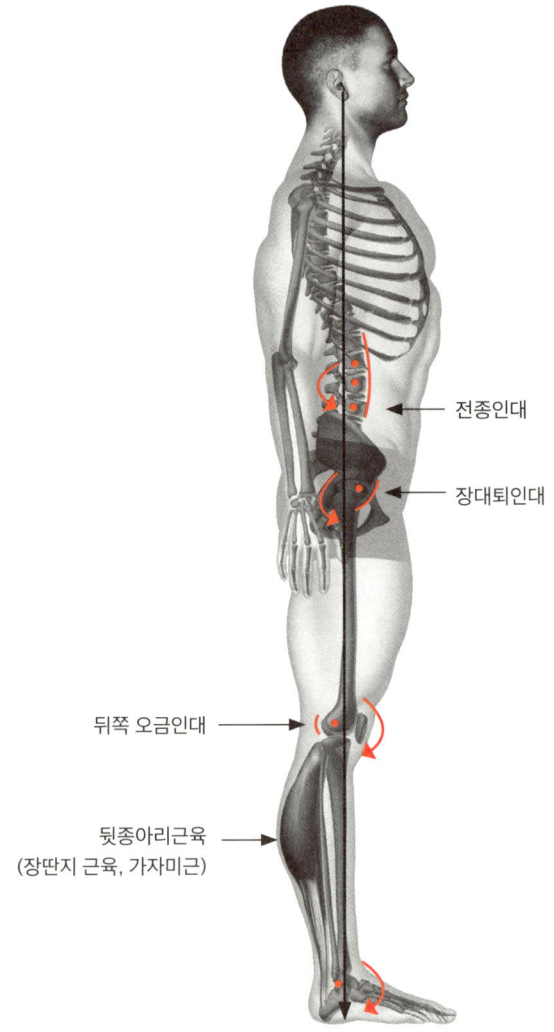

근육이 힘을 쓰지 않으면 발목이 머리 쪽으로 꺾이면서 몸이 앞으로 넘어지게 된다. 뒷종아리근육이 약하면 서 있을 때 균형을 잃고 넘어질 가능성이 높다는 뜻이다. 뒷종아리근육은 젊어서 멋진 점프슛을 하기 위해서도 반드시 필요한 근육이지만 나이 들어서 넘어지지 않고 꼿꼿이 서 있기에도 꼭 필요한 근육이다.

뒷종아리근육은 계단을 오르내릴 때 무릎을 안정되게 잡아 주는 역할도 한다. 지면에 닿은 발로부터 종아리뼈(하퇴뼈)를 든든하게 컨트롤해 주기 때문이다. 대퇴사두근을 도와준다는 뜻이다. 무릎 관절염으로 고생하는 분들도 강화해 주면 도움을 받게 된다.

나이가 들수록 뒷종아리근육 강화가 중요하다.

뒷종아리근육: 제2의 심장

'뒷종아리근육이 제2의 심장이다'라고 하면 '책 몇 권 쓰더니 뻥이 많이 늘었네!'라고 혀를 차는 분이 계실지 모르겠다. 죄송하지만 필자가 지어낸 말이 아니라 기립성저혈압을 연구하는 심장전문의들이 한결같이 하는 말이다 [64].

앉거나 누워 있다가 갑자기 일어설 때 현기증이 생기면서 머리가 핑 도는 증상을 겪는 분이 많다. 흔히들 빈혈 증세라고 알고 있지만 실제로는 혈액 속 적혈구 수가 줄어든 빈혈(貧血)과는 전혀 상관없는 증상이다. 일어설 때 심장에서 머리로 피를 잘 보내지 못해서 생기는 기립성저혈압의 전형적인 증상이다. 기립성저혈압이 생기는 이유는 갑자기 일어설 때 머리로 올라가야 할 피가 종아리에 있는 심부정맥(深部靜脈, deep vein)으로 몰려 내려가기 때문이다. 심부정맥에 몰려 있는 피를 펌프질해서 심장으로 돌려보내는 역할을 하는 기관이 바로 뒷종아리근육이다. 심장이 펌프질해서 온몸의 조직으로 피를 보내는 것처럼 뒷종아리근육은 일어설 때 종아리의 심부정맥(deep vein)으로 내려온 피를 펌프질해서 심장으로 다시 보내는 기능을 한다.

심장이 주펌프라면 뒷종아리 근육은 보조펌프이다. 근육 가성비 순위 4위가 너무 박(薄)한 평가로 느껴진다.

뒷종아리근육 운동

뒷종아리근육 운동을 할 때 부담이 될 수 있는 경우는 발목관절에 관절염이 있거나 아킬레스힘줄 손상, 뒷종아리근육 자체의 손상 등이 있겠다. 장딴지근육은 무릎을 가로질러 작용하므로 근력운동으로 무릎 주변 힘줄에 나쁜 영향을 미칠 수도 있다. 이런 경우는 당연히 부담이 적고 가벼운 운동으로 시작해서 서서히, 아주 조금씩 운동강도를 높이는 노력이 필요하다[그림 11.4].

[그림 11.4] 한눈에 보는 여러 가지 뒷종아리근육 근력운동 동작. 아킬레스힘줄과 허리의 안전도 순이다. 위로 갈수록 안전도가 높다. 아래로 갈수록 안전도는 낮아진다. 안전도가 높다고 반드시 운동 강도가 약한 것은 아니다. 운동량, 부하 등에 따라 손상 없이 높은 강도의 운동도 가능하다.

높은 안전도 순

의자 잡고 뒤꿈치 들기

중심을 잃지 않도록 의자나 테이블 등을 살짝 잡고 뒤꿈치를 드는 운동이다. 양쪽 발로 할 수도 있고 한 발을 들고 한쪽 뒷종아리 근육에 집중할 수도 있다. 뒤꿈치를 들었다가 바닥으로 내려올 때 천천히 내려야 한다. 뒤꿈치가 바닥에 충격을 가하면 운동하는 사람의 관절에도 나쁘고 층간 소음 발생 우려도 있다. 처음 시작할 때는 뒤꿈치를 조금만 들어 올리는 것이 좋다. 처음부터 높이 들면 무릎 통증이 생길 수도 있다.

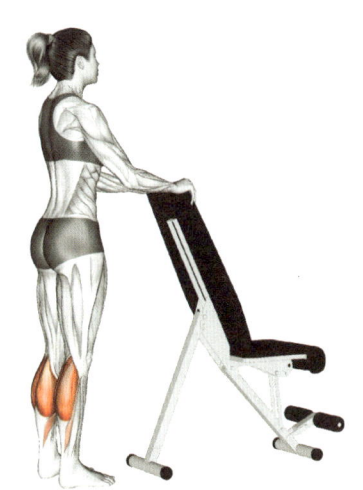
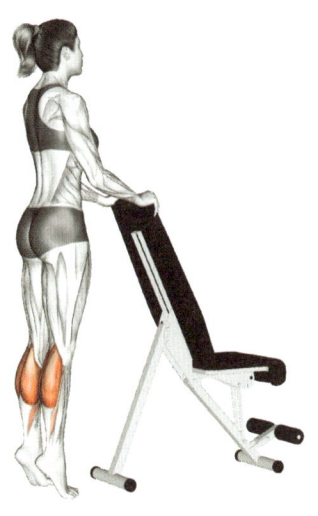

턱 밟고 뒤꿈치 들기

발의 앞쪽으로 계단이나 턱을 밟고 발뒤꿈치를 들어 올린 다음 천천히 내려 발뒤꿈치가 턱보다 아래로 내려가도록 한다. 덤벨이나 역기를 들어 운동 강도를 높일 수 있다. 아킬레스힘줄 손상의 치료에도 효과가 좋은 운동이다. 천천히 내리고 끝까지 내리는 것이 중요하다.

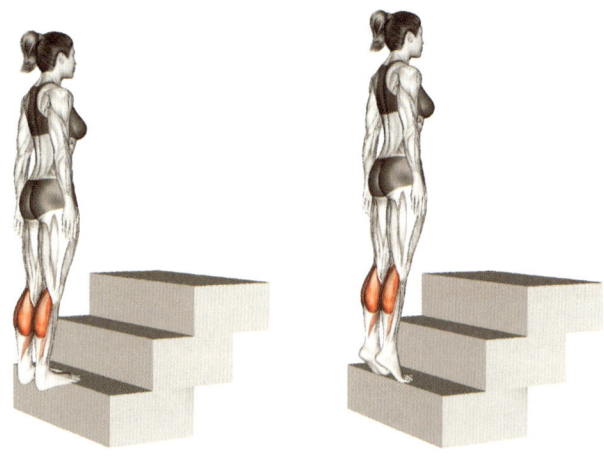

앉아서 뒤꿈치 들기

가자미근에 대한 선택적 근력 강화가 가능한 운동이다. 기계에서 할 수도 있고 아령을 허벅지 위에 올려 놓고 할 수도 있다. 지구력이 좋은 가자미근 운동이므로 반복 횟수를 많이 하는 것이 필요하다.

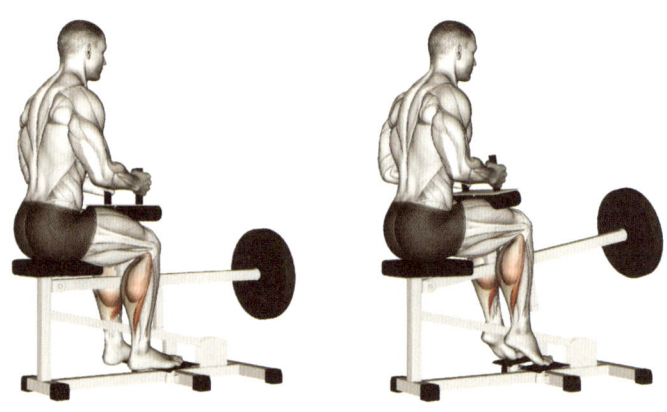

무게 메고 뒤꿈치 들기

장딴지근이 주로 강화되며 가자미근에도 약간의 자극이 가해지는 운동이다. 기계도 좋고 역기를 이용하는 것도 좋다. 단, 허리가 아픈 사람은 피하는 것이 좋다. 많이 무거우면 허리에 부담이 꽤 커지기 때문이다.

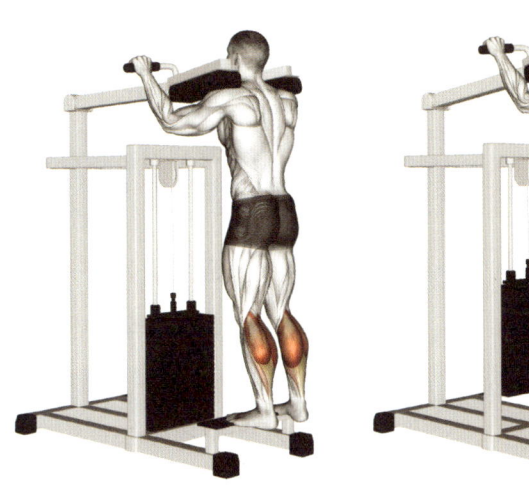

제자리뛰기(점핑잭, Jumping Jack), 줄넘기

제자리뛰기나 줄넘기는 상당히 강한 종아리 운동이다. 줄에 걸리지 않기 위해 노력을 해야 하므로 제자리뛰기보다 줄넘기의 난도(難度)가 더 높다. 하체와 척추뼈에 반복적인 충격을 가하므로 골다공증을 예방하는 데는 특효이다. 그러나 무릎이나 발목에 관절염이 있거나 허리가 아픈 사람에게는 통증 유발 요인이 될 수 있으므로 조심해야 한다.

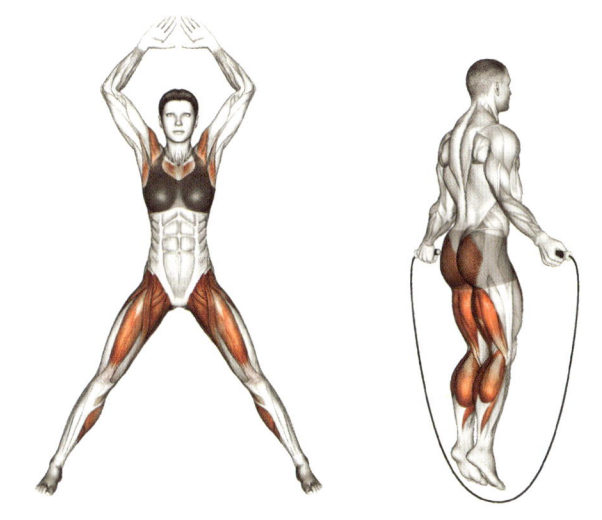

뒷종아리근육 운동을 추천하면

- 연세가 있는 분들이라면 의자 잡고 뒤꿈치 들기만 해도 충분하다. 그 이상은 해로울 수도 있다.
- 아킬레스힘줄 손상이 있는 사람은 뒤꿈치 들기를 할 때 체중을 천천히 내리는 동작을 통해 힘줄 손상의 회복을 기대할 수 있다.
- 허리가 아픈 분들은 무겁게 메고 뒤꿈치 들기는 피하는 것이 좋다. 꼭 하고 싶다면 가능한 한 허리를 뒤로 많이 젖혀서 즉, 요추전만을 최대한 올려서 하는 것이 좋다.
- 점핑잭이나 줄넘기는 골다공증에 좋은 운동이라 연세 드신 분에게 도움이 될 것 같으나 실제로는 아킬레스힘줄에 손상을 가하거나 발목, 무릎, 허리 등에 적지 않은 충격을 가한다. 조심해야 한다.

요점 정리

1 종아리에서 가장 중요한 근육은 아킬레스힘줄에 붙는 장딴지근과 가자미근을 합친 하퇴삼두근 혹은 뒷종아리근육이다.

2 뒷종아리근육은 빨리 걷기, 뛰기, 점프 등에 중요한 역할을 한다.

3 뒷종아리근육은 가만히 서 있을 때 유일하게 힘이 들어가는 근육으로 서 있을 때 균형을 유지하는 데 매우 중요하다.

4 기립성저혈압이 있는 분들은 제2의 심장, 보조펌프인 뒷종아리근육 운동을 열심히 하면 큰 도움이 된다.

12장

5위 견갑골주변근육
어깨관절의 보디가드

어깨와 어깻죽지, 어깨 아픈 사람은 어느 부위 운동에 집중해야 하나?

어깨는 팔을 몸에 붙이는 관절이다. 사람을 앞에서 보면 팔이 끝나고 몸통이 시작되는 부분에 불룩한 근육(삼각근)이 보이는데 이 부분을 어깨라 부른다[그림 12.1]의 점선. 해부학적으로는 위팔뼈(상완골, 上腕骨, humerus)의 머리 부분과 견갑골(肩甲骨, scapula)의 관절오목(glenoid fossa)이 만나서 이루는 관절(glenohumeral joint)이다.

    그러면 어깻죽지는 어디인가? 어깻죽지는 목이 끝나는 부분에서 윗등을 지나 어깨까지 이르는 부위이다[그림 12.1]의 실선. 이 속에 견갑골과 견갑골을 움직이는 근육이 들어 있다. 어깻죽지 속에서 견갑골을 움직이는 근육을 견갑골주변근육이라 부른다.

    어깨근육과 견갑골주변근육은 떼려야 뗄 수 없는 사이이다. 무슨 일을 할 때나 늘 서로 붙어서 긴밀히 협조하면서

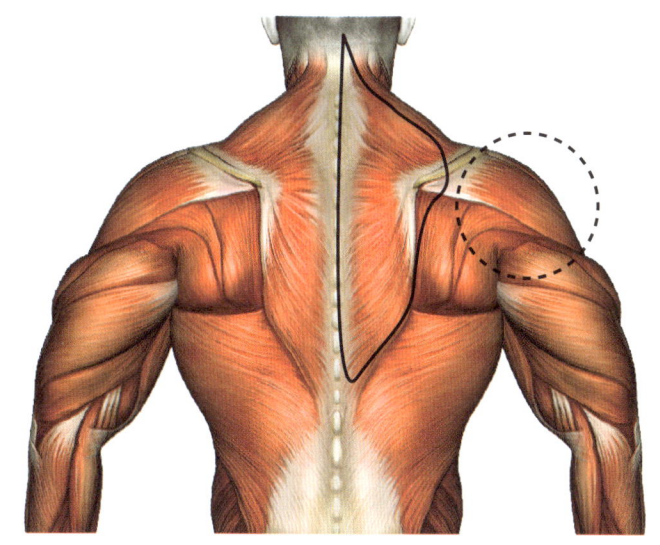

[그림 12.1] 어깨와 어깻죽지. 어깨는 위팔뼈와 견갑골이 붙는 관절(점선)이고 어깻죽지는 윗등에서 어깨로 이르는 부위(실선)이다. 견갑골과 견갑골을 움직이는 근육, 즉 견갑골주변근육을 포함한다.

움직인다. 그럼에도 불구하고 둘 사이에는 미묘한 차이와 서열이 존재한다.

어깨의 병은 대부분 어깨관절 자체[그림 12.1]의 점선에서 발생한다. 오십견 혹은 동결견으로 불리는 유착성 관절막염(adhesive capsulitis), 회전근개힘줄 손상, 석회성 건염 등 어깨를 괴롭히는 병은 모두 어깨관절 자체에서 생긴다.

그러면 당연히 어깨근육 운동을 열심히 해야겠네!!

그건 오산이다. 어깨관절에 생기는 병을 잘 낫게 하려면 어깨근육보다는 견갑골주변근육 운동에 집중해야 한다. 왜 그러냐고? 회사가 어려워지면 직원보다 사장이 더 노력해야 하는 것과 같은 이치다. 사장이 훨씬 더 큰 권한과 책임을 갖기 때문이다. 해부학적으로, 생체역학적으로 보면 어깨근육은 직원, 견갑골주변근육은 사장이다. 무슨 생뚱맞은 소리냐고? 좀 더 읽어 보라.

견갑골주변근육이 사장님인 이유

견갑골과 팔뼈의 관계는 골프티 위에 골프공을 올려 놓은 것과 같다. 견갑골 쪽의 관절오목이 골프티의 오목한 부분처럼 좁은데 비해 팔뼈의 머리는 골프공처럼 크다는 뜻이다. 골프티 위에 놓여 있는 골프공 같은 어깨관절은 팔을 움직이기 시작하면 언제라도 어긋날 수 있다. 지극히 불안정하다. 학계에서는 코 위에 공을 올려 놓고 재주를 부리는 물개로 비유한다[그림 12.2]. 공이 떨어지지 않으려면 물개가 능숙하게 잘 움직여야 하는 것처럼 어깨가 안정되게 움직이려면 견갑골을 잘 움직여야 한다. 견갑골주변근육이 그만큼 중요하다는 뜻이다.

공(=어깨관절)을 움직이는 어깨근육은 직원이고 물개(견갑골)를 움직이는 견갑골주변근육이 사장님이라는 것이 이해되는 대목이다.

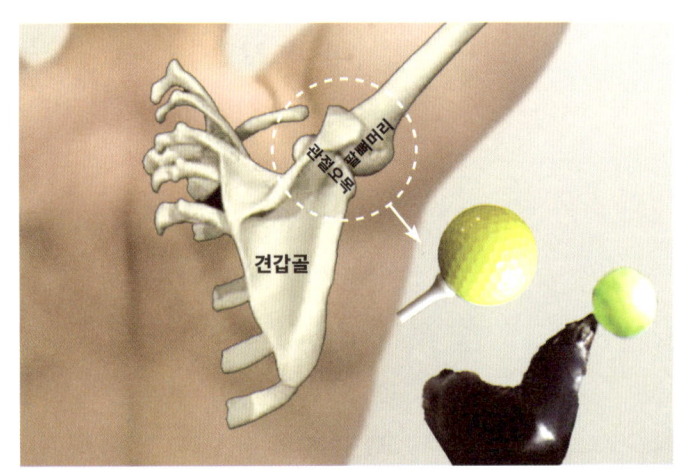

[그림 12.2] 견갑골과 어깨의 관계는 물개가 공으로 재주를 부리는 형국이다. 물개 코에 올려 둔 공이 떨어지지 않으려면 물개가 잘 움직여야 하는 것처럼 어깨가 안정되게 움직이려면 견갑골을 잘 움직여야 한다. 견갑골주변근육이 그만큼 중요하다는 뜻이다.

윗등에 붙어 미끄럼 타는 견갑골

겉으로 보면 팔이 윗등에 단단히 붙어 있는 것 같지만 실제로는 아주 느슨하다. 팔뼈가 붙어 있는 커다란 견갑골은 아주 작은 두 개의 관절을 통해 몸통과 연결된다. [그림 12.3]을 보면 어깨와 몸통을 연결하는 흉골쇄골관절과 견봉쇄골관절이 얼마나 작은지 알 수 있다. 견갑골의 극히 일부분만 몸통이

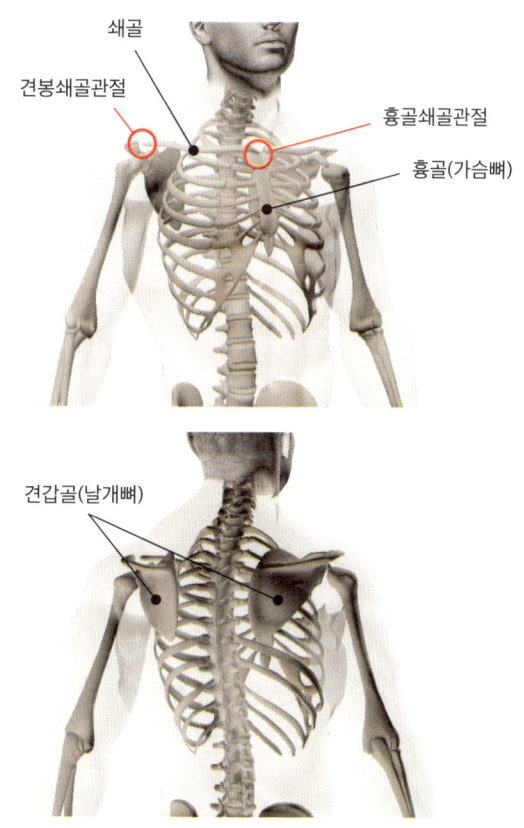

[그림 12.3] 위쪽 그림을 보면 견갑골과 몸통이 **뼈**로 연결되는 부위는 견봉쇄골관절과 흉골쇄골관절이 유일하다. 견갑골의 크기에 비해 지극히 작은 두 개의 관절로 연결될 뿐이다. 아래쪽 그림은 윗등을 뒤에서 본 그림인데 견갑골은 말 그대로 윗등에 붙어 미끄럼을 타고 있는 모습이다.

뼈와 뼈로 직접 만난다. 견갑골의 나머지 부분은 윗등에 붙어 이리저리 미끄러지면서 움직이고 있는 것이다.

견갑골이 윗등에서 자유롭게 움직이기 때문에 견갑골에 붙어 있는 팔을 최대한 넓게 움직일 수 있다. 몸통과 다리가 붙는 엉덩관절은 골반**뼈**와 강하게 **뼈**로 연결되어 있는 것[218페이지, [그림 8.4] 참조]과 매우 대조적이다.

견갑골과 견갑골주변근육의 구조를 자세히 보면 매우 흥미롭다. 먼저 견갑골주변근육은 척추에서 시작된다. 몸의 중심에서 근육이 시작돼 견갑골을 붙잡고 있다. 그래서 윗등에서 이리저리 미끄럼을 타고 있는 견갑골의 움직임을 정확하게 컨트롤한다. 견갑골주변근육의 조절을 받는 견갑골에서 회전근개힘줄이 시작돼 팔뼈의 머리 부분을 감싸면서 붙어서 팔을 움직인다. 그렇게 해서 어깨관절이 완성되는 것이다[그림 12.4].

팔을 움직이는 근본적인 동작은 척추에서 시작해 견갑골에 붙는 견갑골주변근육에서 나온다는 것을 알 수 있다. 견갑골주변근육이 견갑골을 좋은 자리에 잘 갖다 놓은 다음 견갑골에서 시작되는 회전근개근육이 팔을 움직이도록 디자인되어 있는 것이다. 어깨 쪽으로 보면 견갑골주변근육은 건물의 기초공사이다. 어깨가 고장 나서 고생할 때는 견갑골을 조종하는 견갑골주변근육 운동에 집중해야 한다. 윗물이 맑아야 아랫물이 맑고, 사장이 올바른 결정을 해야 직원들이 제대로 일할 수 있는 것과 같다.

[그림 12.4] 윗쪽 두 그림은 견갑골 주변 근육에 해당하는 승모근(Trapezius)과 능형근(Rhomboideus)을 보여 준다. 능형근은 승모근보다 더 깊이 위치하고 있어 승모근을 제거해야만 보인다. 그림에 나와 있지는 않지만 견갑거근(Levator Scapula), 전방거근(Serratus Anterior)도 견갑골주변근육으로 작용한다. 세번 째 그림은 4개의 회전근개근육 중 극상근과 극하근을 보여 준다. 견갑골과 팔뼈의 머리를 연결하는 근육이다. 회전근개근육이 팔뼈에 붙는 부분이 바로 그 이름도 유명한 회전근개힘줄(맨 아래 사각형 속의 그림)이다. 팔을 움직이려면 견갑골주변근육이 수축하며 견갑골을 먼저 움직이고 그다음에 회전근개근육과 삼각근(어깨근육)이 움직인다. 견갑골주변근육의 움직임이 팔 동작의 기본이 된다는 뜻이다.

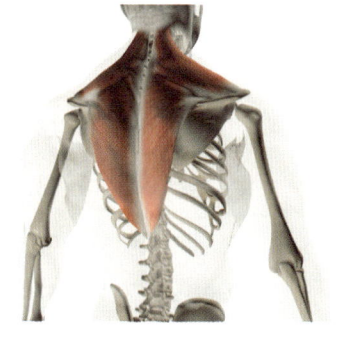

견갑골 주변 근육
승모근

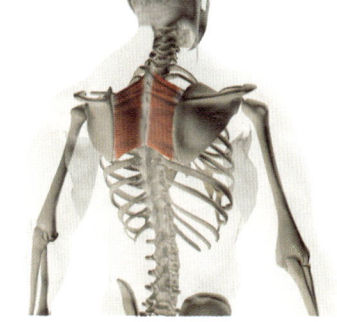

견갑골 주변 근육
능형근

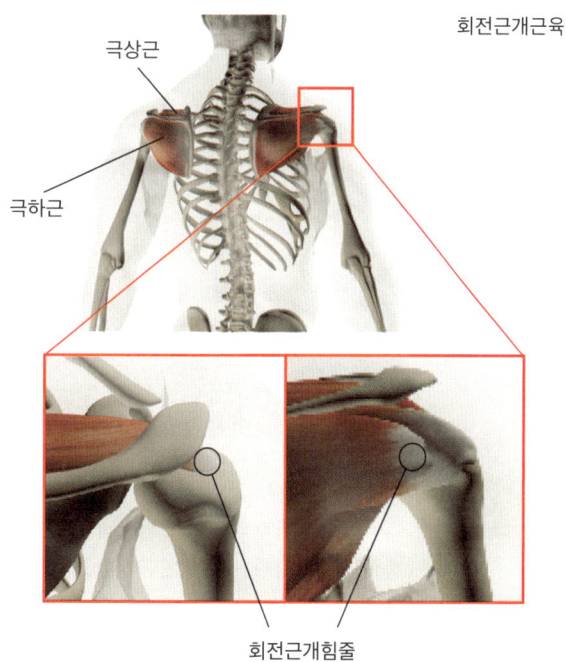

회전근개근육

극상근

극하근

회전근개힘줄

그런데 사람들은 왜 회전근개만 외치나?

어깨가 아파 진료실을 찾는 분 중 '회전근개'라는 말을 모르는 분은 드물다. 매스컴에서 접하는 의학상식을 통해 한두 번은 들어 본 듯하다. 어깨 아픈 분에게 회전근개가 그토록 유명한 이유는 어깨를 아프게 하는 병, 특히 나이가 들면서 생기는 병들은 대부분 회전근개힘줄에서 생기기 때문이다. 그 이유는 회전근개근육에 붙어 있는 힘줄이 어깨관절의 인대 역할을 하기 때문이다. 회전근개힘줄에 근육이 붙어 있어 자유자재로 늘어나고 줄어들면서도 늘 튼튼한 힘을 받을 수 있는 인대가 되는 것이다[그림 12.5]. 이에 대한 자세한 설명은 관절 중심으로 발간할 단행본에서 자세히 다루기로 한다.

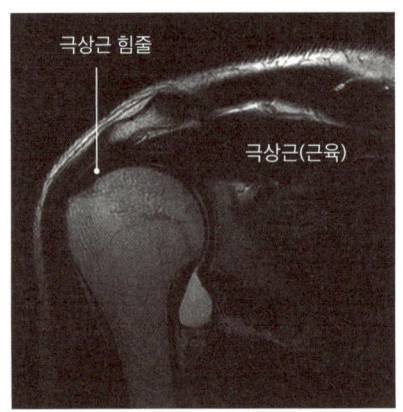
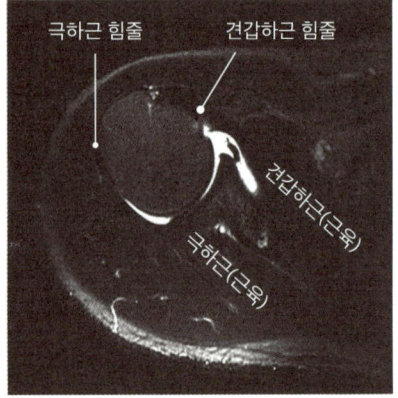

[그림 12.5] 오른쪽 어깨에 조영제를 주사해 찍은 MRI 영상. 마치 인대처럼 위팔뼈의 머리에 단단히 붙어 관절을 든든하게 잡고 있는 극상근, 극하근, 견갑하근 등 회전근개힘줄을 보여 준다. 뼈에 붙어 있는 힘줄의 반대쪽에는 근육이 붙어서 수축과 이완을 자유자재로 하도록 되어 있다. 진화의 축복에 해당하는 구조물이다.

어깨관절에서 회전근개힘줄이 수축과 이완을 자유자재로 하는 인대로 작용한다는 것은 또 하나의 진화의 축복이다. 그토록 중요한 역할을 하는 회전근개힘줄이다 보니 나이가 들면서 조금씩 고장 나는 것이다.

회전근개힘줄과 어깨 통증

진화의 축복인 회전근개힘줄을 평생 요긴하게 사용하다 보니 나이가 들면서 조금씩 상처가 생기고, 더 나이가 들면 눈에 보이게 찢어지게 된다. 이 길고 긴 회전근개힘줄의 일생에서 생기는 대표적인 어깨 통증은 세 가지가 있다. 오십견 혹은 동결견으로 잘 알려진 유착성관절막염, 힘줄 속에 석회 성분의 결절이 생기는 석회성건염 그리고 힘줄이 찢어지는 회전근개힘줄 손상이 그것이다. 얼핏 보면 다른 병 같지만 서로 연결돼 있다.

유착성관절막염이란 어깨관절을 잡고 있는 관절막(관절 주머니) 속에 활액막(synovial memebrane)이 있는데 이곳에 염증이 생기면서 매우 아프다가 염증이 가라앉으면서 섬유화가 일어나 어깨관절이 굳는 병이다. 마치 우리 몸에 상처가 생기면 진물이 나오다가 흉터를 남기면서 낫는 것과 비슷한 느낌이다.

석회성건염은 회전근개힘줄 속에 뼈의 성분과 동일한 석회물질(hydroxyapatite, 수산화인회석)이 뭉쳐서 결절이 생기는 병이다. 뼈 성분의 석회물질이지만 뼈를 구성하는 콜라겐 단백질은 없으므로 절대로 뼈는 아니다.

엄밀하게 말하면 석회성건염은 결절이 생기는 병이 아니라 결절이 생겨서 오랜 시간이 지난 후 녹을 때 생기는 병이다.

무슨 말인가 하면 석회결절이 새로 생겨서 단단하게 뭉쳐 있을 때는 통증이 거의 없다. 석회가 있는지도 모르고 살아간다. 그러다가 오랜 시간이 지나면서 결절이 서서히 녹게 된다. 결절이 녹을 때 석회물질이 힘줄이나 관절막, 점액낭 등에 녹아 들어가면 심한 염증을 일으키면서 아프게 된다.

석회결절이 작다면 저절로 녹아서 없어지는 경우가 많다. 그러나 석회결절이 크면 녹을 때 한번에 많은 양의 석회물질이 나와 엄청나게 심한 염증을 일으킨다. 그 통증은 이루 말로 표현할 수가 없다. 출산의 고통이나 배를 가르는 수술보다 더 심하다고 한다. 이런 경우는 굵은 바늘을 넣어 석회결절을 물로 씻어 내는 방법이 가장 적절하다.

운동하는 사람으로서 석회성건염이 있다면 운동을 하면 할수록 석회 가루가 더 많이 녹아내린다는 사실을 알고 있어야 한다. 작은 석회결절에는 운동이 약(藥)이다. 운동으로 석회를 녹여 내는 것이다. 만일 석회 녹는 통증이 심하다면 소염제를 먹으면 된다.

그러나 큰 석회결절이 있으면 운동을 해서 녹아내리는 석회의 양이 너무 많아 숨이 넘어갈 만큼 아플 수도 있다. 반드시 전문의의 진찰이 필요하다. 소염제를 먹어 견딜 수 있다면 참고 꾸준히 운동해도 된다. 그러나 그 정도를 넘어선다면 전문의를 찾는 것이 좋다.

유착성관절막염이나 석회성건염을 겪던 어깨가 더 나이가 들면 회전근개힘줄에 눈에 보이는 손상이 생긴다. 이른바 회전근개힘줄 손상이다. 멀쩡하던 어깨 힘줄이 찢어진다고 하면 깜짝 놀라는 사람이 많은데 사실은 나이가 들면서 흰머리 생기듯 자연스럽게 일어나는 노화 현상이라고 보는 것이 더 옳다. 아래 연구결과를 보자.

2006년 영국 세인트마리병원 정형외과 피터 라일리(Peter Reilly) 박사는 「죽은 사람과 방사선과 의사는 거짓말을 하지 않는다(Dead men and radiologists don't lie)」라는 재미있는 제목의 논문[22]을 출판했다. 그 당시 나와 있던 회전근개힘줄 손상을 연구한 보고서를 모두 분석했는데 '어깨 통증이 전혀 없는 정상인의 26.2%에서 회전근개힘줄 파열이 있었고 어깨가 아픈지 안 아픈지를 알 수 없는 사체의 30.2%에서도 파열이 있었다'는 연구결과가 나왔다는 것이다. 고등학교 졸업 30주년을 맞아 동기들을 모아 어깨 MRI를 찍어 보면 어깨가 전혀 아프지 않은 사람도 회전근개힘줄이 찢어져 있을 확률이 30% 정도 된다는 뜻이다. 이들 중 전층파열(양말에 '빵꾸' 나듯 회전근개힘줄 전층에 걸쳐 찢어진 상태)은 10% 정도에 이른다고 보고했다.

일본 아키타의 정형외과 의사 히로시 미나가와(Hiroshi Minagawa) 박사는 일본의 한 시골 마을에서 전체 인구 3,117명 중 664명에게 초음파검사를 한 결과 50대는 10.7%, 60대는 15.2%, 70대는 26.5%, 80대는 36.6%에서 전층파열이 관찰되었다고 보고[65]했다. 재미있는 것은 전층파열이 있는 사람 중 3분의 1만 어깨 통증이 있었고 나머지는 전혀 아프지 않았다는 것이다. 나이가 들면 들수록 통증이 없는 전층파열이 많아진다는 보고이다. 회전근개힘줄 파열은 나이가 들면서 자연스럽게 생기는 현상이며 파열이 되어도 시간이 지나면서 증상 없이 잘 살아가는 경우가 많다.

회전근개힘줄 전층파열의 수술적 치료 성적이 비수술적 치료에 비해 아주 월등하지 않다는 보고[66]도 있고 미국 정형외과학회의 가이드라인[67]에는 통증이 있는 전층파열은 수술을 해도 되고 안해도 되지만 통증이 없는 전층파열은 수술하지 말라고 한다. 평생 어깨가 아프지 않았는데도 전층파열이 있을 가능성이 있다는 것을 나이가 들면서 어깨 운동을 할 때는 반드시 염두에 두어야 한다.

회전근개힘줄을 잘 보호하려면?

어깨 질환의 대부분은 회전근개힘줄이 관여하고 있다. 50세가 넘으면 30% 이상에서 회전근개힘줄이 부분 파열 이상의 문제가 있다는 것도 놀랍다. 놀라기만 해서는 아무런 소용이 없다. 적절히 대처해야 한다. 척추와 관절이 예전 같지 않아도 꾸준히 운동하고 싶어 하는 분들은 회전근개힘줄을 잘 보호할 방법을 터득해야만 한다. 다음 세 가지 포인트에 집중하라.

○ **오버헤드(overhead) 동작을 피하라.** 테니스에서 서브를 하

거나 야구에서 투수가 공을 던지는 동작, 혹은 수영에서 배영할 때 팔을 머리 위로 한껏 돌리는 동작처럼 손이 어깨보다 높이 올라가는 동작을 오버헤드 동작이라고 한다. 회전근개힘줄에 과도한 부담을 가하는 동작이다. 과거에는 견봉acromion, [그림 12.3] 참조 아래 생긴 뼈돌기 때문이라고 생각해 뼈를 깎는 수술을 많이 했다. 최근 의사와 환자 모두 눈가림으로 뼈를 깎는 수술과 가짜 수술(sham operation)을 비교했을 때 치료 성적에서 차이가 없었다는 보고[68]가 나와서 뼈돌기의 문제는 아닌 것으로 보고 있다. 팔을 높이 들면 어깨가 불안정해지면서 회전근개힘줄에 과도한 긴장이 가해진다. 나이가 들수록 이런 동작은 줄이는 것이 좋다. 활배근 운동에서 **아래로 당기기(랫풀다운, Lat Pull-down)보다 수평으로 당기기(허라이즌털로, Horizontal Row)**가 더 좋고 대흉근 운동에서 가능하면 팔을 몸통으로 붙이는 것이 더 유리한 것도 같은 이유이다.

- **견갑골주변근육 운동을 충실히 하라.** 견갑골주변근육이 견갑골을 잘 움직이면 회전근개힘줄에 걸리는 나쁜 힘을 최소화할 수 있다. 어깨근육 운동보다 견갑골주변근육 운동에 힘을 쓰고 어깨 운동을 할 때는 항상 견갑골부터 움직이기 시작하는 운동조절(motor control)을 몸에 배도록 하라.

- **오랫동안 어깨를 압박하지 마라.** 일상생활에서 회전근개힘줄을 보존하는 방법이다. 늘 한쪽 방향으로 모로 누워 자거나, 늘 한쪽 손으로 지팡이를 짚거나, 습관적으로 책상 위에 팔을 괴고 앉는 자세는 회전근개힘줄을 서서히 찢게 된다.

견갑골주변근육 운동 방법

어깨 통증의 해결사, 견갑골주변근육을 강화하는 운동법을 알아보자. 가장 기본은 어깨나 팔을 움직이지 않고 견갑골을 움직이는 방법을 터득하는 것부터 시작한다[그림 12.6].

[그림 12.6] 한눈에 보는 여러 가지 견갑골주변근육 근력운동 동작. 어깨와 목의 안전도 순이다. 위로 갈수록 안전도가 높다. 아래로 갈수록 안전도는 낮아진다. 안전도가 높다고 반드시 운동 강도가 약한 것은 아니다. 운동량, 부하 등에 따라 손상 없이 높은 강도의 운동도 가능하다.

높은 안전도 순

견갑골 가동 운동(Scapula Mobilization Exercise)

어깨나 팔은 움직이지 않고 견갑골을 움직이는 운동 조절 훈련이다. 근육을 키우는 목적이 아니라 움직이는 법을 배우는 것이다. 가만히 서서 양쪽 견갑골을 아래위로, 또 앞뒤로 움직이는 것이다. 견갑골을 수평으로 움직이는 연습을 위해 가슴을 활짝 열면서 양쪽 견갑골을 가운데 모았다가 최대한 벌린다. 견갑골을 수직으로 움직이는 운동을 위해 양쪽 견갑골을 올려 어깨가 귀 근처에 닿을 정도로 최대한 올렸다가 천천히 내린다. 견갑골을 아래로 내릴 때 너무 힘을 강하게 쓰면 목 디스크 손상 우려가 있다.

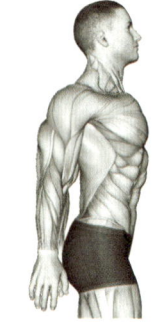
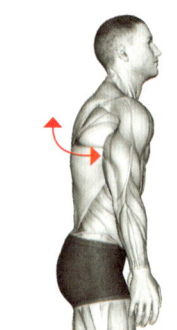
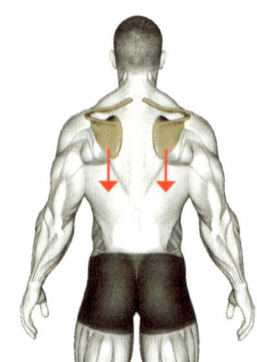
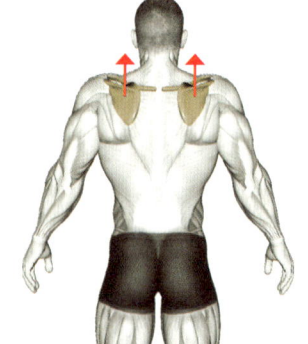

견갑골딥스(Scapula Dips)

딥스 운동을 하되 팔을 몸통에 붙여 팔꿈치와 어깨를 고정하고 견갑골주변근육에 집중하는 것이다. 회전근개힘줄 손상이 있는 사람도 통증 없이 할 수 있는 운동이다. 운동 동작 중 팔꿈치를 전혀 움직이지 않는 것이 포인트이다. 운동 시 어깨 통증이 생긴다면 팔꿈치를 움직이면서 어깨 움직임을 유발했기 때문이다.

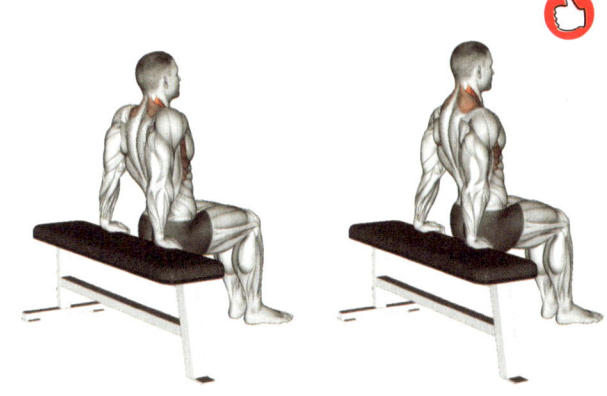

견갑골푸시업(Scapula Push-up)

푸시업플러스(Push-up Plus)라고 부르기도 한다. 어깨나 팔은 움직이지 않고 견갑골을 움직이되 저항을 가하는 방법이다. 팔은 전혀 구부리지 않고 견갑골의 움직임만으로 상체를 들었다 놓았다 하는 운동이다. 회전근개힘줄 손상이 있는 사람은 어깨나 팔을 정확히 고정하고 움직이지 않는 것이 중요하다. 팔꿈치와 어깨를 움직이면 힘줄 손상이 더 커지게 되고 아프게 된다. 테이블을 잡고 시작해 숙달되면 바닥으로 내려간다.

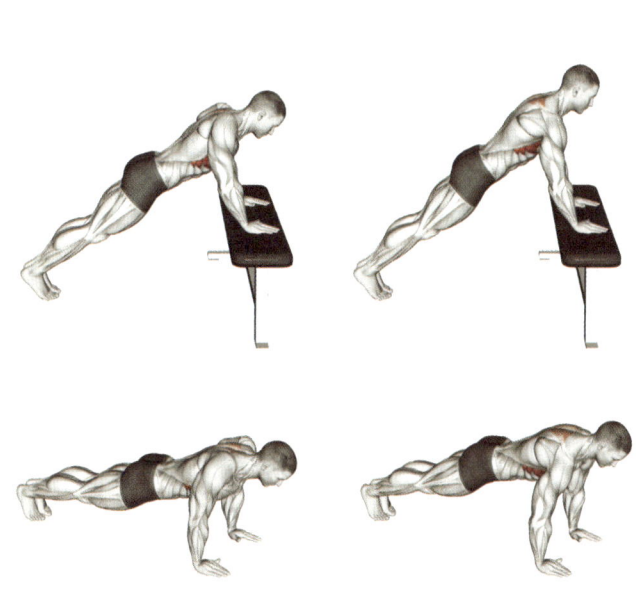

뒤로 날갯짓(리버스플라이, Reverse Fly)

동작 내내 견갑골의 움직임은 최대화하고 어깨관절의 움직임은 최소화한다. 즉, 팔보다 견갑골이 먼저 움직이고 팔은 견갑골의 움직임에 뒤처져서 따라오는 동작이라야 한다. 기구나 인클라인벤치 혹은 허리를 구부리는 등 다양한 변형을 줄 수 있다. 허리 통증이 있는 사람은 기구나 벤치를 이용하는 것이 유리하다.

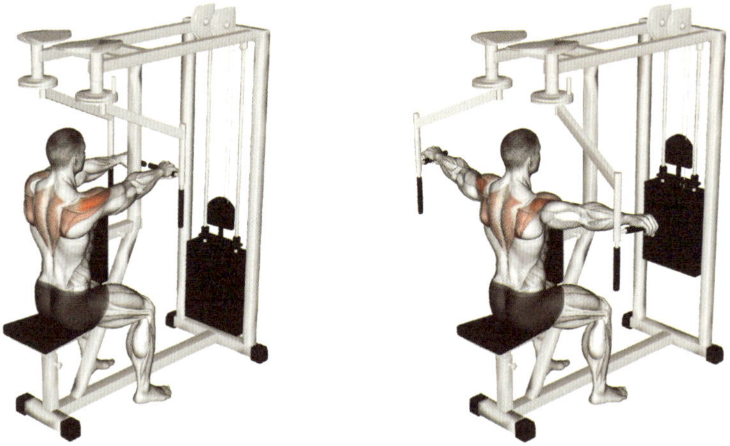

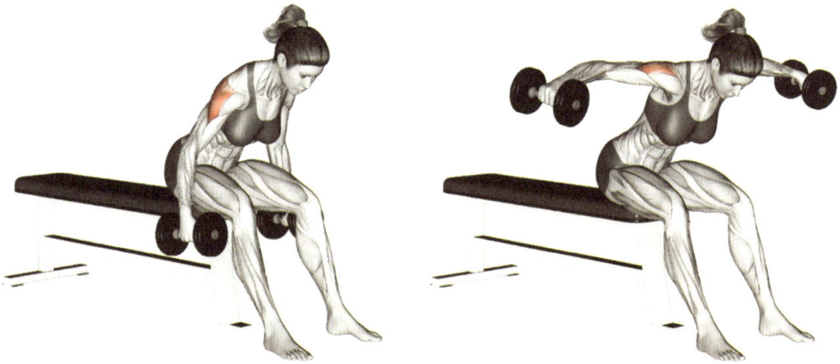

어깨으쓱(슈러깅, Shrugging)

아령이나 역기를 들고 견갑골을 높이 치켜드는 운동이다. 견갑골주변근육의 근력 강화에 도움이 된다. 그러나 너무 무거우면 목 디스크가 찢어질 수 있으므로 주의해야 한다.

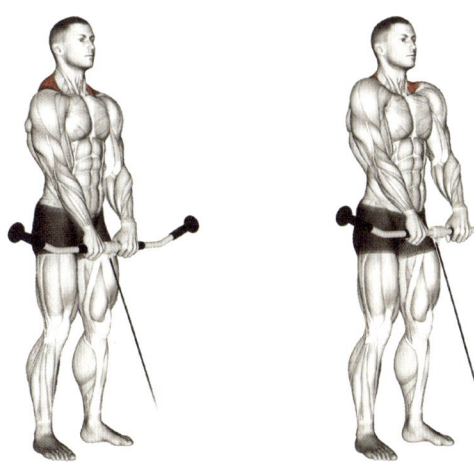

서서 노젓기(Upright Row)

서서 노젓기는 승모근을 포함한 견갑골주변근육에 강한 자극을 가할 수 있는 운동이다. 목 디스크에 문제가 있는 사람은 피하는 것이 좋다. 왜냐하면 무게를 높이면 승모근과 견갑거근에 강한 힘이 걸려 목 디스크에 강한 압박을 가할 수 있기 때문이다.

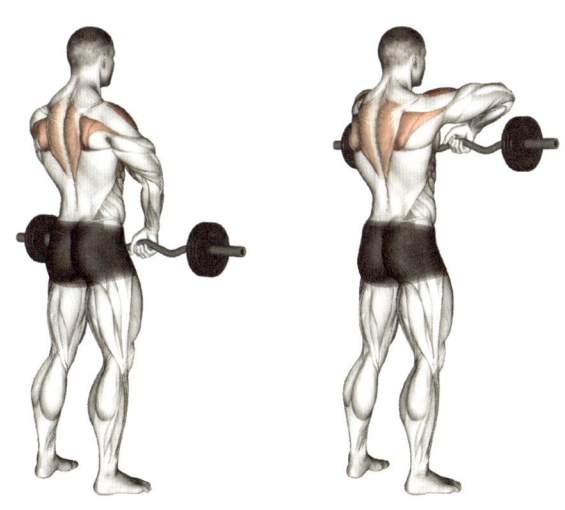

견갑골주변근육 운동을 추천한다.

- 운동을 오래한 사람이라도 견갑골 운동 범위에 제한이 있는 경우를 자주 본다. 따라서 견갑골 가동 운동은 어깨 운동 시작 전에 몸 풀듯이 반드시 하는 것이 좋다.
- **견갑골딥스**와 **견갑골푸시업**은 같은 운동이라고 봐도 된다. 손, 손목, 팔목, 어깨는 기둥처럼 고정하고 견갑골을 움직여 몸통을 이리저리 옮기는 원칙을 이해하는 것이 중요하다. 그 원칙이 이해되면 둘 중 하나만 해도 된다.
- 최근에 생긴 회전근개힘줄 손상에서 회복하는 단계에는 **견갑골딥스**를 먼저 시도하고 충분히 숙달된 다음 **견갑골푸시업**으로 넘어가는 것이 좋다.
- **날갯짓(플라이, Fly)** 동작을 하면 필연적으로 어깨관절에 움직임이 생기고 회전근개힘줄에 약간의 부담이 간다. 어깨 통증이 생긴다면 **견갑골딥스**로 내려가는 것이 좋다.

요점 정리

1 어깨 통증은 관절 속 활액막의 염증, 회전근개힘줄에 생기는 석회, 회전근개힘줄의 찢어짐 등이 어우러지면서 생긴다. **문제의 핵심은 회전근개힘줄이다.**

2 회전근개힘줄은 어깨관절을 보호하고 견갑골주변근육은 회전근개힘줄을 보호한다.

3 병든 회전근개힘줄에 회전근개근육 운동을 하면 병이 더 깊어진다. 견갑골주변근육을 잘 강화해 약해진 회전근개힘줄을 보호하라.

4 석회성건염의 작은 결절에는 운동이 약(藥)이다. 큰 결절은 주사기로 뽑는 것이 유리하다.

5 견갑골을 넓게 움직이는 **견갑골 가동 운동**으로 시작해 **견갑골딥스**를 거쳐 **견갑골푸시업**까지 진도를 나가면 회전근개힘줄에 전층 파열 혹은 완전 파열이 있어도 웬만한 취미로 하는 스포츠 활동은 다 할 수 있다.

13장

6위 코어근육
우리 몸의 중심

코어운동, 코어가 뭐냐고?

코어는 영어로 'core'라고 해서 '핵심' 혹은 '중심부'를 뜻한다. 근육과 골격으로 구성된 우리 몸의 중심이라면 척추를 뜻하며 코어근육이란 척추를 둘러싼 근육을 말한다[그림 13.1].

코어근육을 아주 예민하게 해석하는 학파가 있다. 척추 주변근 중에도 중심에 가장 가까운 '척추 다열근(multifidus)', 복근 중에 가장 안쪽에 있는 '내복사근(internal oblique)'과 '횡복근(transverse abdominis)' 세 가지 근육만을 코어근육으로 간주한다. 이들은 코어에 가장 가까운 세 가지 근육만을 강화하고 그 바깥쪽에 있는 근육은 가능하면 이완(弛緩)해야 허리 건강에 도움이 된다는 믿음을 가지고 많은 연구논문을 발표했다.

그러나 이들의 접근 방법은 마치 단백질이 몸에 좋으니 음식을 먹을 때 단백질이 들어 있는 음식만 먹고 탄수화물이나 지방, 섬유질 음식은 절대 안 먹는 것이 좋다고 주장하는

[그림 13.1] 코어근육들중 복직근, 외복사근, 척추기립근을 보여 준다. 척추기립근은 흉요근막과 활배근 아래 숨어 있다. 그림에 보여 주지 않은 코어근육들로 척추기립근보다 더 깊이 척추다열근, 요방형근, 등이 있고 복직근과 외복사근 안쪽에 내복사근과 횡복근이 있다.

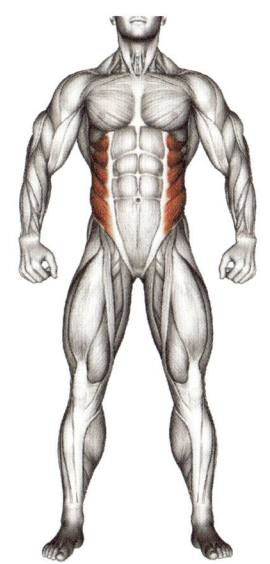
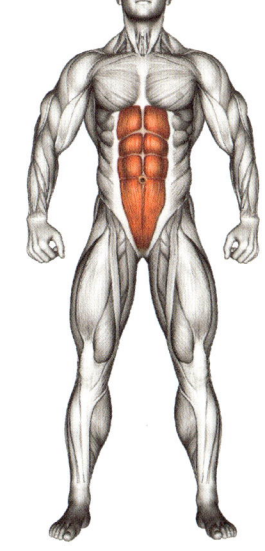

외복사근
복직근

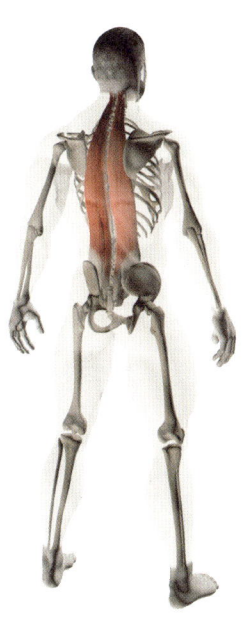

척추기립근

것과 비슷하다. 이들의 과한 주장은 세 가지 근육만 수축시킨 경우와 모든 허리근육을 동시에 수축시킨 경우를 비교한 인체 실험을 통해 반증되었다. 모든 허리근육을 수축했을 때 척추의 안정도가 훨씬 더 높아졌던 것이다[69]. 단백질 뿐만 아니라 탄수화물, 지방, 섬유질 등의 음식을 골고루 먹어야 하는 것처럼 모든 코어근육이 다 중요하다는 뜻이다.

근육 중 몸통에 있는 근육은 모두 코어근육이라고 보면 된다. 팔과 다리에 붙지 않고 몸통에서 시작해서 몸통에서 끝나는 근육이 바로 코어근육이다. 예를 들어 빨래판 같은 복근을 이루는 '복직근(rectus abdnominis)'은? 당연히 코어근육이다. 갈비뼈에서 시작해 골반에서 끝난다. 갈비뼈나 골반이 팔다리가 아니지 않은가? 등뼈 양쪽 옆에 두툼하게 올라온 근육인 '척추기립근(erector spinea)'은? 당연히 코어근육이다. 등뼈에서 시작해서 등뼈로 혹은 갈비뼈로 가서 붙는다.

그런 의미에서 '코어근육'이란 '허리근육'이고 '코어운동'이란 '허리근육운동'이라는 뜻이다. '허리' 대신 '코어'라고 하는 것은 뭔가 좀더 새로운 느낌을 주려는 의도가 강하다. 주목을 끌기에 유리한 이름이다. '체육관'보다 '짐(gym)'이나 '피트니스센터'를 더 선호하는 것과 같은 맥락이다. 당연히 이번 장의 제목도 '허리근육'이라고 해도 되지만 독자들의 주의를 더 끌기 위해 '코어'라는 말을 쓴 것임을 실토한다.

이제 누가 코어근육, 코어운동이란 말을 할 때 막연하게 생각할 필요도 없고 어렵게 생각할 필요도 없다. '허리근육', '허리근육 강화운동'이라고 알면 된다.

운동할 때 생기는 허리 통증 해독하기

모든 병을 해결하는 첫 단계는 정확한 진단이다. 급성 복막염으로 복통이 있을 때 가벼운 배탈로 생각하고 허투루 넘기면 자칫 생명을 잃을 수도 있다. 운동하면서 생기는 허리 통증의 의미를 정확히 해석하지 못한다고 해서 사망이나 중증장애에 이르는 경우는 없지만 눈물나는 통증의 깊은 늪에 빠져 오랫동안 운동을 쉬어야 하는 상황이 생긴다. 끔찍한 일이다.

  운동하면서 생기는 허리 통증에 관한 흔하지만 위험한 오해를 알아본다. 오해는 잘못된 판단을 낳고 잘못된 판단은 디스크의 손상을 악화해 통증의 늪에 빠지게 한다.

"아주 가벼운 통증"

[오해1] 운동 후 허리가 조금 시원한 느낌이나 약간 뻐근한 것은 문제가 되는 통증이 아니다. 자연스러운 반응이다.

[진실1] 그렇지 않다. 허리에서 나오는 신호는 아무리 작아도 귀를 기울여야 한다. 포유류의 디스크는 수백만 년 진화한 최고의 충격흡수장치이다. 현미경으로만 보이는 미세한 손상이 모이고 쌓여서 큰 손상이 일어난다. 미세 손상에서 나오는 운동 후 허리가 약간 시원한 느낌 같은 아주 작은 신호도 예민하게 느껴서 원인이 되는 운동이나 동작을 피해야만 한다.

"금방 사라지는 통증"

[오해2] 운동을 하고 나면 한 30분 정도 허리와 엉덩이가 강하게 아프지만 금방 없어진다. 금방 없어지므로 큰 문제 없을 거 같아 늘 하던 운동 그대로 하고 있다.

[진실2] 운동 후 30분간만 아픈 허리 통증 혹은 좌골신경통도 아주 중요한 경계경보(警戒警報)이다. 운동할 때마다 디스크가 찢어지고 탈출된 덩어리가 더 밀려 나온다는 뜻이다. 지금은 30분 만에 없어지지만 계속 반복되면 견디기 힘든 통증이 되어 몇 달 혹은 몇 년 동안 지속될 수 있다.

"근육 뭉침"

[오해3] 운동 후 허리 주변 근육이 뭉치고 누르면 아프다. 근육이 뭉친 근육통이므로 근육을 풀어 줘야 한다.

[진실3] 그렇지 않다. 허리 주변 근육이 뭉치고 아픈 것은 허리 디스크에 작은 손상이 생겼다는 뜻이다. 디스크가 아물 수 있는 좋은 자세(요추전만자세)를 유지하도록 하고 디스크를 손상시키는 운동을 피해야 한다.

"뻣뻣해지는 허리"

[오해4] 좌골신경통이 줄어들면서 심한 허리 통증이 좀 나은

듯 하다. 그런데 운동할 때 허리가 아주 뻣뻣해졌다. 허리 속에 철사가 하나 들어 있어 허리를 구부리려면 팽팽하게 당기는 느낌이다. 발톱 깎기, 양말 신기가 어려울 정도이다. 이대로 두면 허리가 굳어 다시는 못 구부릴 수 있으므로 매트에 앉아 허리를 유연하게 하는 운동을 많이 해야겠다.

[진실4] 좌골신경통이나 심한 허리통증이 나을 때 즉, 찢어진 디스크가 아물면서 힐링이 될 때 허리가 뻣뻣해진다. 따라서 허리가 뻣뻣해짐을 감사하고 그 느낌 그대로 잘 간직해야 한다. 허리를 유연하게 하는 스트레칭을 하면 잘 붙어 가던 디스크가 다시 찢어져 과거보다 더 큰 통증을 더 오랫동안 겪게 될 가능성이 높다. 뻣뻣하던 허리를 그대로 잘 간수하면 디스크가 아물게 되고 다 아물면 다시 유연해진다. 믿고 기다리라. 피겨스케이트, 발레, 리듬체조를 배우고 싶은 분이 아니라면 스트레칭은 금물이다.

[오해1, 2]와 같이 운동을 하고 나서 짧게 지속되거나, 가벼운 통증이 생길 때는 어떻게 하라는 것인가? 운동을 아예 하지 말라는 것인가? 그렇지 않다. 가능하면 허리에 부담이 적은 운동을 하면 된다.

동작에 따라 달라지는 허리의 부담감

육교나 다리를 놓는 토목공사를 할 때 하중지지력(load bearing capacity)을 따진다. 초등학생이 건너다니는 학교 앞 육교에 비해 매일 수십 톤짜리 대형 트레일러가 지나다니는 항구 앞 대교는 당연히 훨씬 더 큰 하중지지력이 필요하다.

허리 디스크는 평생 동안 두 개의 뼈 사이에서 충격을 흡수하는 작용을 한다. 기계적인 충격을 받고 견디는 것이 숙명인 허리 디스크도 하중지지력이라는 특성을 지닌다. 하중지지력보다 작은 충격은 잘 견디지만 더 큰 충격을 받으면 찢어진다. 허리 디스크의 하중지지력은 사람마다 다르고, 같은 사람이라도 나이에 따라 다르고, 손상 여부에 따라 다르며, 하중이 가해지는 방향과 허리의 자세에 따라서도 엄청 달라진다. 평생을 두고, 또 시시각각으로 달라지는 디스크의 하중지지력을 설명하려면 두꺼운 책 한 권으로도 모자라니 다음 기회를 엿보도록 하겠다.

오늘은 운동과 동작에 따라 허리에 가하는 부담(하중)이 얼마나 달라지는지를 알아보자. 찢어져서 아픈 디스크는 하중지지력이 많이 줄어들어 있는데 여기에 너무 큰 부담을 주는 운동을 하면 안 된다. 따라서 운동하기 전에 어떤 운동이 얼마나 높은 충격을 주는지 알아야만 할 것이다.

허리 디스크에 걸리는 하중에 관해 엄청난 연구를 한 사람이 있다. 스웨덴 예테보리(Göteborg)대학과 살그렌스카(Sahlgrenska)병원의 정형외과학 교수였던 알프 나켐손(Alf

Nachemson)이라는 분이다. 어떤 동작이 허리 디스크에 얼마나 큰 부담을 주는지를 알기 위해 압력계가 장착된 지름 0.8mm의 특수 바늘을 살아 있는 사람의 허리 디스크에 삽입해 디스크 속의 압력을 직접 측정했다. 1960년부터 20년간 100여 명의 피험자에게서 실험한 결과를 다음과 같이 요약했다.

가만히 서 있을 때 허리 디스크에 걸리는 하중을 100%로 볼 때

- **허리를 앞으로 40도 구부리면 200%가 된다.**
- **허리를 앞으로 20도 구부리고 20kg을 들면 200%가 된다.**
- **허리를 앞으로 20도 구부리고 20kg을 든 채로 허리를 비틀면 400%가 된다.**

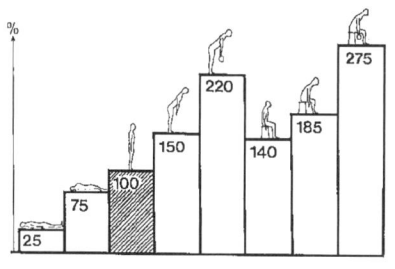
여러 가지 자세의 디스크 압력

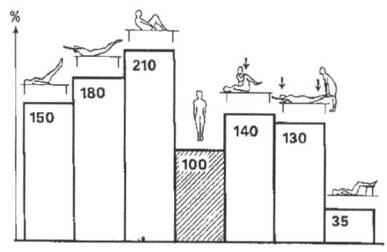
여러 가지 운동 동작의 디스크 압력

[그림 13.2] 스웨덴 예테보리대학의 나켐손 교수가 살아 있는 사람의 허리 디스크(3~4번 요추 디스크)에서 측정한 다양한 동작과 운동 시 발생하는 디스크 압력을 막대그래프로 나타냈다. 가만히 서 있을 때 압력을 기준(100)으로 잡았다. 각 자세와 동작에 따라 달라지는 디스크 압력을 자세히 보면 허리에 부담 없이 운동할 수 있는 방법을 찾을 수 있다.

나켐손 박사는 일상생활에서 일어나는 동작과 운동을 할 때 디스크에 가해지는 하중을 [그림 13.2]와 같이 막대그래프로 표시했다[70]. 이 결과는 50여 년이 지난 지금도 허리 통증의 예방과 재활을 위한 가장 중요한 기초 자료로 사용되고 있다. 각 동작과 그 하중을 찬찬히 눈여겨보라. 왜냐고? 허리에 부담을 최소화하면서 몸을 키울 수 있는 방법이 바로 이 그림 속에 있기 때문이다.

허리 부담감을 줄이며 운동하는 현명한 방법

나켐손 박사의 연구결과에 따르면 모든 동작과 운동은 허리에 부담을 가한다. 사람이 운동을 하면 정도의 차이는 있지만, 허리 디스크에 압박을 가해 디스크 속 압력을 높인다. 가만히 서 있다가 몸을 10도만 앞으로 굽혀도 디스크 압력이 커지고 한쪽 팔만 들어 올려도 압박이 높아진다. 운동뿐만이 아니라 재채기만 해도, 혹은 헛기침만 해도 디스크 압력은 높아진다. 복근을 포함한 코어근육(core muscles)이 힘을 쓰기 때문이다.

    나이 들면서 척추와 관절에 무리를 느끼는 분들이 운동하기를 겁내는 이유가 바로 그 때문이다. 몸 좀 만들겠다고 오랜만에 헬스클럽 가서 이것저것 만졌더니 며칠 후 한쪽 엉덩이가 뻐근하고 저리고 욱신거리니 참으로 답답한 노릇이다. 올여름 해수욕장에서 수영복 한번 제대로 입어보려는 생각은 수평선 넘어 까마득하다.

무슨 좋은 방법이 없을까?

당연히 있다. 중요한 포인트는 똑같은 목적의 운동을 해도 운동의 자세와 동작에 따라 허리의 부담감이 크게 차이가 난다는 것을 이해하면 된다. 상완이두근(biceps brachii)을 키우기 위한 운동을 예로 들어 보자. 상완이두근 운동의 가장 전통적인 방법은 [그림 13.3]의 왼쪽 그림과 같은 역기 팔 구부리기(바벨컬, Barbell Curl)이다. 가만히 서서 손에 역기를 들고 팔목을 서서히 구부려(curl) 상완이두근을 수축하는 것이다. 나켐손의 연구결과에 따르면 손에 물건을 들고 서 있는 것만으로도 디스크의 압력이 높아지므로 역기의 무게가 가벼울 때는 큰 부담이 없지만 팔 근육을 키우기 위해 무게를 올리게 되면 상황이 달라진다. 허리가 부실한 사람은 이 정도 동작에도 무리를 느낄 수 있다. 아물어 가던 디스크의 상처가 다시 덧날 수 있다는 말이다.

[그림 13.3] 같은 상완이두근 근력운동이라도 동작에 따라 허리에 미치는 부담이 크게 달라진다. 왼쪽의 전통적인 역기 팔 구부리기(바벨컬, Barbell Curl)에 비해 경사대에 팔을 고정하고 허리에 걸릴 무게를 경사대가 받치도록 하는 경사대 팔 구부리기(프리처컬, Preacher Curl)가 허리 아픈 사람에게는 더 안전한 방법이다.

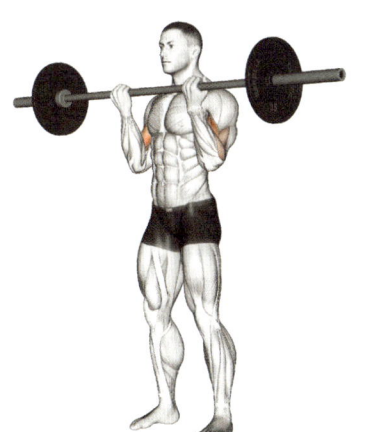
역기 팔 구부리기
(바벨컬, Barbell Curl)

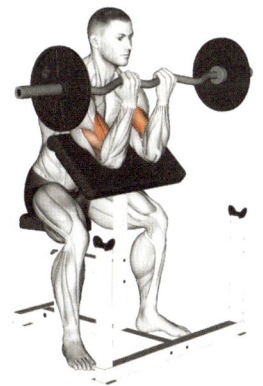
경사대 팔 구부리기
(프리처컬, Preacher Curl)

이에 비해 경사대 팔 구부리기(프리처컬, Preacher Curl)라는 운동이 있다 [그림 13.3] 오른쪽. 전통적인 역기 팔 구부리기(바벨컬, Barbell Curl)과 똑같이 상완이두근을 키우는 운동이지만 자세가 좀 달라진다. 위팔을 비스듬한 경사대(preacher plate)에 올려 고정시킨 상태에서 역기를 들고 팔을 구부려(curl) 상완이두근을 수축시키는 동작이다. 이렇게 하면 허리 디스크에 가해질 압박을 경사대가 대부분 받아 주게 되어 허리에 가해지는 부담감을 최소화할 수 있다. 물론 이때도 허리에 요추전만 곡선을 유지하는 것은 필수이다. 역기가 무거울수록 더욱 그러하다.

특정 근육에 강한 수축을 일으켜 근력강화를 해야 할 때 어떤 동작과 자세를 택하느냐에 따라 허리에 부담감은 천양지차로 달라진다. 근육별 근력운동 동작을 안전도 순으로 나열할 때 허리 안전도를 중요시한 것도 그런 이유에서다.

그렇다면 허리가 감당할 수 있는 부담감을 알 수 있는 방법은?

나켐손 박사의 연구결과를 보면 윗몸일으키기, 슈퍼맨자세, 누워 다리들기 등의 허리 운동은 서 있을 때에 비해 디스크 압력을 두 배 정도 올린다. 그렇다면 허리가 가끔 아픈 사람은 허리 운동을 아예 하지 말라는 것인가?

아니다. 손상된 디스크가 감당할 수 있는 적절한 운동은 디스크를 더 잘 붙고 튼튼하게 만든다. 해롭지 않는 운동은 해야 한다. 단, 손상된 디스크가 감당할 수 있는 운동이라 야만 한다. 감당하기 힘든 범위의 운동을 하면 고통의 늪으로 바로 들어가게 된다. 자신의 허리가 어떤 운동을 감당할 수 있는지를 어떻게 알 수 있나? 자신의 허리가 윗몸일으키기, 슈퍼맨자세, 누워 다리들기 등의 코어운동, 허리 강화운동을 해도 되는지 안 되는지를 어떻게 알 수 있을까?

허리 MRI를 찍어서 용한 의사한테 갖다 보이면 디스크 상태를 한눈에 알아보고 운동 강도를 정해줄 수 있을까?

"4~5번 허리 디스크가 찢어졌다가 60% 정도 붙었으니 윗몸일으키기는 안 되고 크런치는 해도 될 거 같네요."

"탈출되었던 5~6번 디스크의 탈출이 거의 줄었으니 슈퍼맨자세는 해도 될 겁니다"라는 말을 할 수 있다면 얼마나 좋을까? 현재의 기술로는 절대로 불가능하다. MRI 영상만으로는 디스크의 상처와 흉터를 구분하기 어렵기 때문이다(『백년목』 181페이지 참조). 당연히 디스크에 생긴 상처가 얼마나 아물었는지는 전혀 알 수가 없다.

그렇다면 어떻게 해야 하나? 디스크에 상처가 있거나 디스크가 쉽게 찢어질 우려가 있는지를 판단하는 것이 중요하다. 아래와 같은 상황이 있다면 윗몸일으키기를 포함한 강도 높은 코어근력 강화운동은 피하는 것이 좋다.

- **현재 허리가 아프다.**
- **허리 통증이 자주 반복된다.**
- **앉았다 일어설 때 허리를 한번에 펴기 힘들다.**

- ○ 최근 3년간 좌골신경통을 앓은 적이 있다.
- ○ 허리 수술 받은 적이 있다. 감압술, 유합술 모두 해당한다.

그러면 근력강화운동을 해도 되는 경우는? 운동을 하는 동안 허리가 아프지 않고, 운동 직후에도 아프지 않으며, 그다음 날 아침까지도 허리가 아프지 않다면 그 운동은 해도 된다. 이 세 가지 조건이 모두 충족되는 운동은 하면 할수록 몸이 건강해진다. 허리에 부담이 적은 운동부터 차츰 강도를 높여 가면서 자신의 몸에 맞는지 안 맞는지를 체크해 나가면 된다. 운동을 하다가 세 가지 중 한 가지라도 충족하지 않는 상황이 생긴다면 무리가 된다는 뜻이다. 나중에 디스크가 더 아물고 나서 해야 한다.

코어운동의 허리 부담감 등급

허리가 아프거나 아팠던 분들이 할 수 있는 코어운동의 등급을 매겨 본다[그림 13.4]. 낮은 등급일수록 부담이 적다. 등급이 높아질수록 코어, 허리근육의 강화 효과는 높고 위험성도 높아진다. 허리 통증이 있는 분들은 절대로 높은 레벨로 올라가지 않는 것이 좋다. 통증이 완전히 없어진 다음 단계적으로 운동 강도를 높일 수 있다. 두 가지를 명심해야 한다. 첫째, 요추전만을 최대한 유지할 것과 둘째, 아주 미미한 통증이라도 느껴지면 아래 단계로 내려와야 한다는 것이다.

[그림 13.4] 한눈에 보는 여러 가지 코어근육 근력운동 동작. 허리의 안전도 순이다. 위로 갈수록 안전도가 높다. 아래로 갈수록 안전도는 낮아진다. 안전도가 높다고 반드시 운동 강도가 약한 것은 아니다. 운동량, 부하 등에 따라 손상 없이 높은 강도의 운동도 가능하다.

높은 안전도 순

요추전만자세로 경쾌하게 걷기

걷는 게 왜 허리 운동이냐고? 허리가 아픈 사람에게는 최고의 허리 운동이다. 걷는 동안 땅으로부터 허리로 전달되는 작은 충격이 허리 디스크를 더 빨리 아물게 한다. 팔, 다리의 움직임은 허리를 감싸고 있는 흉요근막, 엉덩이근육 그리고 활배근을 자극한다.

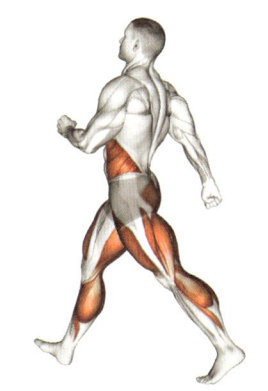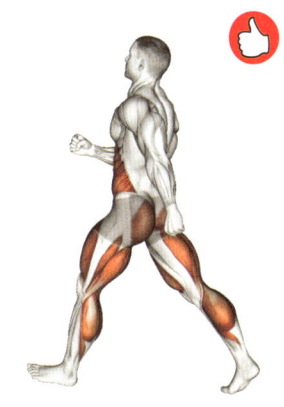

다리 벌리기(힙업덕션, Hip Abduction)
아래로 당기기(랫풀다운, Lat Pull-down)

다리 벌리기와 아래로 끌기가 왜 허리 운동이냐고? 이 두 근육이 흉요근막을 단단히 잡고 있어 허리의 안정성을 한없이 높여 준다는 말은 97번만 더 하면 100번이 된다. 더 감사한 것은 허리 아픈 사람도 비교적 강하게 무게를 올릴 수 있는 대단히 안전한 운동이라는 것이다. 허리 자체의 근육(코어근육)을 바로 자극하지 않기 때문에 허리에 부담을 최소화하며 흉요근막, 엉덩이근육 그리고 활배근을 강화한다. 운동 중 요추전만을 유지하는 것은 기본이다.

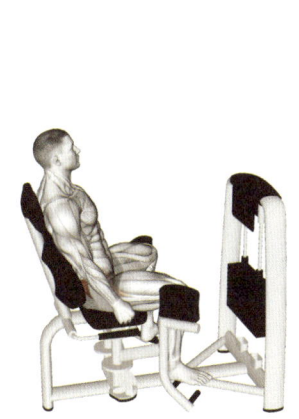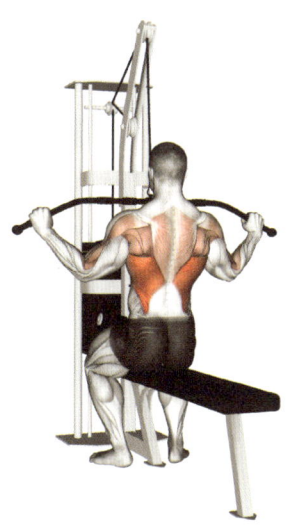

플랭크(Plank)

플랭크는 허리 통증에서 벗어나는 사람이 최초로 코어근육에 힘을 주는 동작으로 적합하다. 단, 플랭크 동작 내내 요추전만을 철저히 유지해야 한다. 운동 효과를 높이기 위해 '^'자 모양으로 엉덩이를 구부리는 동작을 장려하는 경우가 있다. 허리 아팠던 경험이 있다면 절대로 피해야 한다. 오히려 엉덩이가 바닥 쪽으로 처지는 것이 낫다.

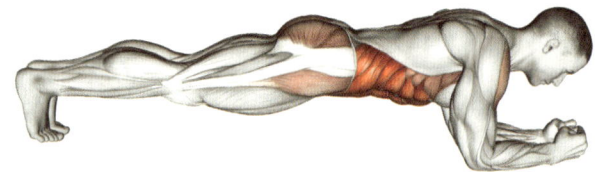

자연복대로 걷기

플랭크 동작을 한 후에도 허리 통증이 심해지지 않는다면 자연복대로 걷기를 시도해 볼 수 있다. 반드시 알아야 할 것은 자연복대보다 요추전만이 훨씬 더 중요하다는 것이다. 자연복대를 위한 코어근육 수축만으로도 허리 통증이 재발하는 사람이 많다. 척추위생을 잘 지키는데도 허리 통증이 낫지 않으면 요추전만은 남기고 자연복대는 빼도록 하라.

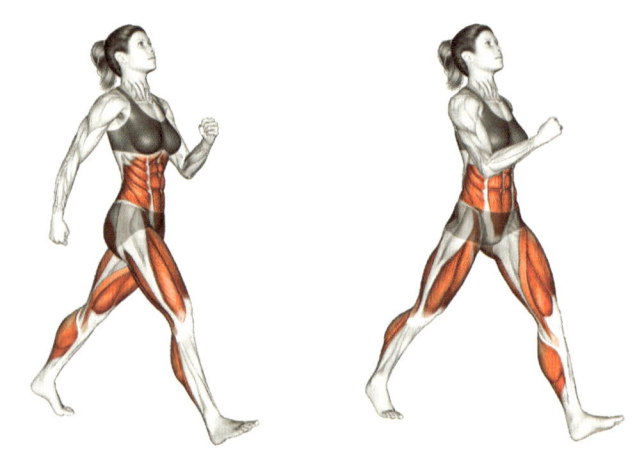

버드독(Birddog), 컬업(Curl-up), 사이드브리지(Side Bridge)

버드독, 컬업, 사이드브리지는 허리 통증에서 벗어나 적극적인 코어 강화를 시작하는 운동이다. 세 가지 동작 모두 요추전만을 유지하는 것이 기본 요건이다. 정확한 자세가 나오지 않는다면 안 하는 것이 낫다. 특히 사이드브리지 동작이 까다롭다. 통증이 생긴다면 당연히 중단한다. 굳이 순서를 정하자면 버드독이 가성비가 제일 높고 사이드브리지는 제일 낮다.

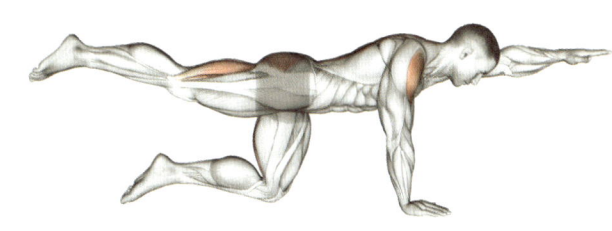

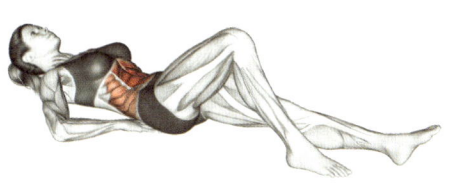 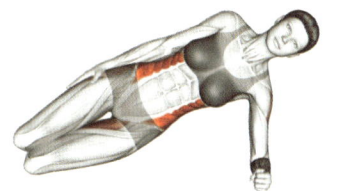

크런치(Crunch), 슈퍼맨

크런치나 슈퍼맨 운동은 디스크 압력을 상당히 높이는 강한 코어 운동이다. 버드독, 컬업, 사이드브리지를 할 때 통증이 유발되지 않으면 시도해 볼 수 있는 운동이다.

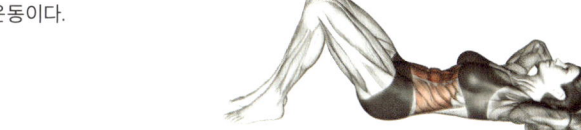 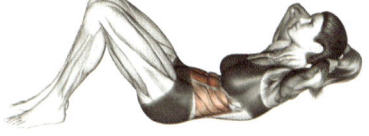

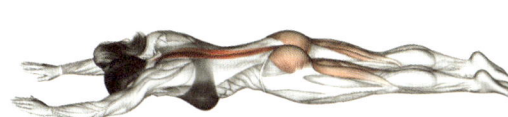 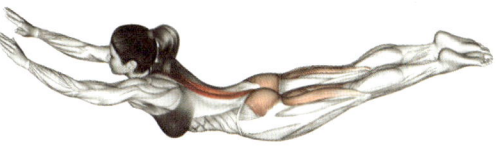

몸통구부리기/펴기 기구

앉아서 허리를 구부리거나 펴면서 복근이나 등근육을 강화하는 운동이다. 무게를 낮게 시작하면 부담이 적다. 디스크 손상에서 벗어나는 사람이라면 아주 낮은 강도로, 작은 운동 범위에서 시작해서 서서히 올려 나가야 한다.

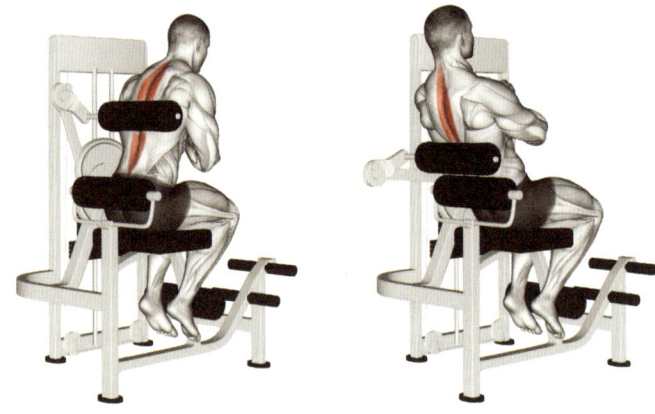

다리 들기(Leg Raise)

중력을 거슬러 다리를 들어 올리는 동작은 누워서도 가능하고 철봉에 매달려서 해도 된다. 복부근육에 강한 자극을 가하는 만큼 디스크에 부하도 크다. 무릎을 구부려서 다리를 들면 강도를 줄일 수 있다.

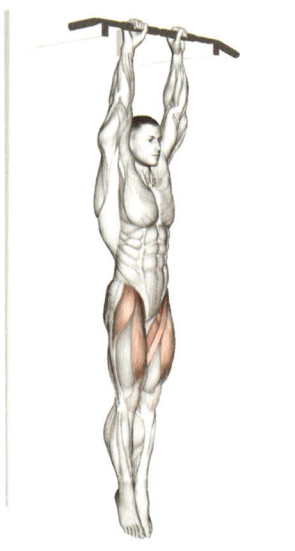 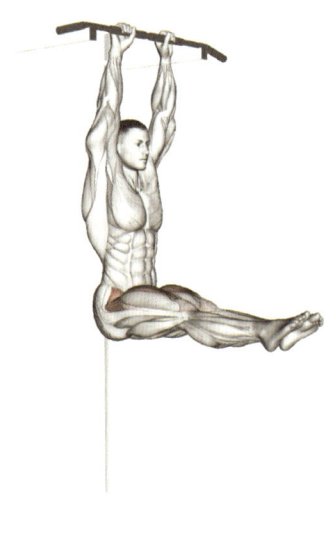

윗몸일으키기(Full Sit-up)

누운 상태에서 복근만을 수축해 완전히 일어나 앉는 윗몸일으키기는 매우 강도 높은 복근 수축을 유발한다. 디스크에 가해지는 압박도 높고 허리를 구부리게 되면서 수핵이 뒤쪽으로 밀리는 힘도 강하다. 나이가 드신 분은 매우 조심해야 한다. 아예 이 레벨까지 올라가지 않는 것이 좋다. 프로 운동선수가 아니라면 크런치 정도에서 만족해도 무방하다.

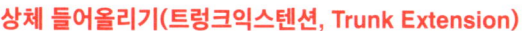

상체 들어올리기(트렁크익스텐션, Trunk Extension)

로만체어에 다리를 고정하고 상체를 뒤로 들어 올리는 동작은 허리 부담을 굉장히 높이는 동작이다. 앞으로 숙이는 동작이 크면 클수록 디스크 손상의 가능성이 높으므로 나이 드신 분들은 절대 깊이 숙이지 않는 것이 좋다. 프로 운동선수가 아니라면 굳이 시도하지 않는 것이 안전하다.

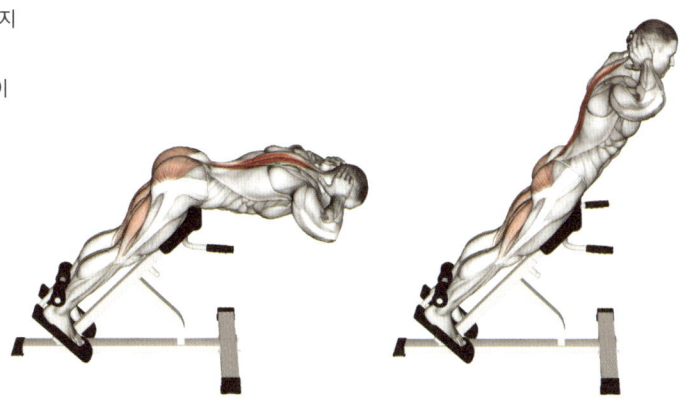

허리 운동 추천 시간이다.

- 허리가 아픈 사람이 최초로 할 수 있는 운동은 **허리를 뒤로 젖히고 요추전만 자세로 걷는 것**이다. 디스크 손상이 심하면 걷기만으로도 통증이 심해질 수 있다. 통증이 심해지지 않는 범위에서 해야만 한다.
- **다리 벌리기(힙업덕션, Hip Abduction)과 아래로 당기기(랫풀다운, Lat Pull-down)가 플랭크보다 더 안전한 운동이라는 데 주목하라.** 허리 아파 고생하는 사람들에게 이 두 가지 운동은 축복이다.
- 플랭크를 해도 통증이 없다면 자연복대로 걷기를 해도 된다.
- 자연복대만으로도 디스크 압력이 높아진다. 다시 한번 강조하지만 **자연복대만로도 통증이 지속되는 경우가 많다. 주의해야 한다.**
- 플랭크에서 버드독, 컬업, 사이드브리지로 넘어가는 데는 큰 주의를 기울여야 한다. 통증이 더 심해지는 경우가 자주 있기 때문이다.
- 크런치, 슈퍼맨자세와 그보다 더 강한 운동은 허리가 한 번도 아프지 않은 사람에게 적합하다. 젊을 때 짧게 아프고 완전히 회복한 사람도 가능은 하다. 디스크를 손상시키는 데 안성맞춤 운동이므로 지극한 주의를 요한다.

요점 정리

1 코어운동이란 허리운동이다. 복근, 복사근, 등근육 등 허리 주변의 근육을 강화하는 운동을 뜻한다.

2 허리가 아픈 사람은 허리 디스크가 손상되면서 보내는 신호, 즉 허리 통증을 정확하게 해석하는 것이 매우 중요하다.

3 코어운동 즉, 허리근육 강화운동은 허리 디스크를 압박하기 때문에 디스크 손상이 있는 사람, 즉, 허리 통증이 있는 사람은 매우 조심해서 진행해야 한다.

4 **운동하는 동안 허리가 아프지 않고, 운동 직후에도 아프지 않으며, 그다음 날 아침까지도 허리가 아프지 않아야만 한다. 허리가 미미하게 아프거나 잠시라도 아프면 그 운동은 중단해야 한다.**

5 허리 운동의 안전도를 잘 알아서 자신의 몸에 꼭 맞는 운동을 하는 것이 중요하다.

14장

7위 대흉근
젊은 오빠들의 로망

근력운동한 표시가 확실한 대흉근

대흉근이란 가슴을 덮고 있는 거대한 근육이다. 속칭 '갑바'라고 하는데 웨이트트레이닝이 우리나라에 도입되던 초창기에는 근력운동이라 하면 벤치프레스로 갑바를 키우는 것을 의미할 정도로 근력운동의 중심이 되는 근육이다. 아마도 근력운동을 한 표시가 가장 확연하게 드러나는 근육이기 때문일 것이다[그림 14.1].

대흉근이 커지면 가슴이 넓고 두꺼워 보여 강인한 남성의 모습을 한눈에 보여줄 수 있다. 여름철 해수욕장에서 강한 남성성을 뽐낼 수 있는 근육으로 날씨가 더워지면 많은 남성이 대흉근 운동에 집중한다.

대흉근을 강화하면 멋진 몸으로 가꿀 수 있을 뿐만 아니라 아파트에 이중 주차된 차를 밀 때도 큰 힘을 쓸 수 있고 팔씨름에도 도움이 된다. 공을 던지거나 주먹을 휘두를 때도 사용되는 근육이다. 용도를 생각해 보면 **나이가 들수록 대흉근**

[그림 14.1] 강한 남성의 상징인 대흉근.

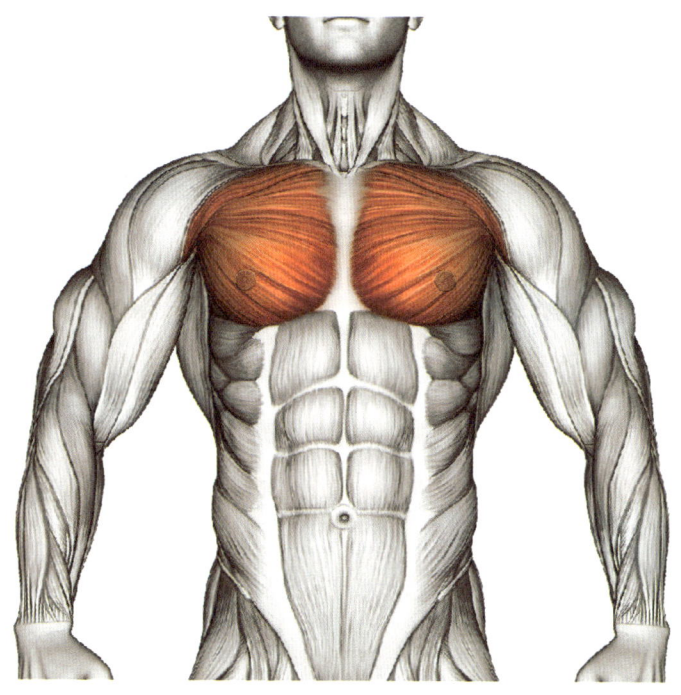

의 중요성은 떨어진다. 나이가 들면 대흉근보다는 활배근에 더 치중해야 하는 이유이다.

대흉근 강화 운동

[그림 14.2] 한눈에 보는 여러 가지 대흉근 근력운동 동작. 어깨의 안전도 순이다. 위로 갈수록 안전도가 높다. 아래로 갈수록 안전도는 낮아진다. 안전도가 높다고 반드시 운동 강도가 약한 것은 아니다. 운동량, 부하 등에 따라 손상 없이 높은 강도의 운동도 가능하다.

높은 안전도 순

앞으로 밀기, 앞으로 날갯짓(Chest Press, Front Fly)

앞으로 밀기와 앞으로 날갯짓은 허리나 어깨에 부담이 거의 없이 대흉근을 강화할 수 있는 운동이다. 허리가 많이 아픈 사람에게도 높은 무게만 피하면 비교적 안전하다. 어깨가 불편하면 팔을 몸통 쪽에 붙이도록 한다(394페이지, '추천운동 14' 참조).

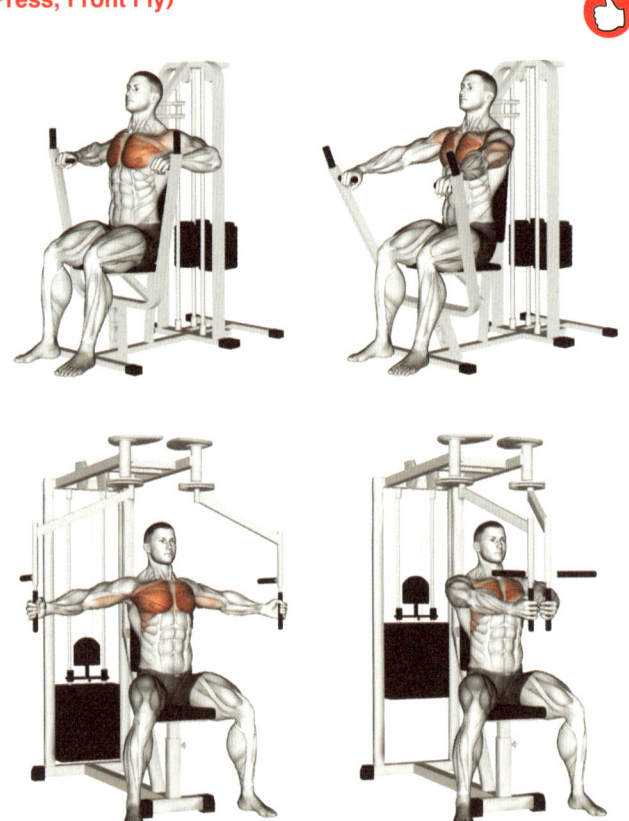

팔 굽혀펴기(Push-up)

플랭크가 가능할 정도로 허리가 회복된 사람은 팔굽혀펴기도 가능하다. 초심자는 무릎을 대고 하면 더 쉽다.

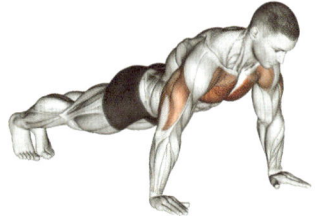

벤치프레스(Bench Press)

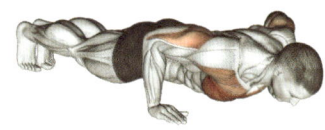

웨이트트레닝 때 가장 먼저 배우는 운동이다. 비교적 안전한 운동이나 무게를 높이면 복압이 올라가면서 허리 부담이 커진다. 요추전만을 유지하도록 허리 아래에 수건을 말아 넣는 방법도 도움된다. 역기보다 아령이 자유도가 높으므로 무게를 올릴 경우 위험도가 높아진다.

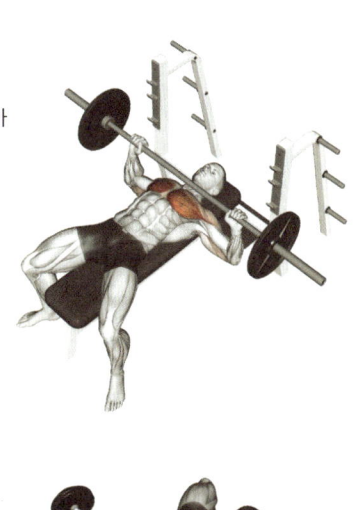
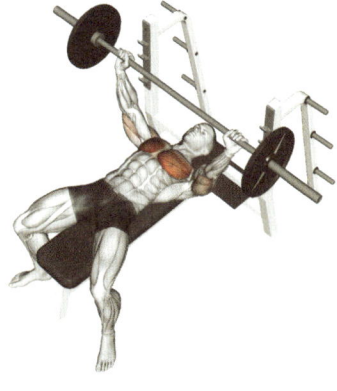
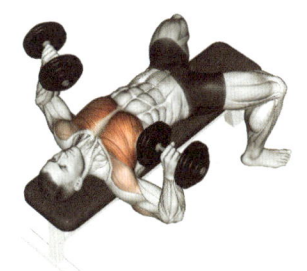
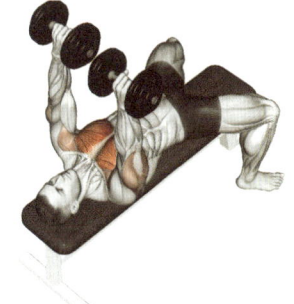

인클라인 벤치프레스(Incline Bench Press)

대흉근의 위쪽 즉, 쇄골에 붙은 대흉근을 좀 더 강하게 자극하는 운동이다. 그러나 허리 부담은 편평한 벤치 프레스보다 더 높다. 허리 뒤에 수건 말아 넣는 것이 도움된다.

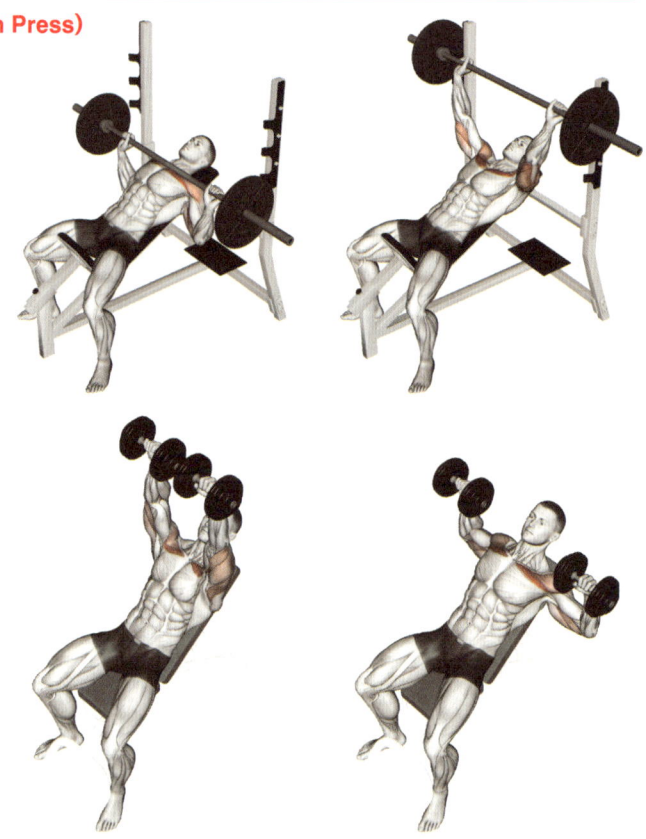

디클라인 벤치프레스(Decline Bench Press)

대흉근의 아래쪽 즉, 흉골에 붙은 부위를 집중적으로 자극한다. 힘을 쓰는 방향 자체는 인클라인보다 허리 부담이 적다. 그러나 벤치에 눕고 일어나는 과정에서 허리 손상의 가능성이 높아진다.

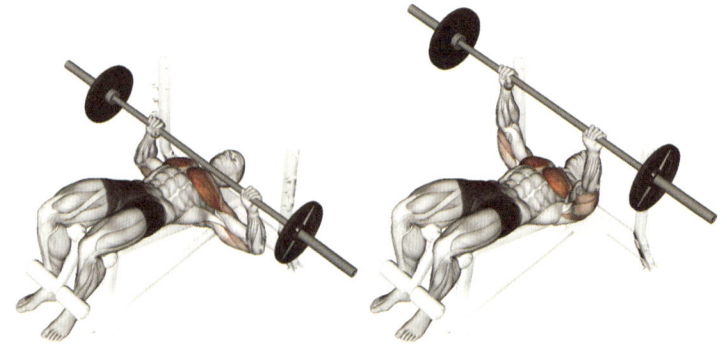

딥스(Dips)

대흉근과 상완삼두근을 동시에 자극하는 운동이다. 자신의 체중이 고스란히 어깨에 실리므로 어깨 손상 가능성이 있다. 체중을 들어 올리기 힘들면 아래 그림과 같이 기구의 도움을 받는 방법도 있다.

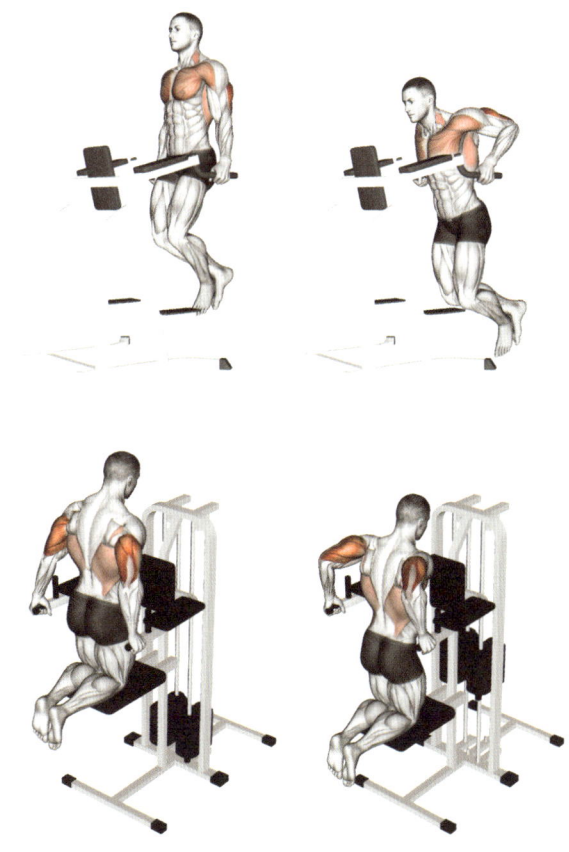

- 전문적인 보디빌더가 아니라면 굳이 **인클라인**과 **디클라인**까지 할 필요는 없다. 수평 벤치프레스까지만 해도 100세까지 청춘으로 살기에는 충분하다.
- 허리가 불편하거나, 과거에 수술을 받았거나, 심하게 아팠던 경험이 있다면 **앞으로 밀기(Chest Press)**나 **앞으로 날갯짓(Front Fly)**만으로도 충분하다. 굳이 더 진도를 나갈 필요가 없다.

요점 정리

1. 대흉근은 멋지다. 그러나 활배근만큼 중요하지는 않다. 외양에 신경 쓰는 분이라면 대흉근 운동을, 실속을 챙기는 분이라면 활배근 운동을 많이 하라.

2. 허리나 어깨가 조금이라도 불편하다면 앞으로 밀기(Chest Press)나 앞으로 날갯짓(Front Fly)만 해도 충분하다.

3. 어깨가 아프다면 가능한 한 팔을 몸통에 붙여서 대흉근 운동을 하는 것이 좋다. 어깨 부담을 줄인다.

15장

8위 어깨근육
강한 남성의 자존심

어깨근육 강화 운동

어깨근육이라고 하면 삼각근과 회전근개근육을 뜻한다[그림 12.1]. 12장 견갑골주변근육에서 설명한 것처럼 나이가 들수록 어깨근육 자체보다는 견갑골주변근육 운동에 정성을 더 쏟아야 한다. 어깨 운동을 할 때는 항상 견갑골의 움직임이 선행돼야 한다는 사실을 기억하라.

어깨근육 운동은 회전근개힘줄에 부담을 가할 수 있으므로 젊을 때보다 무게를 줄이고 운동 범위를 줄이는 것이 좋다. **회전근개 힘줄 손상으로 통증이 있다면 어깨 운동은 아예 하지 않아도 된다.**

어깨관절은 나이가 들수록 운동 범위가 좁아지고 뻣뻣해진다. 스트레칭으로 풀어야 할 부분도 있지만 어느 정도는 약해진 회전근개힘줄, 관절 내부의 섬유연골, 관절연골을 보호하기 위한 방어기전이기도 하다. 따라서 젊은이들은 매우 다양한 어깨 운동을 하는 것이 좋으나 나이가 들수록 안전한 운동 위주로 유지하는 것이 좋다. 어깨관절의 운동 범위가 줄어도 100세까지 운동하면서 사는 데는 큰 지장이 없기 때문이다.

[그림 15.1] 한눈에 보는 여러 가지 어깨근육 근력운동 동작. 어깨의 안전도 순이다. 위로 갈수록 안전도가 높다. 아래로 갈수록 안전도는 낮아진다. 안전도가 높다고 반드시 운동 강도가 약한 것은 아니다. 운동량, 부하 등에 따라 손상 없이 높은 강도의 운동도 가능하다.

높은 안전도 순

위로 밀기 기구(Machine Shoulder Press)

기구를 이용한 어깨로 밀기 운동은 아령이나 역기보다 자유도가 낮아 어깨 부담을 줄여 준다. 왼쪽의 해머그립(hammer grip)이 오른쪽의 내전그립(pronated grip)보다 어깨 부담이 적다.

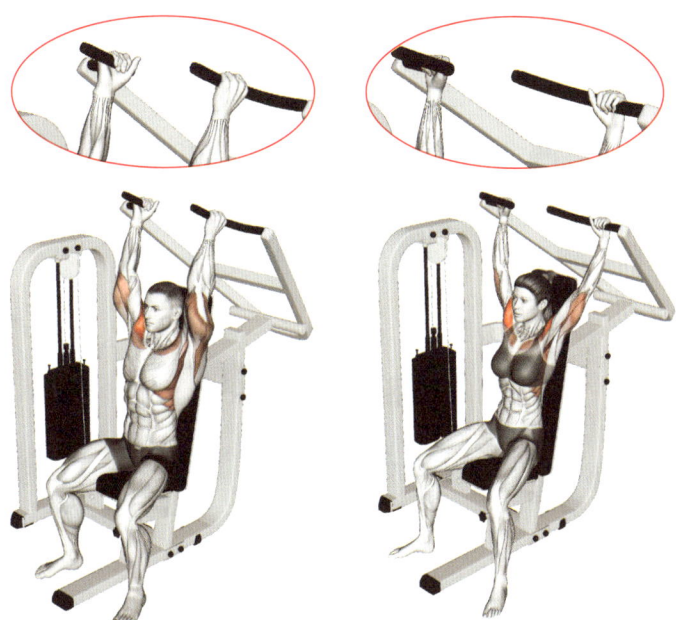

역기 위로 밀기(바벨 숄더프레스, Barbell Shoulder Press)

가장 고전적인 어깨근육 운동이다. 나이가 드신 분은 아래 그림과 같이 역기를 목 뒤로 내리는 동작은 피하는 것이 좋다. 어깨와 목에 너무 강한 부담을 가할 수 있다

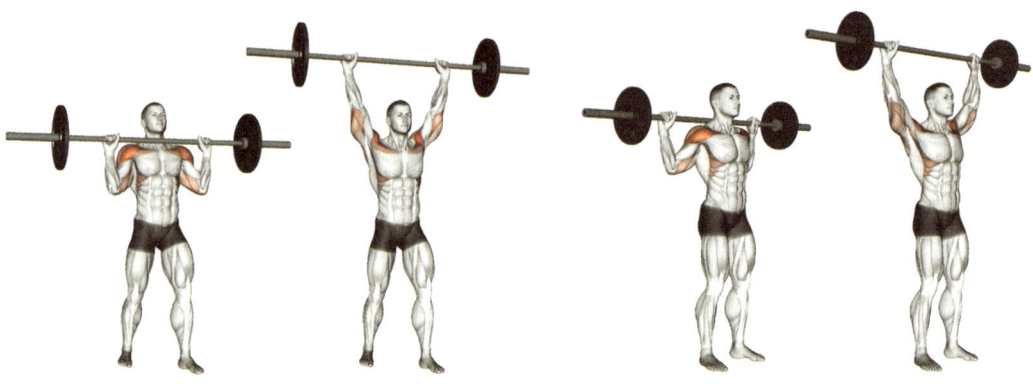

아령 앞·옆 들기(Dumbbell Raise)

양손에 덤벨을 들고 옆으로 혹은 앞으로 들어 올리는 동작이다. 고무밴드를 이용할 수도 있다. 어깨 통증이 있다면 무게와 운동 범위를 최대한 줄여 통증이 없는 범위에서 운동해야 한다. 팔이 움직이기 전에 견갑골부터 먼저 움직이는 것을 습관화하는 것이 좋다. 허리나 목 디스크에 문제가 있는 사람은 피하는 것이 좋다. 앞으로 들기는 특히 부담이 더 크다.

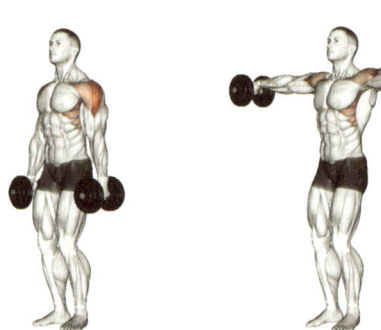 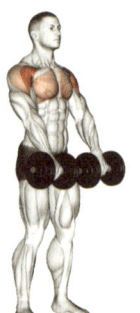 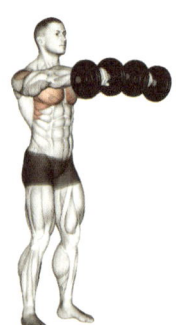

요점 정리

1. 역도 선수가 될 계획이 아니라면 너무 강한 어깨 운동은 필요하지 않다.

2. 어깨가 아픈 분들은 가능하면 손잡이를 몸의 앞쪽에서 잡는 것이 유리하다.

3. 회전근개힘줄 손상이 있는 분들은 어깨근육 운동을 약하게 하라. 무게도 줄이고 운동 범위도 줄이는 것이 좋다.

16장

9위 팔근육
호모사피엔스가 요긴하게 쓰는 근육

위팔 근육

위팔이란 어깨부터 팔꿈치(엘보, elbow)에 이르는 부분이다. 상완(上腕)이라고 부르기도 한다. 위팔에는 앞쪽에 상완이두근(biceps brachii)이 있고 뒤쪽에 상완삼두근(triceps brachii)이 있다 [그림 16.1]. 상완이두근보다 깊은 곳에 두 개의 근육이 더 있지만 운동하는 데는 굳이 신경 쓰지 않아도 된다. 손가락과 손목을 움직이는 근육도 위팔에서 시작되지만 이들은 아래팔 근육으로 다루도록 한다.

보디빌딩 선수에게는 상완이두근과 상완삼두근은 매우 중요한 근육이다. 보디빌딩 경기에서 배점이 높은 근육이기 때문이다. 두 근육 모두 일상생활에서 늘 사용되는 근육이다 보니 근력운동을 적당히 해서는 별로 도드라지게 커지지 않는다. 다양한 각도와 조건에서 집중적으로 자극을 해야만 눈에 띄는 변화를 볼 수 있기 때문에 다양한 운동 방법을 섭렵한다.

[그림 16.1] 위팔 앞쪽의 상완이두근과 뒤쪽의 상완삼두근.

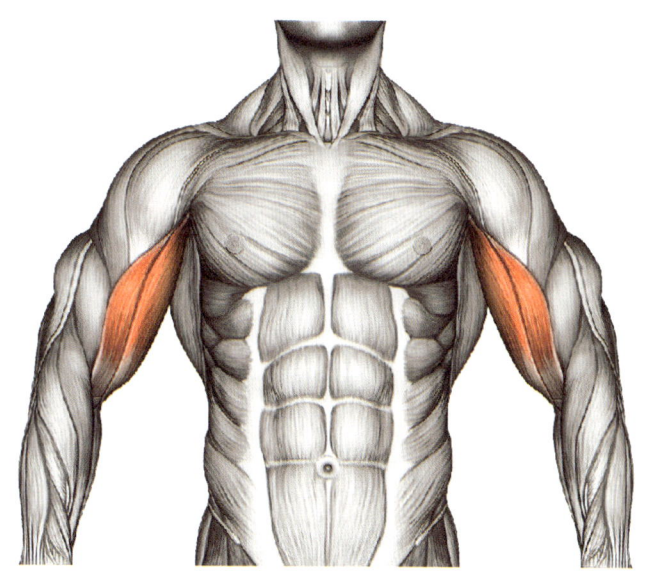

상완이두근

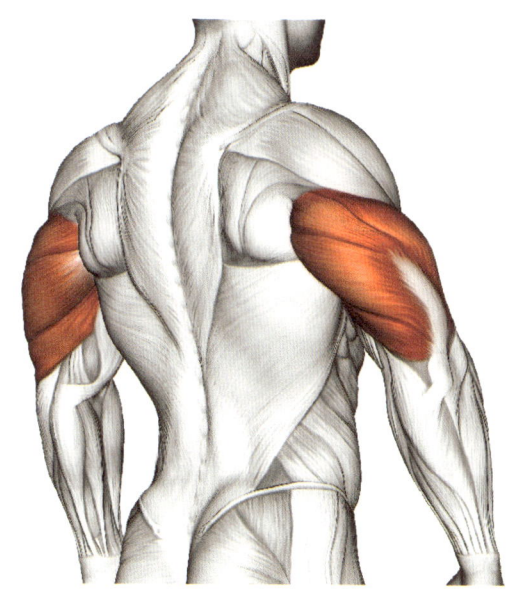

상완삼두근

그러나 나이가 들어 가면서 척추와 관절에 문제를 지니고 운동하는 분들은 다르다. 팔근육을 얼마나 도드라지게 키울지에 관심을 갖지 말고 어떻게 하면 어깨나 허리에 손상을 가하지 않고 오래오래 운동할 수 있을지에 집중하는 것이 좋겠다.

상완이두근 운동하다 갑자기 근육이 커진 아저씨

윗팔의 뒤쪽에 위치한 상완삼두근은 대단히 강한 근육과 힘줄로 구성되어 있어 퇴행성 변화, 즉 나이가 들어도 쉽게 손상되지는 않는다. 상완삼두근의 손상은 아주 드물다. 팔에 강한 충격을 받는 엘리트 운동 선수가 아닌 생활체육인에게는 거의 발생하지 않는다.

이에 비해 위팔의 앞쪽에 있는 상완이두근 힘줄 손상은 상당히 흔하다. 어깨 쪽에 붙은 힘줄이 팔꿈치에 붙은 힘줄보다 훨씬 더 자주 찢어진다.

아령으로 상완이두근 운동하다 툭하는 소리와 함께 갑자기 이두근이 커지는 경우가 있다. 근력운동으로 근육이 커지는 것은 좋은 일이지만 운동 중에 무엇이 끊어지는 소리와 함께 근육이 불룩 솟아오르는 것은 찜찜한 일이다. 이런 경우는 대부분 상완이두근의 긴갈레(장두, 長頭) 힘줄이 퇴행되면서 끊어진 것이다. 상완이두근을 어깨 쪽으로 당기고 있는 힘줄이 끊어지면 근육이 팔꿈치 쪽으로 처지면서 얼핏 봐서는 근육이 더 커진 것처럼 보인다[그림16.2]. 그러나 힘은 약해진다.

[그림 16.2] 왼쪽팔의 상완이두근 장두 힘줄의 파열로 근육이 불룩하게 솟은 모양(화살표).

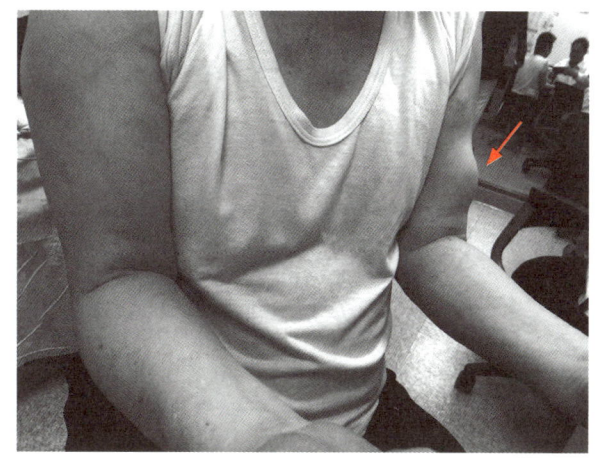

[그림 16.3] 최대운동범위로 상완이두근을 자극하는 아령 팔 구부리기(덤벨바이셉스컬, Dumbbell Biceps Curl) 동작(좌측)이 상완이두근 근력강화에는 더 효과적이다. 그렇지만 운동 범위의 가운데에서만 움직이는 굴곡역기 팔 구부리기(EZ bar Biceps Curl) 방법(우측)이 회전근개힘줄이 약해져 있는 분들에게는 더 안전하다.

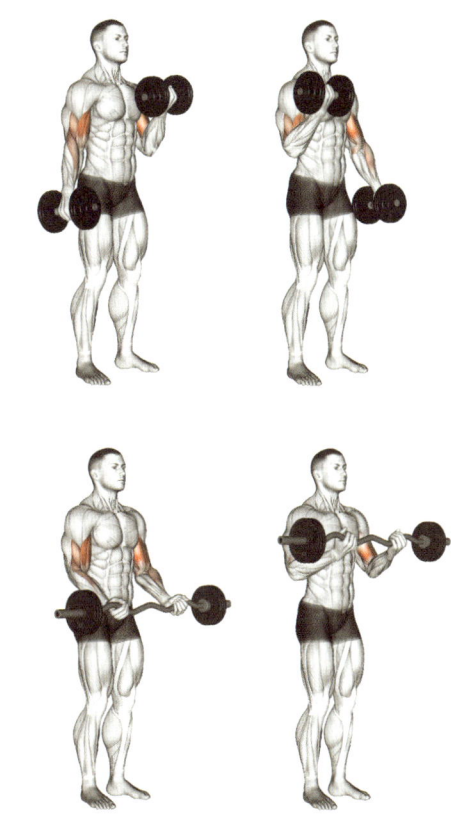

끊어진 직후에는 통증도 생기지만 1~2주 지나면서 통증은 사라진다. 야구 투수와 같이 팔로 큰 힘을 써야 하는 상황이 아니라면 그냥 내버려 두어도 된다. 일상생활에는 전혀 지장이 없는 경우가 대부분이다.

일상생활에 지장은 없지만, 이런 상황을 피할 수 있다면 피하는 게 좋겠다. 방법이 있다. 상완이두근 운동을 할 때 팔꿈치를 완전히 펴지 않는 것이다. 상완이두근을 완벽하게 자극하려면 역기나 아령을 내릴 때 팔꿈치가 완전히 펴지도록 끝까지 내려야 한다. 이렇게 해야 상완이두근의 모든 근섬유가 자극을 받게 된다. 그러나 팔꿈치를 펴면 펼수록 상완이두근의 장두에 강한 힘이 걸린다. 힘줄이 끊어질 가능성이 높아진다. 나이가 들수록 팔꿈치를 덜 펴는 것이 유리하다. 즉, 팔꿈치 운동 범위의 처음과 끝으로 가지 말고 중간 부분에서만 구부렸다 폈다 하는 것이 낫다는 것이다[그림 16.3].

운동 범위를 줄여 손상을 예방하는 것은 상완이두근에 국한되는 것이 아니라 모든 운동과 관절에 적용되는 중요한 원칙이다. 나이가 들수록 '최대운동범위'에 집착하지 말고 '안전운동범위'를 지키는 것이 중요하다. 멋지게 운동하다 힘줄 끊어져 나이 60세에 운동을 그만두는 것보다는 깔짝깔짝 역기를 들어도 100세까지 꾸준히 운동할 수 있는 것이 더 좋지 않은가?

상완이두근 운동

상완이두근 운동법을 들여다본다[그림 16.4].

[그림 16.4] 한눈에 보는 여러 가지 상완이두근 근력운동 동작. 어깨와 허리의 안전도 순이다. 위로 갈수록 안전도가 높다. 아래로 갈수록 안전도는 낮아진다. 안전도가 높다고 반드시 운동 강도가 약한 것은 아니다. 운동량, 부하 등에 따라 손상 없이 높은 강도의 운동도 가능하다.

높은 안전도 순

경사대 팔 구부리기(프리처컬, Preacher Curl)

위팔을 경사대(프리처판, preacher plate)에 올려놓기 때문에 허리에 부담을 최소화할 수 있고 상완이두근의 수축에 집중할 수 있다. 팔을 완전히 펴고 구부리면 최대의 근육운동 효과를 보지만 힘줄에 무리가 갈 수 있으므로 팔이 다 펴지기 전에 다시 들어 올리는 것이 안전하다.

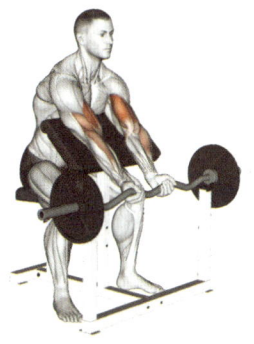
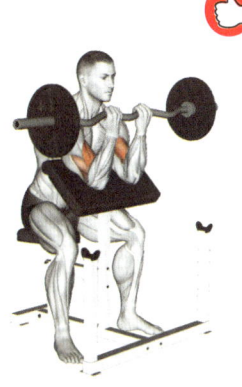

뒤로 젖혀 팔 구부리기(인클라인덤벨컬, Incline Dumbbell Curl)

인클라인벤치에 뒤로 기대어 팔 구부리기 동작을 수행한다. 허리 부담을 줄이는 효과가 있다.

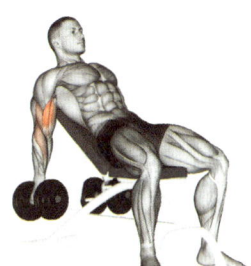
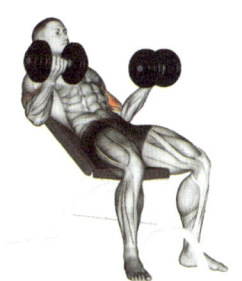

케이블로 팔 구부리기(케이블컬, Cable Curl)

케이블로 팔 구부리기도 상체를 뒤로 젖힐 수 있기 때문에 비슷한 효과를 볼 수 있다.

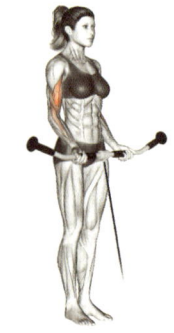
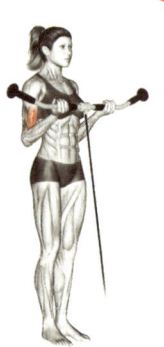

굴곡역기 팔 구부리기(EZ bar Biceps Curl)
역기 팔 구부리기(바벨컬, Barbell Curl)

역기봉이 구부러진 역기(EZ Barbell)가 통상적인 곧은 역기(Straight Barbell)보다 안전하다. 아래팔이 중간 정도로 회외(supination)된 상태에서 그립이 이루어지기 때문[71]이다.

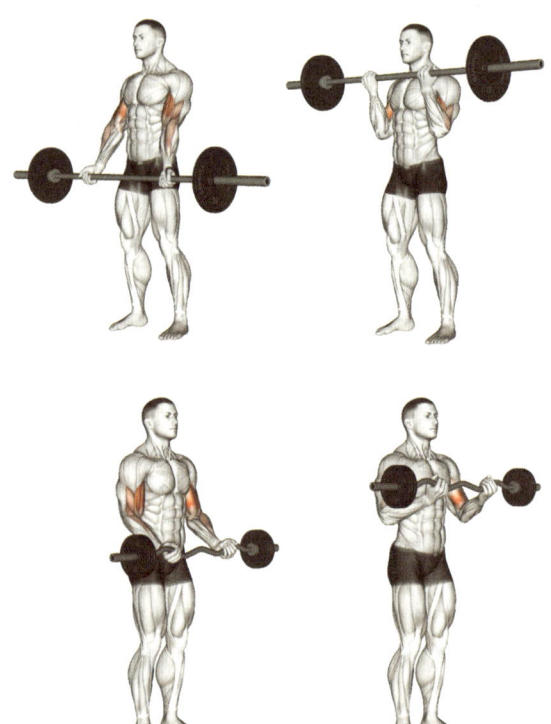

아령 팔 구부리기(덤벨컬, Dumbbell Curl)

아령은 역기보다 자유도가 높아 운동 효과는 높지만 손상의 위험성도 높다. 벤치에 앉아서 한쪽 팔만 자극하는 집중 팔 구부리기(콘센트레이션컬, Concentration Curl)는 허리와 어깨 부담이 크므로 나이 드신 분들은 피하는 것이 좋다.

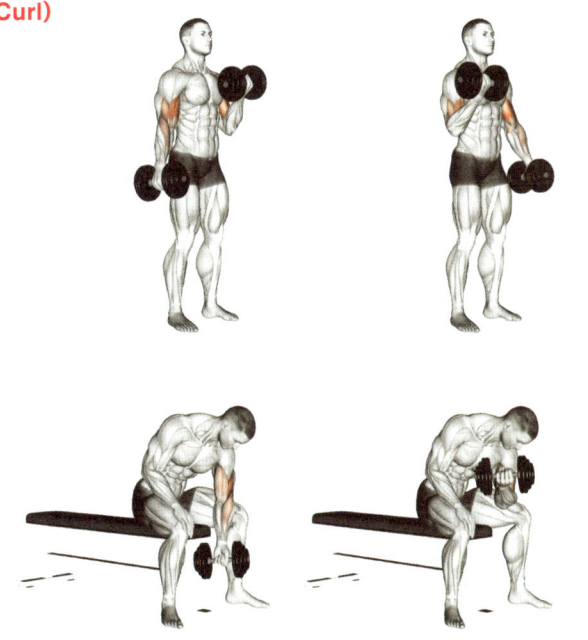

상완이두근 근육 운동을 추천한다.

- 허리가 아픈 분들은 **경사대 팔 구부리기(프리처컬, Preacher Curl)**를 추천한다.
- 허리 문제가 없다면 모든 컬을 다 해도 좋다. 단, 운동 범위를 줄이는 것이 안전하다. 팔을 다 펴지 않아도 된다는 뜻이다.
- 다양한 방향의 자극을 위해 3개월에 한 번씩 운동법을 바꿔 주는 것도 좋다.

상완삼두근 운동

상완삼두근 운동법을 들여다본다 [그림 16.5].

[그림 16.5] 한눈에 보는 여러 가지 상완삼두근 근력운동 동작. 어깨와 허리의 안전도 순이다. 위로 갈수록 안전도가 높다. 아래로 갈수록 안전도는 낮아진다. 안전도가 높다고 반드시 운동 강도가 약한 것은 아니다. 운동량, 부하 등에 따라 손상 없이 높은 강도의 운동도 가능하다.

높은 안전도 순

아래로 누르기(케이블푸시다운, Cable Push-down)

허리에 큰 부담 없는 상완삼두근 운동이다.

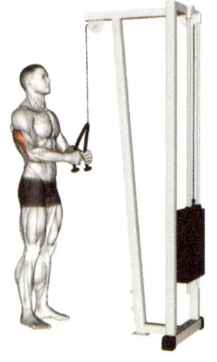
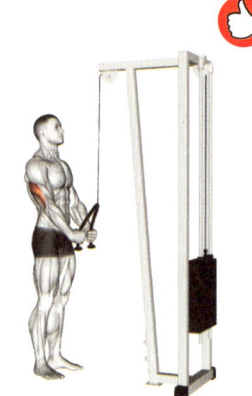

좁은 손 팔굽혀펴기(Close Grip Push-up)

상완삼두근 운동과 플랭크를 같이 할 수 있는 효과가 있다.

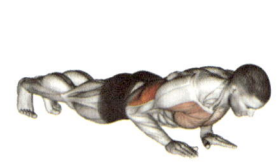
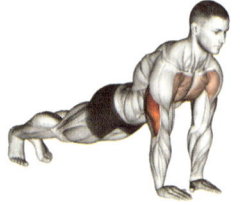

아령 팔뻗기(덤벨 킥백, Dumbbell Kickback), 누워 삼두 펴기(Lying Triceps Extension)

상완삼두근은 워낙 튼튼해 웬만한 근력운동 동작으로는 큰 무리가 생기지 않는다. 안전하게 할 수 있는 운동이다.

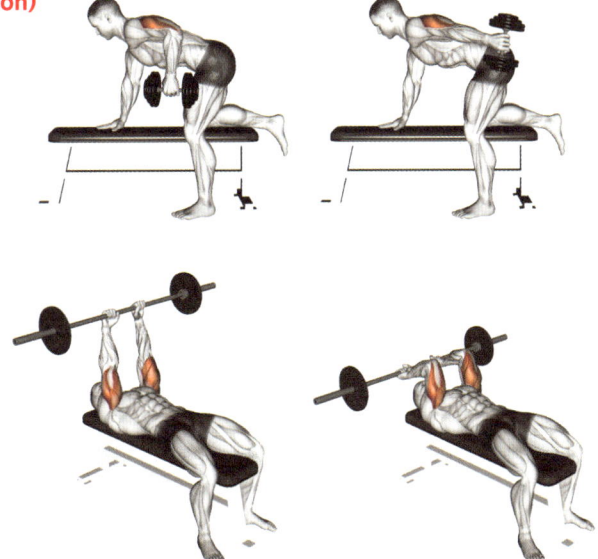

머리 위로 삼두 펴기(Overhead Triceps Extension)

케이블은 안전하지만 역기를 이용한 머리 위 삼두 펴기 운동은 허리 부상의 가능성이 있다. 주의가 필요하다.

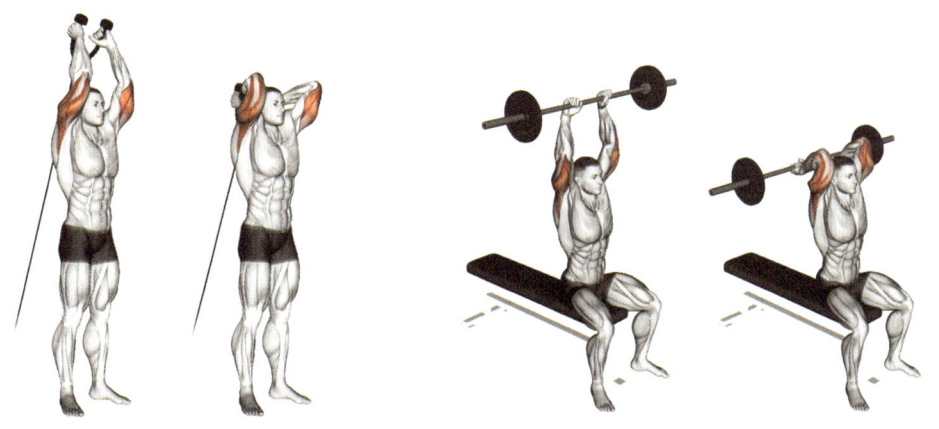

딥스(Dips)

딥스는 체중을 어깨에 고스란히 싣기 때문에 상완삼두근보다 어깨의 여러 구조물에 부담이 크다. 회전근개힘줄 손상 가능성이 있다.

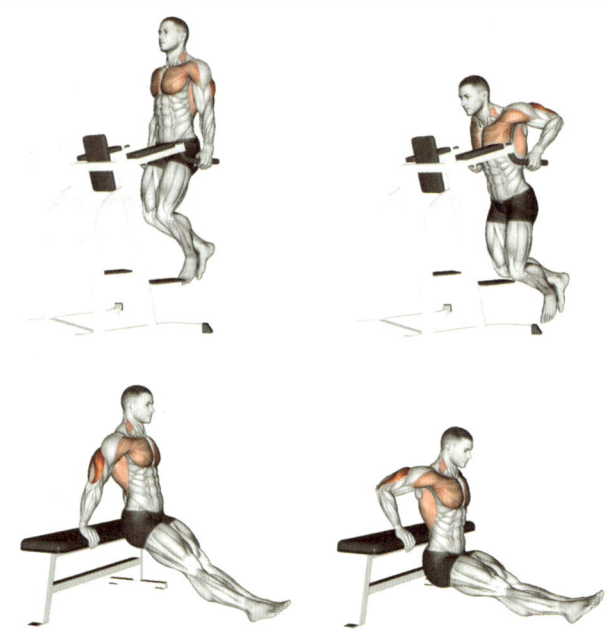

상완삼두근 근육 운동을 추천한다.

- 허리가 아픈 분들은 무거운 것을 들고 서서 하는 머리 위로 삼두 펴기(Overhead Triceps Extension)는 피하는 것이 좋다.
- 어깨 손상이 있거나 나이가 드신 분께는 딥스(Dips)를 추천하지 않는다. 어깨관절 손상 가능성이 높다.
- 어깨, 허리에 큰 문제가 없다면 대부분의 상완삼두근 운동은 안전하다. 주기적으로 운동법을 바꿔 가면서 변화를 주는 것도 좋은 방법이다.

요점 정리

1 상완이두근은 나이가 들면서 찢어질 가능성이 높다. 나이가 들수록 팔 구부리기 동작의 범위를 줄이고 운동 속도를 줄이는 것이 손상 예방에 도움이 된다.

2 상완삼두근은 매우 튼튼한 근육이라 나이들면서 힘줄이나 근육이 손상되는 경우는 매우 드물다. 상완삼두근 운동을 선택할 때는 어깨나 허리에 부담이 적은 운동을 선택하는 것이 중요하다.

17장

10위 햄스트링
스포츠맨의 필수 아이템

박차고 달려 나가는 햄스트링

햄스트링은 하나의 근육이 아니다. 허벅지 뒤에 두꺼운 근육층을 구성하는 대퇴이두근(biceps femoris), 반막모양근(semimembranosus) 그리고 반힘줄근(semitendinosus)을 통틀어 햄스트링이라 부른다[그림 17.1]. 골반의 좌골(坐骨)에서 시작해 엉덩관절과 무릎관절을 지나 종아리뼈에 붙는 2관절(two joint) 근육이다. 따라서 햄스트링이 힘을 쓰면 엉덩관절과 무릎관절을 동시에 움직이게 된다. 일석이조(一石二鳥) 혹은 일타쌍피(一打雙皮) 근육이라고 보면 된다.

햄스트링이 힘을 쓰면 엉덩관절은 뒤로 젖혀지는 동시에 무릎은 구부러진다. 엉덩관절이 뒤로 젖혀지는 동작이란 말이 뒷발길질할 때 뒷다리의 허벅지 움직임을 상상하면 된다. 엉덩관절을 뒤로 젖히면서 무릎을 구부리는 햄스트링근육은 걸음을 걸을 때는 아주 미미하게 사용된다. 그렇지만 빠르게 달리거나 높이 점프할 때는 폭발적인 힘을 발휘한다. 평소

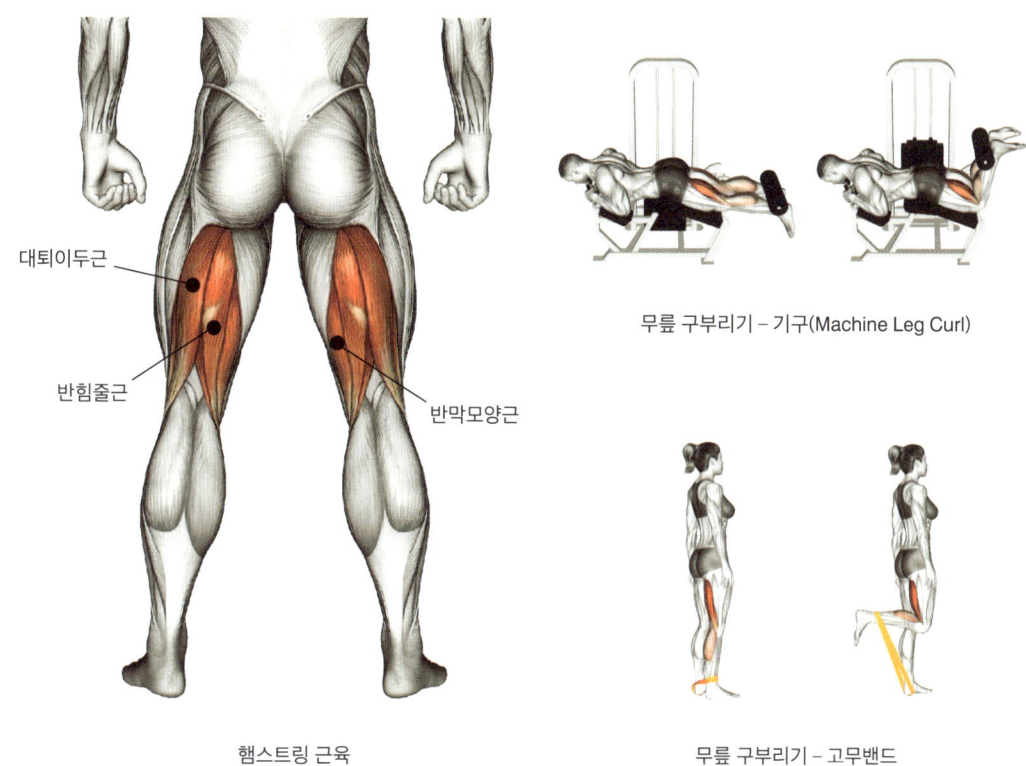

대퇴이두근
반힘줄근
반막모양근
햄스트링 근육

무릎 구부리기 – 기구(Machine Leg Curl)

무릎 구부리기 – 고무밴드

[그림 17.1] 엉덩이를 뒤로 젖히고 무릎을 구부리는 근육인 햄스트링(hamstring, 슬괵근)과 이를 강화하는 여러 가지 동작. 무릎 부담이 별로 높지 않다. 그러나 대퇴사두근 강화에 비해 중요성은 좀 떨어진다. 반드시 해야 한다고 생각할 필요는 없다. 기구에 엎드려 무릎 구부리기를 할 때 엉덩이가 같이 구부러지지 않도록 해야 한다. 엉덩이가 구부러지면서 허리에 나쁜 영향을 줄 수 있기 때문이다. 기구가 너무 무겁거나 기구의 축과 무릎의 운동축이 잘 맞지 않을 때 일어나는 현상이다. 무릎과 엉덩이가 동시에 구부러지면 효과는 별로 없고 허리에 부담만 늘어난다.

에는 별 존재감이 없다가 맹렬한 활동을 할 때 요긴하게 사용하는 근육이다. 상대방을 이겨야 하는 스포츠경기에 꼭 필요한 근육이다. 손흥민 선수의 아버지 손웅정 감독에게 '우리 몸에서 제일 중요한 근육은 무엇인가요?'라고 물으면 아마도 "답은 그거예요. 답은 햄스트링밖에 없어요!"라고 하지 않을까 싶다.

햄스트링에 손상이 오면 빨리 달리거나 높이 뛰는 동작이 불가능해진다. 오죽하면 중세 전투 때 상대 병사들을 무력하게 만들기 위해 햄스트링힘줄을 자르는 행위를 'hamstring'이라 불렀을까? 요즘은 '상대를 무력화하다'는 뜻으로 쓰인다고 한다. 햄스트링이 약해도 일상생활은 할 수 있으므로 상대편 전사(戰士)들의 햄스트링을 잘라 함부로 덤벼들지 못하도록 만들어 노비로 삼았던 것이 분명하다.

농구장에서 덩크슛을 하거나 배구코트에서 강스파이크를 때릴 계획이 없는 분들은 햄스트링이 약해도 큰 불편이 없다. 걷는 데도 별로 지장이 없다. 오히려 대퇴사두근의 근력에 비해 햄스트링의 근력이 너무 강하면 앞무릎통증(anterior knee pain)이 잘 생긴다는 보고도 있다[72].

앞으로 수년 내에 손흥민 선수처럼 영국 프로축구에 진출할 계획이 없다면 햄스트링 근력강화에 너무 매달리지 않아도 된다.

허벅지를 안쪽으로 잡아 주는 내전근

햄스트링 바로 안쪽에 엉덩관절 내전근(Hip Adductor) 그룹이 있다. 엉덩관절에 힘을 써 다리를 오므리게 하는 근육이다[그림 17.2]. 상당히 크고 강한 힘을 내는 근육이지만 햄스트링과 마찬가지로 일상생활보다는 강한 스포츠 활동에서 빛을 발한다. 이강인 선수가 드리블하다 상대 수비수를 만나 번개처럼 방향 전환할 때 내전근 힘이 약하다면 중심을 잃고 쓰러져 버릴 것이다.

이 글을 읽는 대부분의 독자는 라리가의 수비수를 상대로 직접 드리블할 기회는 별로 없으리라. 드리블은 이강인 선수한테 맡기고 본인은 스마트폰으로 감독만 하실 거라는 전제하에 중요한 근육으로 다루지 않았다.

그렇지만 지금도 조기축구회에 나가 열심히 뛰거나, 사회인 야구를 꾸준히 따라다니거나, 주말마다 테니스 경기에 빠지지 않는 분이라면 내전근도 꾸준히 챙기시는 것이 좋겠다.

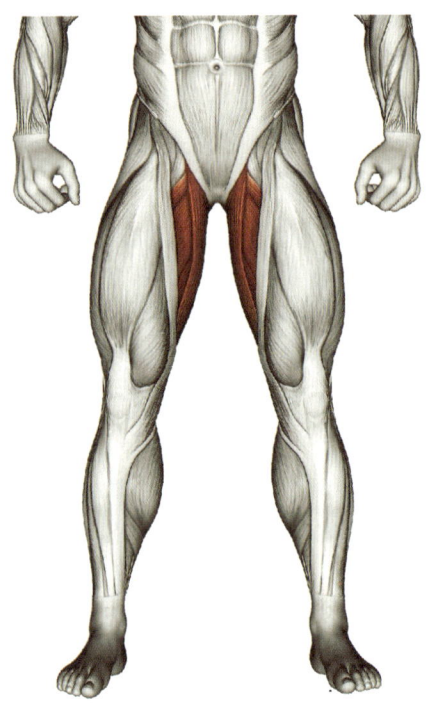

내전근(엉덩이 관절)

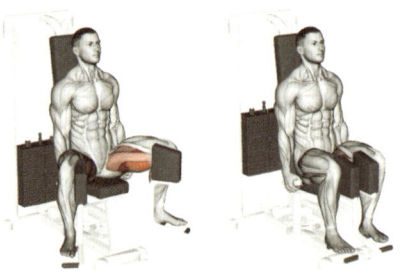

다리 오므리기(힙어덕션, Hip Adduction)

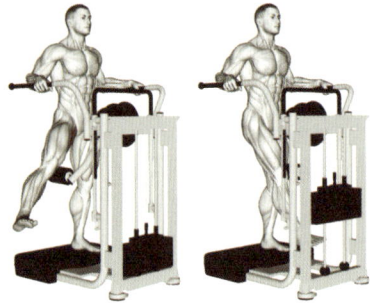

서서 다리로 안쪽 밀기
(스탠딩 힙어덕션, Standing Hip Adduction)

[그림 17.2] 엉덩관절 내전근과 이를 강화하는 여러 가지 운동. 주의할 점은 내전근에 강한 힘을 쓰면 엉덩관절을 구부리는 요근(腰筋, psoas)도 같이 수축된다는 것이다. **요근은 허리를 구부리는 힘을 가해 허리 디스크의 압력을 높인다.** 따라서 내전근 강화운동을 할 때는 허리를 더욱 더 꼿꼿이 펴서 요추전만을 유지하고 견갑골을 등 뒤에서 붙여 가슴을 활짝 연 자세를 유지해야 한다.

요점 정리

1 햄스트링과 내전근은 스포츠활동에서 빛을 발하는 근육이다. 걷기와 같은 일상생활 동작에는 큰 기여가 없다.

2 주말 스포츠를 열정적으로 즐기는 분들은 챙겨야 할 근육이다.

3 내전근 근력운동 동작은 허리에 부담을 가할 수 있다.

18장 아래팔 근육과 발목 근육

테니스엘보, 골프엘보, 발목 염좌

**테니스엘보, 골프엘보의 딜레마:
운동을 해야 하나 말아야 하나?**

팔꿈치에 통증이 있으면 대부분 테니스엘보 혹은 골프엘보이다. 팔꿈치 통증의 가장 흔한 원인이다. 테니스엘보는 팔꿈치 바깥쪽이 아프고 골프엘보는 안쪽이 아프다. 손가락을 펴는 근육과 손목을 손등 쪽으로 젖히는 근육의 힘줄이 위팔뼈의 바깥쪽 상과(上顆, epicondyle)에서 시작된다. 테니스엘보는 이 부위에 반복적으로 강한 힘을 받아 힘줄이 찢어지면서 생기는 문제이다. 테니스 동작 중 백핸드 스트로크 때 충격을 받아 잘 생기므로 테니스엘보라는 이름을 붙였다. 실제로는 테니스와 상관없이 생기는 경우가 훨씬 많다. 골프를 쳐도 생기고, 요리를 많이 해도 생기며, 돌솥밥 홀서빙을 해도 잘 생긴다. 오랫동안 반복적으로 손과 손목에 힘을 쓰는 것이 원인이 된다. 정확한 의학적 진단명은 공통신전근 힘줄병(common extensor tendinopathy)이다. 공통신전근이란 손

[그림 18.1] 공통신전근과 공통굴곡근. 아래팔의 손등 쪽에 위치하며 손목을 손등 쪽으로 젖히고 손가락을 펴는 근육을 합쳐서 공통신전근(왼쪽)이라 하고 아래팔의 손바닥 쪽에 위치해 손목을 손바닥 쪽으로 굴곡시키고 손가락을 구부리는 근육을 합쳐서 공통굴곡근(오른쪽)이라 한다.

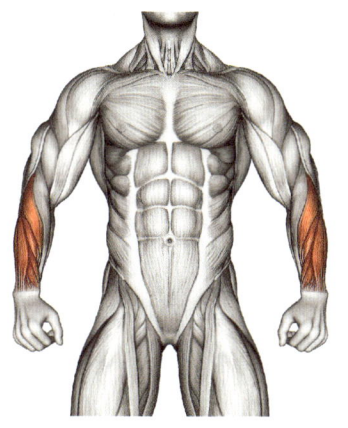
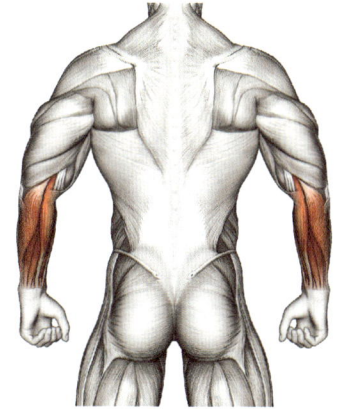

공통신전근 　　　　　　공통굴곡근

목을 손등 쪽으로 젖히는 손목신전근육과 손가락을 펴는 손가락신전근육을 합쳐서 부르는 말이다[그림 18.1].

손가락을 구부리는 근육과 손목을 손바닥 쪽으로 구부리는 근육의 힘줄은 위팔뼈의 안쪽 상과에서 시작된다. 골프엘보는 이 부위에 반복적으로 강한 힘을 받아 힘줄이 찢어지면서 생기는 문제이다. 오랫동안 반복적으로 손과 손목에 힘을 쓰는 것이 원인이 된다. 정확한 의학적 진단명은 공통굴곡근 힘줄병(common flexor tendinopathy)이다. 공통굴곡근이란 손목을 손바닥 쪽으로 굴곡시키는 근육과 손가락을 구부리게 하는 근육을 통칭하는 말이다[그림 18.1].

공통신전근과 공통굴곡근 힘줄병 모두 손과 손목에 과도한 힘을 반복적으로 쓰는 것이 원인이므로 두 가지 병을 동시에 가진 분도 많다. 손과 손목에 무리한 힘을 좀 줄이면 저절로 좋아지는 경우가 대부분이다. 1년 내 저절로 좋아지는 경우가 80% 정도 된다. 1년이 지나도 낫지 않는 경우는 석회성건염이 겹쳐 있는 경우가 많다.

테니스엘보와 골프엘보가 운동에 미치는 영향은 상당하다. 왜냐하면 상체운동을 하려고 역기나 기구를 잡으면 팔꿈치가 아프기 때문이다. 통증이 아주 심하지는 않고 참고 운동할 수 있을 정도라 오히려 딜레마에 빠진다. 아픈 걸 참고 운동해도 되는지 아니면 다 나을 때까지 운동을 쉬어야 하는지 갈등이다. 팔꿈치가 아픈데 계속 운동하면 더 큰 문제가 생기지 않을까 하는 걱정이 앞서기 때문이다.

찢어진 힘줄을 붙이는 편심성 수축

근육이 수축될 때 길이가 짧아지는 수축을 동심성수축(concentric contraction)이라 하고 근육이 수축될 때, 즉 근육에 힘을 쓰고 있는데도 근육의 길이가 늘어나는 상황을 편심성수축(eccentric contraction)이라고 한다. 예를 들면 아령을 손에 쥐고 팔 구부리기(바이셉스컬, Biceps Curl)를 할 때 상완이두근을 수축하면서 아령을 들어올릴 때는 상완이두근이 동심성수축을 하는 것이고, 아령을 툭 떨어뜨리는 것이 아니라 힘을 주면서 천천히 내릴 때는 상완이두근이 편심성수축을 하는 것이 된다. 편심성수축이란 상완이두근에 힘이 들어가지만 실제로 근육은 늘어나는 상황이다[그림 18.2].

[그림 18.2] 동심성수축(concentric contraction)과 편심성수축 (eccentric contraction)의 예. 위의 그림처럼 상완이두근에 힘을 주면서 팔을 구부리면 근육이 짧아지면서 힘을 쓰게 된다. 이런 경우를 동심성수축이라고 하고 아래 그림처럼 아령을 천천히 내리기 위해 상완이두근에 힘을 주면서 서서히 팔을 펼 때는 근육이 힘을 쓰지만 근육의 길이는 점차 늘어나게 된다. 편심성수축이다.

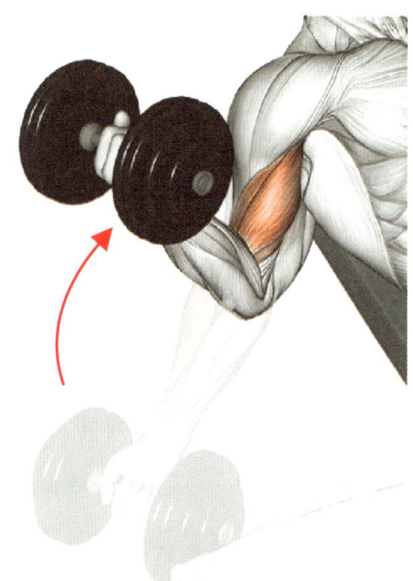

동심성 수축

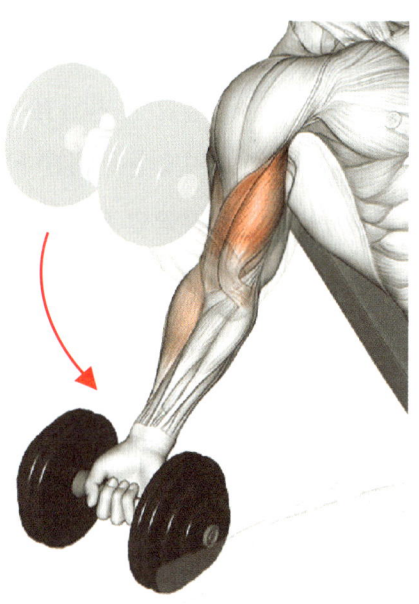

편심성 수축

왜 뜬금없이 근육생리학 개념을 들이대는지 궁금한 분이 많으실 것이다. 이유는 편심성수축으로 찢어진 힘줄을 다시 붙이는 연구결과가 다수 보고되기 때문이다. 예를 들면 스웨덴 웁살라대학의 예방의학자 마그누스 페테르손(Magnus Peterson) 박사는 3개월 이상 아팠던 테니스엘보 환자 120명을 두 그룹으로 나눠서 3개월 동안 동심성운동과 편심성운동을 각각 시켰더니 두 그룹 모두 통증과 근력이 좋아졌지만 편심성그룹에서 더 빨리, 더 많이 좋아졌다고 보고[73]했다.

근육과 뼈를 연결하는 힘줄은 평생 동안 잡아당겨지는 역할을 묵묵히 수행한다. 그 역할을 너무 과도하게, 반복적으로, 지속적으로 시키면 힘줄이 찢어지지만 적당한 운동을 통해 힘줄에 잡아당기는 자극을 주면 힘줄이 오히려 튼튼해진다. 근력운동을 하는 동안 힘줄에 혈류가 더 많이 공급되고, 운동할 때 자극받아 살짝 손상되었던 힘줄이 쉬는 동안 두꺼워지고 튼튼해진다는 결과가 보고된다. 힘줄 속 세포가 장력을 받으면 활발해지고 장력을 없애면 퇴행되어 사멸되기 때문이라고 한다. 한마디로 적당히 운동하면 힘줄이 튼튼해지고 너무 과하면 찢어진다는 뜻이다. 밥을 너무 많이 먹으면 배탈나고 성인병에 걸린다. 그렇다고 완전히 굶는 것보다는 적당히 먹는 것이 건강에 좋은 것과 똑같은 이치이다.

최근에는 편심성운동이 중요한 것이 아니라 편심성운동, 동심성운동 모두 치료 효과를 보인다. 운동 방식보다 적절한 강도의 운동을 '천천히' 수행하는 것이 관건이라는 의견[74]이 더 힘을 받는다. 편심성운동 때 특히 '천천히'가 강조되는데 편심성운동의 우월한 효과가 '편심성'보다 '천천히'에서 기인한다고 보는 시각이다.

이제 다시 테니스엘보, 골프엘보의 딜레마로 돌아가 보자. "테니스엘보, 골프엘보가 있어서 아픈데, 아픈 걸 참고 상체운동을 해도 되는지 아니면 다 나을 때까지 운동을 쉬어야 하는지"의 정답은? 아픈 걸 참고 운동해도 된다. 운동할수록 더 좋아진다. 찢어졌던 힘줄이 잘 붙는다. 단, 운동 동작을 '천천히' 하라. 그래야 운동 때 통증도 덜 생기고, 다시 찢어질 위험도 적고, 찢어졌던 힘줄이 더 잘 붙는다.

아래팔 근육운동: 공통신전근과 공통굴곡근

위팔 운동만 제대로 하면 아래팔의 공통신전근과 공통굴곡근 운동은 따로 하지 않아도 된다. 그러나 테니스엘보나 골프엘보가 생겼을 때는 찢어진 힘줄을 붙이기 위해 공통신전근과 공통굴곡근의 편심성 운동이 요긴하다. [그림 18.3]을 참조하라. 주의할 점은 운동 중에 아프지 않아야 한다. 엘보가 있는데도 아프지 않게 운동하려면 낮은 무게에서 시작해 서서히 무게를 올리고, 운동 속도를 천천히 하는 것이 중요하다.

아래팔 운동뿐만 아니라 다른 상체운동을 낮은 속도로, 천천히 하는 것도 테니스엘보와 골프엘보의 치료에 도움된다는 사실을 상기하라.

[그림 18.3] 공통신전근과 공통굴곡근 운동. 아래팔을 테이블이나 벤치에 고정하는 것이 좋다. 아래팔을 허벅지에 고정할 수도 있는데 허리가 구부러지지 않도록 조심해야 한다. 아령이나 역기를 사용할 수도 있고 고무밴드도 좋은 옵션이다. 테니스엘보나 골프엘보가 있다면 운동 중 통증이 생기지 않도록 해야 한다. 무게를 낮게 시작해 서서히 올리고, 운동 속도를 천천히 하는 것이 좋다.

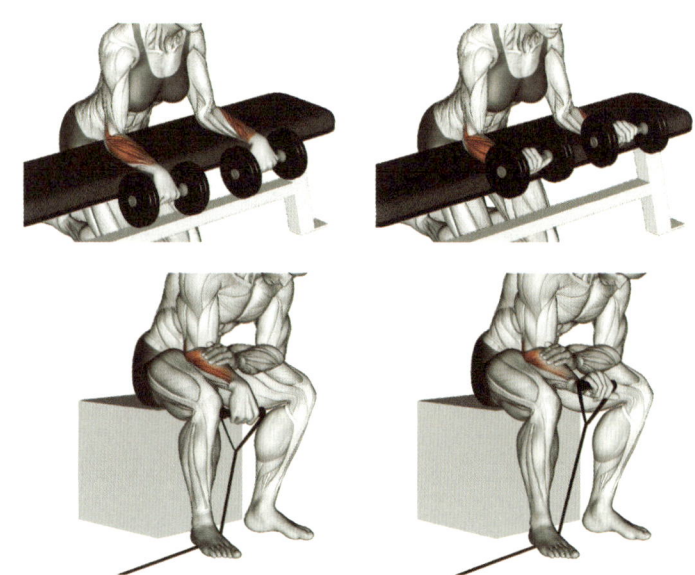

공통신전근 운동

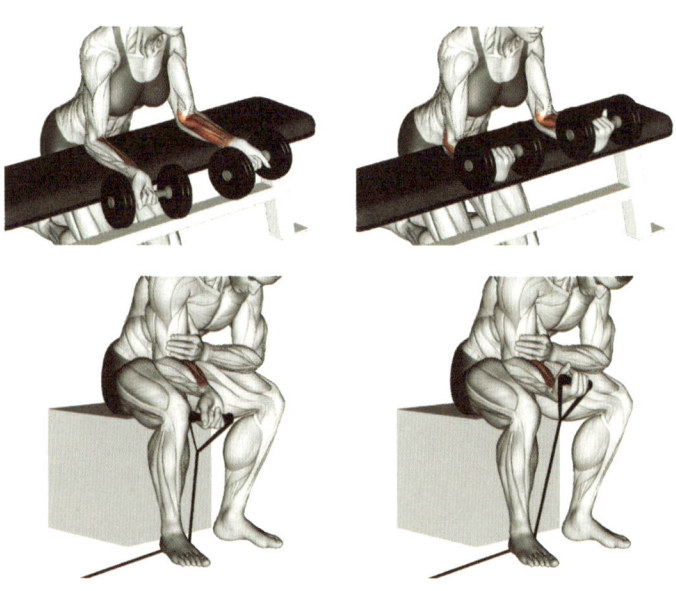

공통굴곡근 운동

[그림 18.4] 발목(앞종아리 근육) 강화운동. 여러 가지 방법이 있으나 의자에 앉아 고무밴드를 이용하는 방법이 가장 적합하다. 방바닥에 앉으면 허리에 해롭기 때문에 의자 사용을 추천한다. 발끝을 세 가지 방향으로 당기는 운동, 즉 머리 쪽, 바깥쪽 그리고 안쪽으로 당기는 운동을 모두 해야 한다.

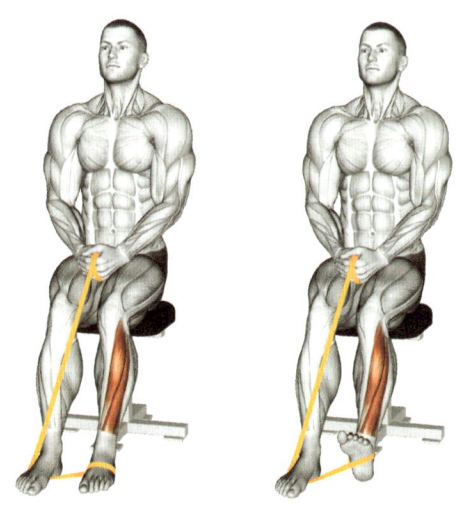

고무밴드 저항에 머리쪽으로 발끝 들기

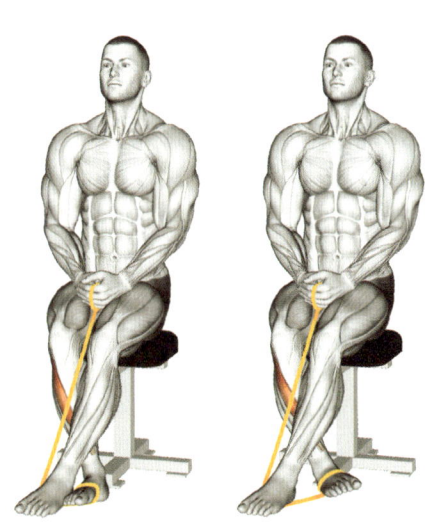

고무밴드 저항에 안쪽으로 발끝 밀기

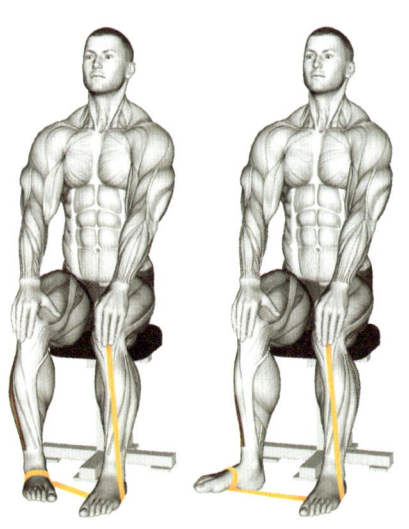

고무밴드 저항에 바깥쪽으로 발끝 밀기

종아리의 앞과 옆의 근육

종아리 앞과 옆의 근육은 강한 힘을 내기보다는 정확한 힘 조절이 중요한 근육이다. 종아리 앞의 근육은 전경골근(tibialis anterior)이라는 근육이다. 걸음을 걸을 때 발을 지면에서 떼서 앞으로 옮기는 과정에서 발끝이 땅에 끌리지 않도록 한다. 평지를 걸을 때 발끝이 지면에서 약 1cm 정도만 떨어지도록 정밀하게 조절하는 역할을 한다. 이를 위해 무릎관절, 엉덩관절과 함께 조화롭게 움직이는 것이 중요한 근육이다.

종아리 옆의 근육은 비골근(peroneus)이라고 부르며 전경골근, 후경골근(tibialis posterior)과 함께 발목이 옆으로 삐지 않도록 잡아 주는 역할을 한다.

이들 근육은 따로 근력강화를 해 주지 않아도 걷기를 포함한 다리 운동을 하면서 같이 강화된다. 그렇지만 발목을 자주 삐는 사람들은 이들 근육을 따로 운동해 주는 것이 좋다. 운동 방법은 [그림 18.4]와 같다.

요점 정리

1. 아래팔근육 운동은 따로 하지 않아도 된다. 단, 테니스엘보(공통신전근 힘줄병)나 골프엘보(공통굴곡근 힘줄병)가 있는 경우 편심성수축이 포함되는 아래팔 운동이 도움된다.

2. 힘줄병을 낫게 하기 위한 편심성수축은 속도를 낮춰서 '천천히' 하는 것이 중요하다. 너무 빠르면 엎친 데 덮친 격으로 힘줄이 더 찢어진다.

3. 종아리 앞과 옆의 근육은 발목의 움직임을 정확히 컨트롤하는 역할을 한다. 따라서 세 가지 방향(머리 쪽, 안쪽, 바깥쪽) 모두 강화운동을 하는 것이 좋다.

4

내 몸에 꼭 맞는 백년운동

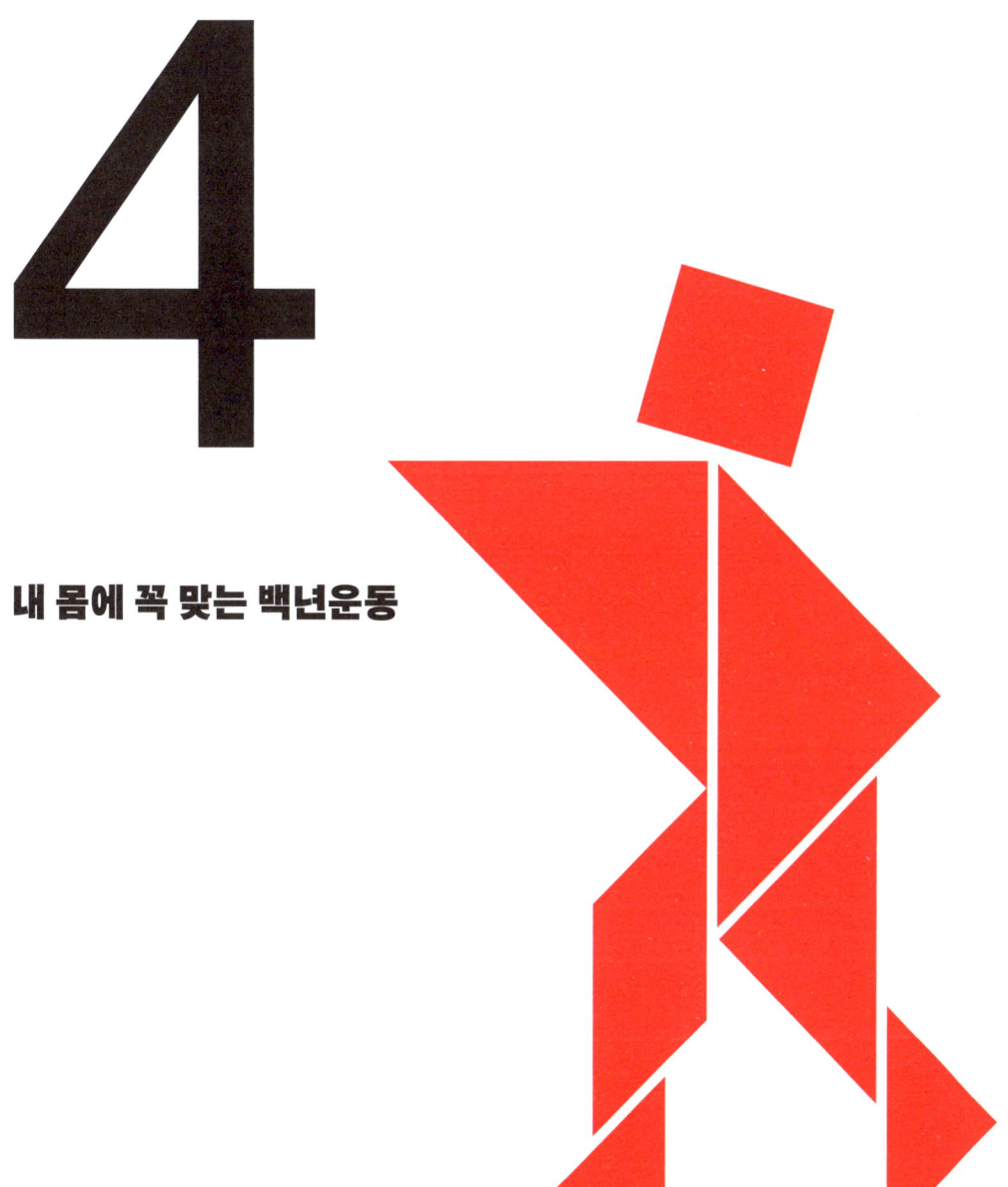

19장 가성비로 추천하는 20가지 근력운동

추천사

같은 시간 운동을 해서 제일 짭짤한 재미를 볼 수 있는, 가성비 높은 20가지 근력운동(무산소운동)을 소개한다. 가성비를 따질 때는 일상생활이나 스포츠 활동에서 능력을 증가시키고, 척추와 관절을 보호하며, 근감소증을 줄일 수 있는지를 주로 보았다.

    근력운동은 저항성운동이라 저항이 반드시 들어가야 한다. 저항으로 쓰기에는 역기나 아령보다 기구나 고무밴드가 더 안전하다. 고무밴드를 적절히 이용하면 체육관에 가지 않고도 충분히 근력운동이 가능하다. 고무밴드조차 준비가 안 되어 있으면 우리 몸을 저항으로 사용하면 된다. 맨몸운동만으로도 10대 주요 근육을 모두 강화할 수 있는 운동을 추천한다.

    지면 제한으로 기본적인 운동 위주로 추천한다. 스스로의 신체 상태나 운동 환경에 따라 적절히 수정, 보완해도 된다. 자신이 좋아하는 근력운동이 추천에서 빠졌다고 너무 섭섭해하지 말라. 추천은 어디까지나 방향성을 제시하기 위한 것일 뿐이다. 이런 방향으로 하라는 뜻이다. 근력운동을 큰 문제 없이 꾸준히 하는 사람은 원래 하던 운동을 계속하면 된다.

근력운동, 저항성운동의 종류는 무한하다. 이 장에서 추천하는 운동만 해야 한다고 생각하지 말고 원칙을 이해하고 자신의 몸에 꼭맞는 운동을 찾는 것도 큰 재미이다. 낮게 시작해 천천히 올리다 보면 추천에서 빠진 운동도 모두 섭렵하게 될 것이다. 근육이 강해지고 척추와 관절이 점점 더 튼튼해질 것이 분명하기 때문이다.

20가지 근력운동을 모두 다 하라는 것도 아니다. 근육별로 하나씩만 하면 된다. 중요한 근육은 해당 근육에 맞는 몇 가지 동작을 추천해 두었으니 그중 자신의 몸에 가장 적합한 운동을 하면 된다. 예를 들면 활배근을 자극하는 아래로 당기기(랫풀다운, Lat Pull-down)와 수평으로 당기기(허라이즌털로, Horizontal Row) 중에서 허리가 불편한 분은 전자가 더 몸에 맞고 어깨가 불편한 분은 후자가 더 맞을 것이다.

자신의 몸 상태와 운동의 특성을 잘 알아야 적절한 운동을 찾을 수 있다. 대충 그림만 보고 따라 하면 큰코다칠 수 있다. 운동 동작마다 달려 있는 해설을 꼼꼼히 읽어 보라. 또 앞선 장에서 설명한 내용을 제대로 숙지하면 할수록 20가지 추천 근력운동으로 짭짤한 재미를 볼 수 있을 것이다.

추천 맨몸 근력운동

자기 스스로의 체중을 저항으로 삼아 운동하는 저항성운동을 맨몸 근력운동이라고 한다. 장점은 때와 장소를 가리지 않고 언제 어디서나 특별한 준비 없이 할 수 있다는 것이다. 단점은 스스로의 체중만을 저항으로 삼으므로 단순하며 변화를 주기 어렵다는 것이다. 하체운동의 저항으로는 좀 약하고 상체운동 저항으로는 너무 강할 수 있다. 하체운동은 횟수를 늘리면 되고 상체운동은 운동 동작의 보완을 통해 도움을 받는 방법이 있으므로 큰 문제는 안 된다.

4대 기본 맨몸 근력운동

아래 네 가지 맨몸 근력운동 동작만으로 우리 몸의 주요 근육을 모두 골고루 자극할 수 있다. 이들 운동만 줄기차게 해도 충분하다.

엉덩이 뒤로 빼는 맨몸스쿼트
턱걸이
뒤꿈치 들기
병합팔굽혀펴기

턱걸이를 하려면 매달릴 수 있는 봉이나 높은 턱이 필요하다. 완전 맨몸운동은 아니다. 그러나 활배근과 상완이두근을 제대로 자극할 수 있는 유일한 맨몸운동이다. 문틀에 턱걸이 봉을 설치하는 것도 좋고 그것이 어려우면 동네에 있는 공립학교나 산책길에 있는 운동기구를 이용하면 된다. 집에 튼튼한 식탁이나 탁자, 책상이 있다면 식탁 아래에서 모서리를 잡고 몸을 당기는 거꾸로 턱걸이를 하는 것도 좋다. 거꾸로 턱걸이는 추가 맨몸 근력운동에 소개된다.

자신의 체중을 들어 올려야 하는 턱걸이는 한 개도 하기 힘든 분이 많다. 낙심하지 말고 의자에 발을 올려 활배근으로 당기는 힘을 거들어 주면 된다. 물론 가능하면 적게 거들수록 활배근에 강한 자극이 가해진다.

견갑골주변근육을 자극하는 견갑골딥스와 코어근육을 자극하는 플랭크도 중요한 운동이지만 병합팔굽혀펴기에 둘 다 기본으로 포함되어 있어 따로 하지 않아도 된다.

맨몸 근력운동을 좀 더 풍성하게 하기를 원하신다면 아래 운동을 추가로 하면 된다.

추가 맨몸 근력운동

기본 맨몸 근력운동에 좀 더 보충되는 운동이다.

플랭크
거꾸로 턱걸이
견갑골딥스
견갑골푸시업
벤치딥스

이외에도 런지, 브리지, 사이드브리지, 컬업, 버드독, 슈퍼맨자세 등도 좋은 맨몸운동이나 가성비에서 조금 떨어지고 근력운동보다는 운동조절 운동의 성격도 강하므로 자세한 소개에서는 제외했다. 원하시는 분을 위해 다른 경로를 통해 자세한 정보를 추가할 방법을 찾아볼 예정이다.

맨몸운동의 반복 횟수도 스스로중지를 기준으로 하면 된다 181페이지, '더 안전한 운동을 위한 '스스로중지' 참조. '아, 좀 힘들어서 한 번 더 하기는 힘들겠는데…' 하는 생각이 들 때까지만 하면 된다. 악을 쓰면서, 몸을 비틀어 가면서 반복 횟수를 늘릴 필요는 없다. 그렇게 하지 않아도 근육을 충분히 자극하기 때문이다.

5회건, 10회건, 50회건 스스로중지 시점에 한 세트를 마감하고 1분 내지 4분 정도 쉰 후에 다음 세트나 동작으로 넘어간다. 빨라졌던 숨이 정상으로 돌아오면 다음 세트나 동작을 시작하면 된다. 시간이 없는 분은 쉬는 동안 뒤꿈치 들기를 하는 것도 좋은 루틴이다. 숨을 고르면서도 할 수 있는 운동이기 때문이다.

처음에는 각 동작을 스스로중지 시점까지 반복하는 것으로 1세트씩만 한다. 매일매일 반복하면 1세트가 너무 심심하게 느껴지게 된다. 세트 수를 늘릴 때가 된 것이다. 동작을 반복해 스스로중지 시점이 되면 1세트를 마무리하고 잠시 쉰다. 운동마다 3~5세트 하면 된다. 원하는 세트 수를 끝내고 나서 근육이 단단해지고 약간 부풀어 오르는 듯한 펌핑 상태가 되면 합격이다.

운동의 기본은 현재 익숙한 자극보다 좀더 강하고 새로운 자극을 가하는 것이다. '낮게 시작해 천천히 올라가는' 원칙에 맞춰 서서히 높여야 하지만 조금씩 강도를 높여 나가는 것이 필요하다. 한 세트의 횟수가 30~40회를 넘게 되면 맨몸에 약간의 무게를 추가하는 것도 좋다. 예를 들면 엉덩이를 뒤로 빼는 맨몸스쿼트를 할 때 양손에 물병을 들거나 가족 중 체중이 적은 막내아이를 업고 하는 방법도 있다. 점차 힘이 강해져서 부인이나 남편을 업게 된다면 각별한 주의를 요한다. 몸무게가 연애시절과는 많이 달라져 있을 가능성이 높기 때문이다.

추천 기구 근력운동

기구를 이용하면 좀 더 풍성한 근력운동이 가능하다. 특정 근육에 선택적인 자극을 가할 수 있다는 장점이 있다. 낮은 저항부터 높은 저항까지 다양한 저항으로 운동할 수 있는 것도 중요한 장점이다. 따라서 맨몸운동보다는 좀더 운동 효과가 높은 것이 사실이다. 체육관에서만 찾을 수 있는 거대한 기구만을 고집할 필요는 없다. 고무밴드를 이용한 저항운동도 같이 소개하므로 집에서도 충분히 선택적이고 다양한 저항의 기구 근력운동이 가능하다.

5대 주요 기구 근력운동

중요한 근육을 키우는 다섯 가지 주요 기구 근력운동은 아래와 같다. 기구운동은 영어명으로 널리 알려져 있어 한국말 이름 옆에 영어 이름과 영어 원문을 같이 소개한다.

다리 벌리기(힙업덕션, Hip Abduction)
아래로 당기기(랫풀다운, Lat Pull-down)
무릎 펴기(레그익스텐션, Leg Extension)
뒤로 날갯짓(리버스플라이, Reverse Fly)
앞으로 밀기(체스트프레스, Chest Press)

추가 기구 근력운동

아래 운동을 추가하면 더욱더 풍성한 근력운동이 된다.

다리로 밀기(레그프레스, Leg Press)
수평으로 당기기(허라이즌털로, Horizontal Row)
위로 밀기(숄더프레스, Shoulder Press)
경사대 팔 구부리기(프리처컬, Preacher Curl)
아래로 누르기(푸시다운, Push-down)
무릎 구부리기(레그컬, Leg Curl)

이외에 벤치프레스, 역기나 덤벨을 이용한 스쿼트, 런지, 데드리프트 등도 좋은 근력운동이다. 그러나 척추와 관절의 부담이 높아지므로 추천 운동에서는 제외했다. 싱싱한 척추와 관절을 가진 분이라면 시도해도 좋다.

시간이 없어 최소한의 기구운동으로 최대의 효과를 보기 원한다면 5대 주요 기구운동과 플랭크(Plank), 뒤꿈치 들기(힐레이즈, Heel Raise) 정도로 구성하면 된다. 허리와 무릎에 자신이 있어 운동 시간을 더 줄이려면 다리 벌리기와 무릎 펴기를 빼고 다리로 밀기로 대체해도 된다.

운동할 시간이 충분한 분은 11가지 추천 기구운동 동작을 섭렵하실 것을 권한다. 처음에는 30회에 스스로중지하게 되는 무게로 각 1세트씩 하는 것을 권장한다. 물론 맨몸운동인 플랭크(Plank), 뒤꿈치 들기(힐레이즈, Heel Raise)도 같이 한다. 처음에는 무게를 높이는 것보다 정확한 동작을 익히는 데 집중한다. 동작을 반복하다가 정확한 자세가 무너질 조짐이 보이면 반복을 중단한다. 그때가 스스로중지 시점이다.

체육관에 올 때마다 여러 가지 운동을 1세트씩 하다 보면 어느샌가 무게가 너무 가볍게 느껴져 정확한 동작으로 한없이 반복할 수 있는 상황이 된다. 무게를 조금씩 올릴 때가 된 것이다. 이제 무게플레이트를 올려서 스스로중지 시점에 도달하는 반복 횟수를 줄여 나간다. 15~20회에 스스로중지 시점이 오면 적당하다. 근력이 좋은 사람은 10~15회에 스스로중지 시점이 오도록 무게를 좀더 빨리 올려도 된다[183페이지, '무게와 횟수: 실제 적용' 참조].

근력운동을 지속하면서 근육힘이 강해지고 근지구력이 좋아지면 한 동작당 1세트로는 충분한 자극이 어렵게 된다. 각각의 동작을 피로시점을 10회에서 20회 사이에서 느끼는 무게로 3~5세트 운동하는 것이 필요하다. 동작당 여러 세트로 운동을 하게 되면 시간이 늘어나고 에너지 소모가 많아 하루에 11가지 동작을 모두 소화하는 것은 불가능하다. 체육관에 갈 때마다 운동 동작이 달라지는 분할 프로그램이 필요한 시기가 된 것이다 [189페이지, '분할 프로그램' 참조].

분할 프로그램이란 운동 동작을 2개 내지 3개의 그룹으로 나눠서 월요일은 그룹A 운동을 하고 수요일은 그룹B 운동을 하고 금요일은 그룹C 운동을 하는 방식이다. 근력운동에 상당히 적응된 사람들이 하는 방식이다.

그룹을 나누는 방식은 부위에 따라 상체와 하체로 나눌 수도 있고 주동근과 길항근으로 나누는 방법도 있으며 그 외 개인적인 취향에 따라 다양한 분류가 가능하다. 참고로 관절에 특정 동작이 일어나도록 하는 근육이 주동근(agonist)이고 그 동작 중 주동근에 대항하는 근육을 길항근(antagonist)이라 부른다. 예를 들면 밥숟가락을 들어 올리는 동작에서 팔꿈치를 구부리도록 하는 상완이두근은 주동근이고 구부러지는 팔꿈치가 적당한 속도와 각도로 구부러지도록 저항을 가하는 상완삼두근은 길항근이다. 활배근과 대흉근도 주동근과 길항근의 관계이다.

앞서 설명한 기구 근력운동을 상체와 하체로 분할하는 프로그램을 예로 들면 아래와 같다.

첫째 날(상체) 아래로 당기기(랫풀다운, Lat Pull-down) ▶ 뒤로 날갯짓(리버스플라이, Reverse Fly) ▶ 앞으로 밀기(체스트프레스, Chest Press) ▶ 위로 밀기(숄더프레스, Shoulder Press) ▶ 경사대 팔 구부리기(프리처컬, Preacher Curl), 아래로 누르기(푸시다운, Push-down)

둘째 날(하체) 다리 벌리기(힙업덕션, Hip Abduction) ▶ 무릎 펴기(레그익스텐션, Leg Extension) ▶ 뒤꿈치 들기 ▶ 플랭크 ▶ 무릎 구부리기(레그컬, Leg Curl)

코어근육운동인 플랭크를 하체에 넣었다. 체육관에 갈 때마다 상체와 하체를 번갈아 가면서 운동하는 방식이다. 자신의 척추와 관절의 상태에 따라 운동 동작을 변경할 수 있다. 예를 들어 허리는 튼튼한데 어깨가 아프다면 아래로 당기기(랫풀다운, Lat Pull-down) 대신 수평으로 당기기(허라이즌털로, Horizontal Row)를 넣는다. 허리와 무릎에 전혀 문제가 없다면 하체 운동에 다리로 밀기(레그프레스, Leg Press)를 추가하는 것도 좋다.

상, 하체를 같은 날에 배치하는 분할도 가능하다.

첫째 날 다리 벌리기(힙업덕션, Hip Abduction) ▶ 아래로 당기기(랫풀다운, Lat Pull-down) ▶ 뒤꿈치 들기 ▶ 뒤로 날갯짓(리버스플라이, Reverse Fly) ▶ 플랭크 ▶ 경사대 팔 구부리기(프리처컬, Preacher Curl)

둘째 날 무릎 펴기(레그익스텐션, Leg Extension) ▶ 앞으로 밀기(체스트프레스, Chest Press) ▶ 무릎 구부리기(레그컬, Leg Curl) ▶ 위로 밀기(숄더프레스, Shoulder Press) ▶ 아래로 누르기(푸시다운, Push-down)

근력운동에 더 깊은 맛을 들이면 하루에 여러 동작으로 같은 근육군을 자극하게 된다. 아래는 그 예이다.

첫째 날 역기 스쿼트 ▶ 다리 벌리기(힙업덕션, Hip Abduction) ▶ 무릎 펴기(레그익스텐션, Leg Extension) ▶ 무릎 구부리기(레그컬, Leg Curl)

둘째 날 아래로 당기기(랫풀다운, Lat Pull-down) ▶ 수평으로 당기기(허라이즌털로, Horizontal Row) ▶ 앞으로 밀기(체스트프레스, Chest Press)

셋째 날 뒤로 날갯짓(리버스플라이, Reverse Fly) ▶ 위로 밀기(숄더프레스, Shoulder Press) ▶ 경사대 팔 구부리기(프리쳐컬, Preacher Curl) ▶ 아래로 누르기(푸시다운, Push-down) ▶ 뒤꿈치 들기 ▶ 플랭크 근력운동의 강도가 높아질수록 스스로중지 시점이 오는 반복 횟수가 짧아지도록 무게를 올려 나간다. 머슬마니아라면 1반복최대(1RM)의 무게, 혹은 그 이상까지 올리는 것이 상식이지만 나이가 들면서 척추와 관절에 무리가 되는 것을 느끼는 분이라면 굳이 그렇게 까지 할 필요는 전혀 없다.

다시 강조하지만 나이 드신 분들은 6~7회 반복에서 스스로중지 시점이 오는 정도의 무게 이상으로 올리는 것은 권장하지 않는다. 더 낮은 무게로 운동하기를 권한다. 10~20회에 스스로중지 시점이 오면 충분하다. 무게로 일어선 자는 무게로 망하는 것을 몇 번 본 적이 있는 필자로서 20~25회에 피로시점을 느끼는 무게로도 근력강화가 충분히 일어난다는 최신 연구결과 180페이지 참조가 반갑기 그지 없다.

20가지 추천운동으로 자극하는 10대 근육

10대 주요 근육을 자극하기 위해 아홉 가지 맨몸 근력운동과 열한 가지 기구 근력운동을 어떻게 적용할지를 표로 정리했다. 기구 근력운동도 고무밴드를 이용하면 맨몸운동과 마찬가지로 집이나 사무실에서도 가능한 운동이 된다. 자신의 몸 상태에 따라 적절히 조합한다면 더 좋은 효과를 볼 수 있을 것이다.

기구운동 중 두 가지 맨몸운동이 섞여 있음을 주의 깊게 봐 두라. 뒤꿈치 들기와 플랭크이다.

이제 각 추천 근력운동 동작을 순서대로 자세히 살펴보자. 맨몸운동을 먼저 추천하고 기구운동은 나중에 추천했다. 기구운동 동작도 고무밴드를 이용해 집에서 할 수 있는 방법을 같이 보여 준다[표 19.1].

근육(가성비 순)	맨몸운동	기구운동
엉덩이근육	엉덩이 뒤로 빼는 맨몸스쿼트(Potty Squat)	다리 벌리기(Hip Abduction) 다리로 밀기(Leg Press)
활배근	턱걸이 거꾸로 턱걸이	아래로 당기기(Lat Pull-down) 수평으로 당기기(Horizontal Row)
대퇴사두근	엉덩이 뒤로 빼는 맨몸스쿼트(Potty Squat)	무릎 펴기(Leg Extension) 다리로 밀기(Leg Press)
뒷종아리근육	뒤꿈치 들기(Heel Raise)	뒤꿈치 들기(Heel Raise)
견갑골주변근육	병합팔굽혀펴기 견갑골딥스(Scapula Dips) 견갑골푸시업(Scapula Push-up)	뒤로 날갯짓(Reverse Fly)
코어근육	병합팔굽혀펴기 플랭크(Plank)	플랭크(Plank)
대흉근	병합팔굽혀펴기	앞으로 밀기(Chest Press)
어깨근육	병합팔굽혀펴기	위로 밀기(Shoulder Press)
팔근육	턱걸이 병합팔굽혀펴기 거꾸로 턱걸이 벤치딥스(Bench Dips)	경사대 팔 구부리기(Preacher Curl) 아래로 누르기(Push-down)
햄스트링	엉덩이 뒤로 빼는 맨몸스쿼트(Potty Squat)	무릎 구부리기(레그컬, Leg Curl)

[표 19.1] 가성비 순으로 각 근육의 가성비 높은 20개 강화운동 동작. 운동 동작 앞의 번호는 추천 순위이다.

추천운동	1	엉덩이 뒤로 빼는 맨몸스쿼트(포티스쿼트, Potty Squat)
	2	턱걸이(풀업, Pull-up, 친업, Chin-up)
	3	뒤꿈치 들기(힐레이즈, Heel Raise)
	4	병합팔굽혀펴기(팔굽혀펴기와 견갑골푸시업의 병합)
	5	플랭크(Plank)
	6	거꾸로 턱걸이(Inverted Pull-up)
	7	견갑골딥스(Scapula Dips)
	8	견갑골푸시업(Scapula Push-up)
	9	벤치딥스(Bench Dips)
	10	다리 벌리기(힙업덕션, Hip Abduction)
	11	아래로 당기기(랫풀다운, Lat Pull-down)
	12	무릎 펴기(레그익스텐션, Leg Extension)
	13	뒤로 날갯짓(리버스플라이, Reverse Fly)
	14	앞으로 밀기(체스트프레스, Chest Press)
	15	다리로 밀기(레그프레스, Leg Press)
	16	수평으로 당기기(허라이즌털로, Horizontal Row)
	17	위로 밀기(숄더프레스, Shoulder Press)
	18	경사대 팔구부리기(프리처컬, Preacher Curl)
	19	아래로 누르기(푸시다운, Push-down)
	20	무릎 구부리기(레그컬, Leg Curl)

엉덩이 뒤로 빼는 맨몸스쿼트
포티스쿼트 Potty Squat

추천운동 **1**

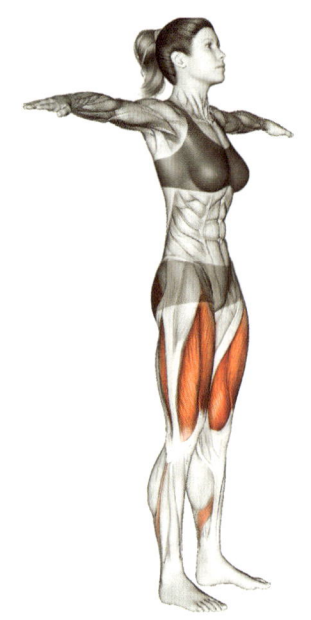

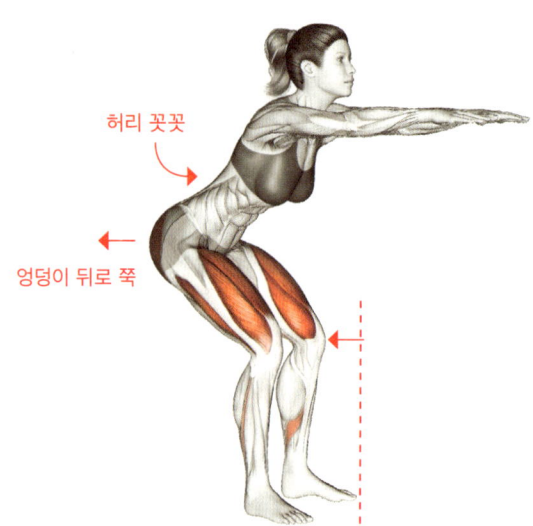

허리 꼿꼿
엉덩이 뒤로 쭉

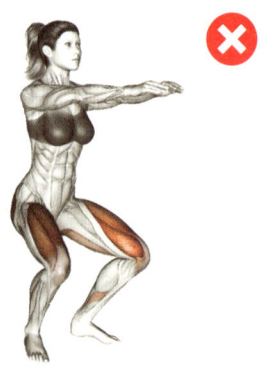

자극 근육

엉덩이근육, 대퇴사두근, 햄스트링, 뒷종아리 근육을 동시에 자극 하는 1타(打) 4피(皮) 운동이다. 사실은 하체의 모든 근육을 자극하는 하체운동의 끝판왕이다.

동작 설명

1. 팔을 옆으로 벌리고 발을 어깨너비보다 조금 넓게 벌려 선다.
2. 무릎이 발보다 앞으로 나가지 않도록 엉덩이를 뒤로 쭉 빼면서 무릎과 엉덩이를 구부린다.
3. 동시에 팔을 앞으로 뻗어 균형을 유지한다.
4. 허리는 동작의 처음부터 끝까지 요추전만을 최대한 유지한다. 요추전만이 절대로 무너지지 않아야 한다.
5. 무릎이 60도 정도 구부러지면 앉기를 멈춘다. 깊이 앉으면 필연적으로 엉덩이윙크가 생기면서 요추전만이 무너진다. 쓸데없이 욕심내지 말라.
6. 팔을 옆으로 젖히면서 다시 일어선다.

숨쉬기

엉덩이를 구부려 내려갈 때 코로 숨을 들이마시고 일어설 때 입을 오무리며 숨을 내쉰다.

보충 설명

- 무릎이 발보다 앞으로 나가면(아래 그림) 엉덩이를 뒤로 뺄 필요가 없어 엉덩이근육에 자극이 별로 가해지지 않고, 무릎관절에만 부담이 커진다.
- 무릎이 앞으로 튀어 나가지 않는다는 것은 종아리뼈가 수직으로 서 있는 상태에서 무릎을 구부린다는 뜻이다. 종아리뼈가 수직으로 서 있을 때보다 앞으로 넘어지면서 무릎을 구부리면 무릎 부담이 커진다. 무릎 아픈 할머니들이 지하철 계단을 뒤로 내려가시는 것과 같은 이치이다. 더 자세한 설명은 다음에 출판할 관절 중심의 단행본에서 다룬다.
- 엉덩이를 뒤로 쭉 빼면서 무게중심이 뒤로 가서 발끝이 들리는 경우가 있다. 잘못된 동작이다. 다리에 제대로 힘이 가해지지 않게 된다. 엉덩이를 뒤로 빼더라도 무게중심을 앞쪽에 유지해 발바닥과 발끝이 바닥을 단단히 밟고 있어야 한다.
- 팔을 앞으로 뻗는 것도 무게중심이 뒤로 가는 것을 막기 위함이다.

턱걸이
풀업 Pull-up, 친업 Chin-up

추천운동 **2**

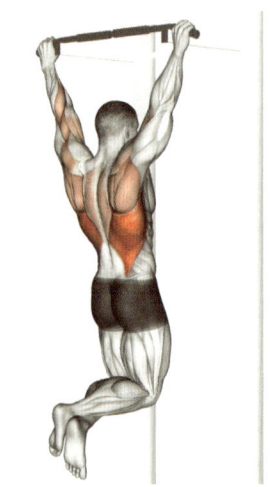
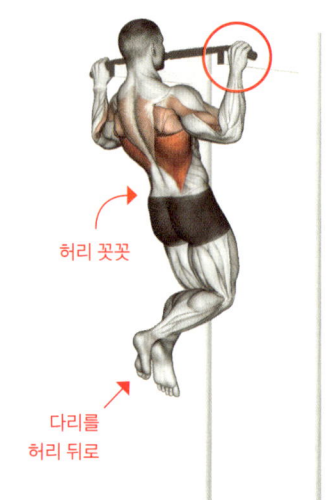

허리 꼿꼿

다리를 허리 뒤로

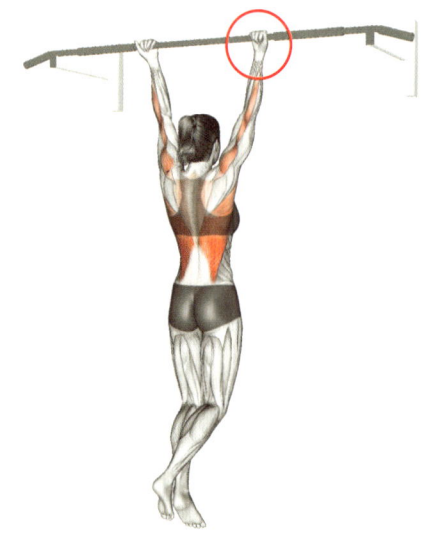
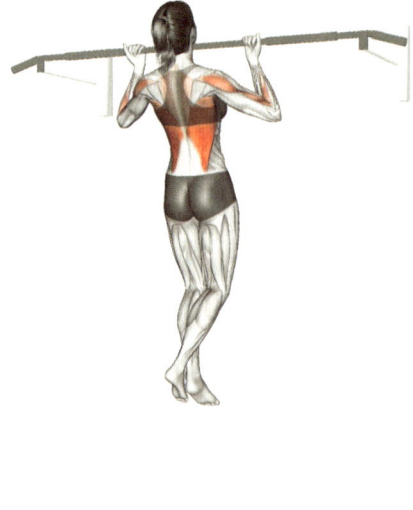

자극 근육

활배근을 자극하는 탁월한 운동이다.
견갑골주변근육과 상완이두근도 동시에 자극되므로 이 운동 하나만으로 상체운동은 완성된다.

동작 설명

1. 양손을 어깨너비보다 약간 넓게 벌려 봉을 잡는다.
2. 손등이 얼굴 쪽을 향하도록 잡으면 풀업(Pull-up), 손바닥이 얼굴을 향하면 친업(Chin-up)이 된다 (그림의 동그라미 참조). 두 방법의 차이는 234페이지에 자세히 나와 있다.
3. 허리를 젖혀 요추전만을 만들고 다리를 뒤로 구부려 하체를 허리보다 뒤쪽에 위치시킨다.
4. 견갑골주변근육에 힘을 가해 양쪽 견갑골을 서로 모은 다음 팔을 구부려 몸을 위로 끌어당긴다.
5. 근력이 허락하는 만큼 최대한 위로 당겨서 멈춘다.
6. 팔에 힘을 주면서 서서히 원위치로 몸을 내린다.
7. 몸이 내려올 때 견갑골주변근육과 팔 힘을 다 빼지 말고 다시 몸을 끌어올린다.

숨쉬기

몸이 내려올 때 코로 숨을 들이마시고 몸을 끌어올릴 때 입을 오무리며 숨을 내쉰다.

보충 설명

○ 다리를 앞쪽으로 당겨 복부에 힘을 주면 더 쉽게 몸을 끌어올릴 수 있으나 허리 디스크에 부담이 크므로 다리를 몸통 뒤로 젖혀 요추전만을 항상 유지해야 한다.
○ 힘이 약한 분들은 아래 왼쪽 그림과 같이 벤치나 의자를 활용한다. 아래 오른쪽 그림과 같이 도움을 주는 기구를 쓰는 것도 좋다.
○ 턱걸이를 하려면 집에 턱걸이 봉을 하나 장만해 둬야 한다. 아니면 동네 초등학교나 산책로의 턱걸이 봉을 이용하는 것도 한 방법이다.

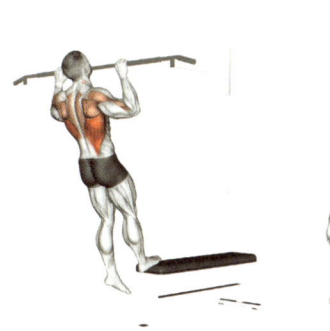
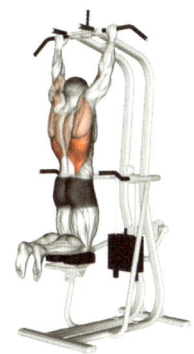

뒤꿈치 들기
힐레이즈 Heel Raise

추천운동 **3**

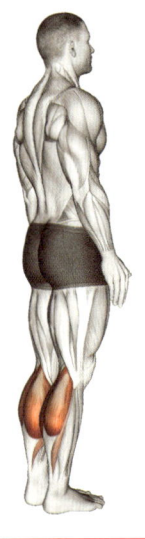
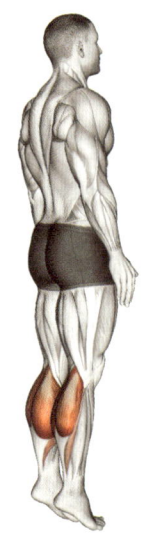
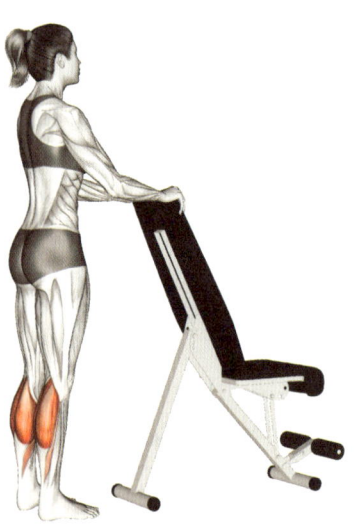
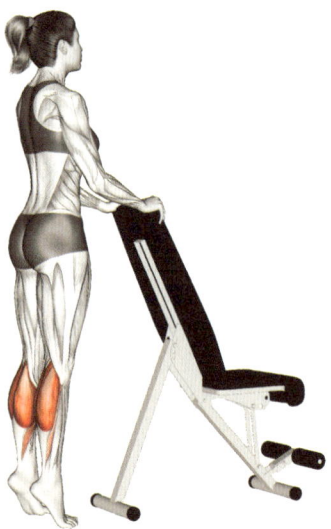

자극 근육
뒷종아리근육 강화 운동이다.

동작 설명
1. 어깨너비로 발을 벌리고 선다.
2. 무릎을 편 상태로 뒷종아리근육에 힘을 쓰면서 뒤꿈치를 천천히 든다.
3. 뒤꿈치를 최대한 높이 들어 올릴 필요는 없다. 80% 정도만 들면 멈춘다. 더 높이 들면 무릎이 아플 수 있다.
4. 들어 올려진 몸을 뒷종아리근육에 힘을 주면서 천천히 내린다.
5. 뒤꿈치가 바닥에 닿기 직전에 다시 힘을 가해 몸을 들어 올린다.

숨쉬기
발목 움직임과 상관없이, 심호흡을 하면서 호흡을 가다듬듯, 천천히 코로 숨을 들이마시고 입으로 숨을 내쉰다. 뒷종아리근육은 흉곽(가슴)에서 멀고, 근육이 비교적 작고, 운동 범위가 넓지 않기 때문에 동작과 숨쉬기를 굳이 맞추지 않아도 된다. 세트와 세트 사이 쉬는 시간에 뒤꿈치 들기 동작을 하면서 숨을 가다듬어도 된다.

보충 설명
- 균형을 잃을 수 있으므로 위 오른쪽 그림과 같이 주변에 있는 의자나 벽을 살짝 잡는 것이 좋다. 나이가 드신 분은 의자를 단단히 붙잡는 것이 안전하다.
- 점차 익숙해지면 계단이나 턱을 이용해서 더 큰 운동 범위를 활용할 수 있다.
- 더 강한 자극을 원하면 한쪽 발을 들면 된다.
- 오른쪽 아래 그림과 같이 역기나 기구를 이용할 수 있으나 허리에 부담이 가해질 수 있으므로 주의해야 한다.

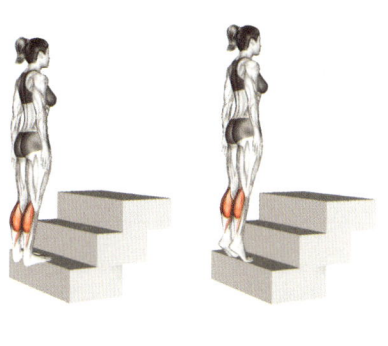

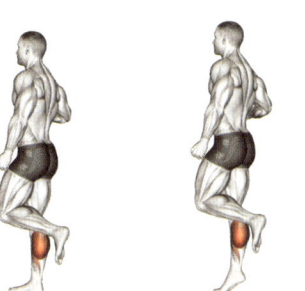

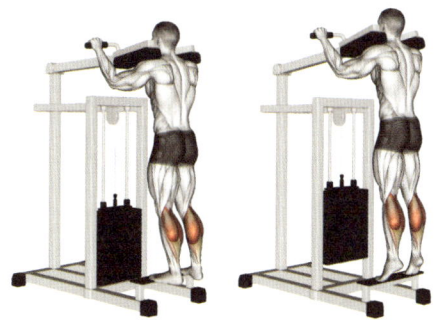

병합팔굽혀펴기
팔굽혀펴기와 견갑골푸시업의 병합

추천운동 4

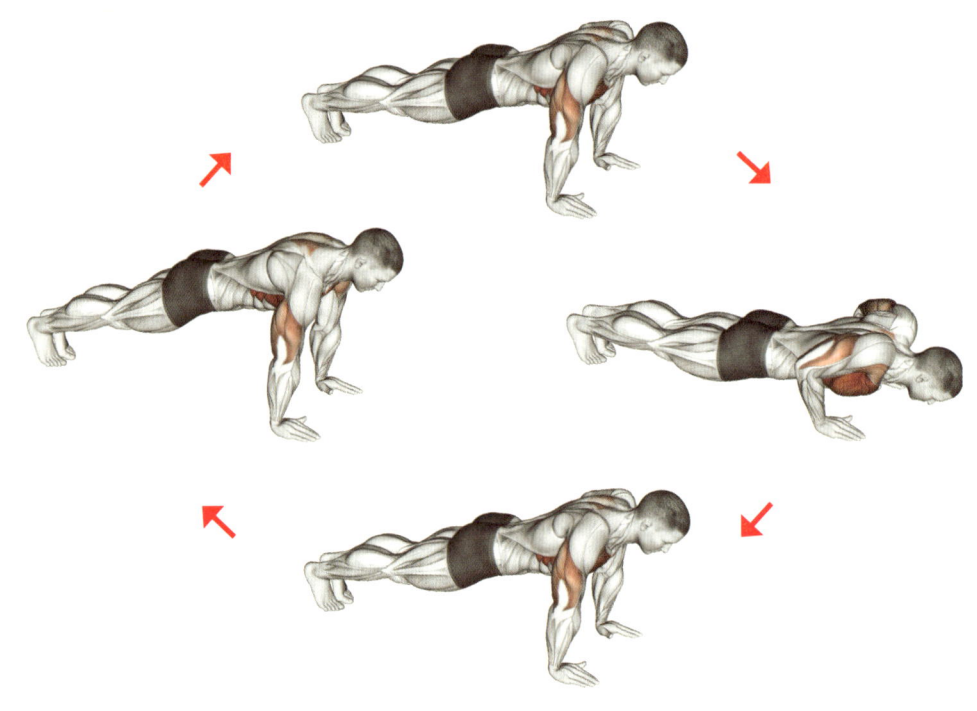

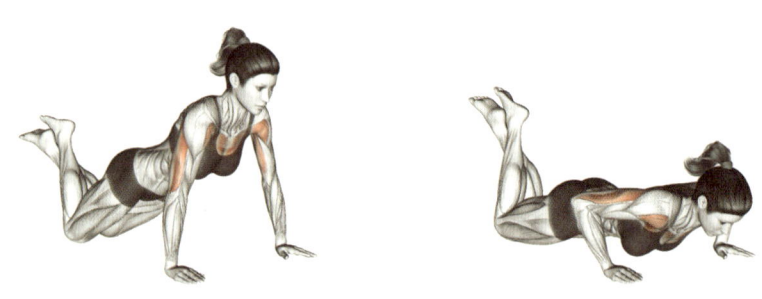

자극 근육

대흉근, 어깨근육, 상완삼두근을 동시에 자극하는 팔굽혀펴기와 견갑골주변근육을 자극하는 견갑골푸시업을 합친 운동이다. 플랭크 동작도 포함되어 1타(打) 3피(皮) 운동이 된다. 상체 운동의 끝판왕이다. 단, 활배근 자극은 충분하지 않다.

동작 설명

1. 팔을 뻗어 어깨너비보다 약간 넓게 양 손을 바닥에 대고 엎드린다.
2. 상체와 하체에 힘을 가해 몸 전체가 나무판자(플랭크)처럼 한덩어리가 되도록 한다. 이때 엉덩이를 높이 쳐들지 않아야 한다. 엉덩이가 약간 아래로 처지는 것이 낫다.
3. 팔꿈치가 몸에서 너무 벌어지지 않도록 하면서 천천히 팔을 구부린다.
4. 몸이 바닥에 닿기 전에 구부리기를 멈추고 팔을 다시 편다. 여기까지는 전통적인 팔굽혀펴기이다.
5. 팔을 편 다음 견갑골주변근육에 힘을 가해 양쪽 견갑골을 최대한 벌려 상체를 더 밀어 올렸다가 양쪽 견갑골을 다시 붙이면서 상체를 아래로 내린다. 견갑골푸시업이다.
6. 견갑골푸시업 직후 팔을 천천히 구부리면서 상체를 다시 내린다.

숨쉬기

몸을 바닥으로 내릴 때 코로 숨을 들이마시고 팔을 펴서 몸을 위로 올릴 때 입을 오무리며 숨을 내쉰다.

보충 설명

- 병합팔굽혀펴기는 팔굽혀펴기 동작에 견갑골푸시업을 추가한 것이다. 최근 필자가 법원에 자주 다녔던 이유로 법조 용어를 차용해 병합팔굽혀펴기라고 명명했다.
- 동작의 처음부터 끝까지 요추전만을 유지해야 한다.
- 어깨가 아프면 팔을 적게 벌리는 것이 좋다. 동작의 범위를 줄여 팔을 덜 구부려도 된다.
- 힘이 약하면 그림과 같이 무릎을 바닥에 대고 하면 된다.

플랭크
Plank

추천운동 5

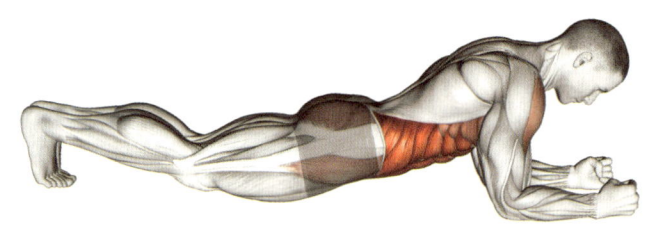

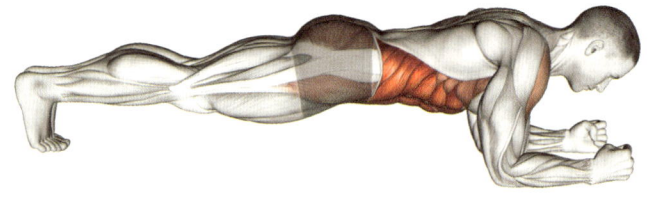

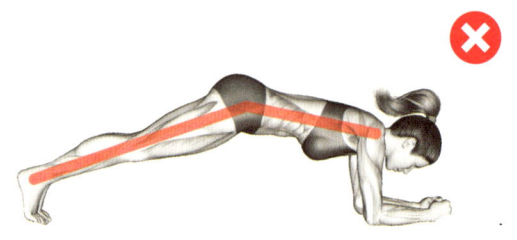

자극 근육

코어근육에 등척성수축(isometric contraction, 근육이 활성화되어 힘을 쓰지만 근육의 길이는 변하지 않는 근수축)을 가한다. 움직임이 없는 정적(靜的)인 동작이다. 엉덩이근육, 활배근 등 몸 전체 근육이 자극을 받는다.

동작 설명

1. 양쪽 팔꿈치를 구부려 아래팔을 어깨너비보다 약간 넓게 벌려 바닥에 붙여 엎드린다.
2. 골반과 하체는 바닥에 닿고 상체는 구부린 팔로 약간 들린 상태가 시작 자세다.
3. 발끝만 바닥을 지지하면서 몸통에 힘을 가해 골반과 하체를 바닥에서 들어 올린다.
4. 상체와 하체에 힘을 지긋이 가해 몸 전체가 나무판자(플랭크)처럼 한덩어리가 되도록 한다. 이때 엉덩이를 높이 쳐들지 않아야 한다. 차라리 엉덩이가 약간 아래로 처지는 것이 낫다.
5. 플랭크 자세를 유지하다가 몸이 달달 떨리기 시작하면 몸에 힘을 빼서 골반과 하체를 바닥에 내리고 쉰다. 몸이 떨리기 전에 약간 힘들다는 느낌이 들 때 스스로중지해도 된다.

숨쉬기

정적 동작이라 동작에 들숨 날숨을 맞출 필요는 없다. 플랭크 자세 동안 천천히 심호흡을 하면 된다.

보충 설명

○ 동작의 처음부터 끝까지 요추전만을 유지해야 한다.
○ 플랭크는 반복 동작이 아니라 자세를 유지하는 운동이므로 반복 횟수가 아니라 운동시간을 늘려 나가는 방향으로 진도를 나간다. 힘을 주고 있는 시간을 차츰 늘려 가면 된다.
○ 허리가 아픈 사람이 플랭크를 통증 없이 할 수 있으면 자연복대 걷기로 진도를 나가도 된다.
○ 요추전만이 늘 유지되고 있어야 하는 것이 중요하다. 맨 아래의 그림처럼 엉덩이를 높이 드는 것은 옳지 않다. 허리에 해로운 힘이 가해진다. 차라리 엉덩이 아래로 처지는 것이 낫다.

거꾸로 턱걸이
Inverted Pull-up

추천운동 **6**

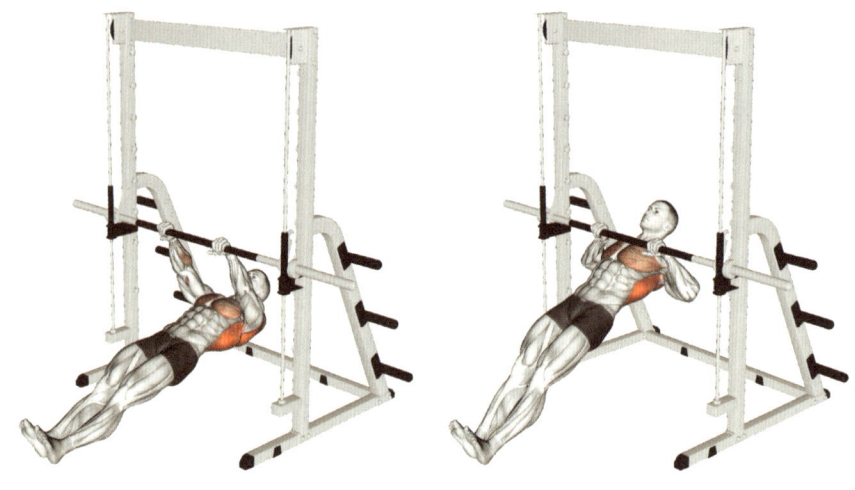

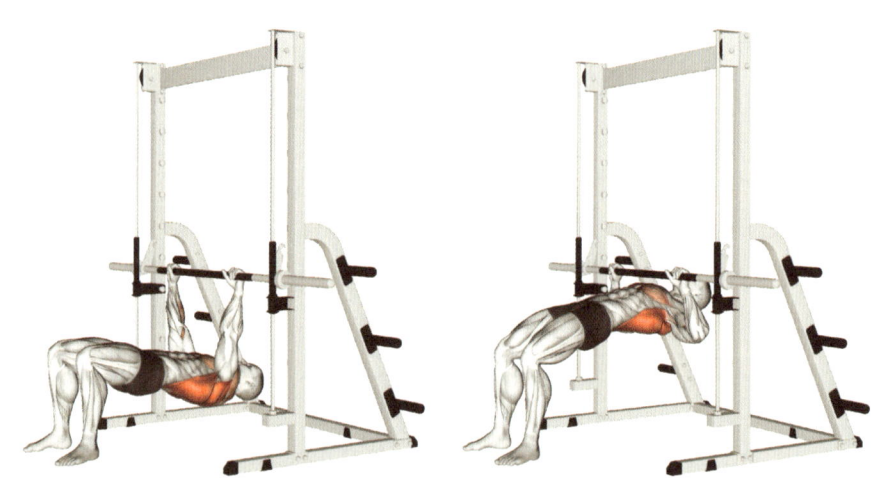

자극 근육

턱걸이와 거의 동일하게 활배근, 견갑골주변근육, 상완이두근을 자극한다. 수평으로 당기기 (허라이즌털로, Horizontal Row)의 맨몸 버전이다.

동작 설명

1. 양손을 어깨너비보다 좀 더 넓게 벌려 높이가 낮은 턱걸이 봉을 아래에서 잡는다.
2. 플랭크 동작과 마찬가지로 몸 전체에 힘을 지긋이 가해 상하체가 나무판자와 같이 한덩어리가 되도록 시작 자세를 잡는다. 이때 엉덩이가 아래로 처져 요추전만이 무너지면 안 된다.
3. 견갑골주변근육에 힘을 가해 양쪽 견갑골을 서로 모은 다음 팔을 구부려 몸을 위로 끌어당긴다.
4. 근력이 허락하는 만큼 최대한 위로 당겨서 멈춘다.
5. 팔에 힘을 주면서 서서히 원위치로 몸을 내린다.
6. 견갑골주변근육과 팔 힘을 다 빼지 말고 다시 몸을 끌어올린다.

숨쉬기

몸이 내려올 때 코로 숨을 들이마시고 몸을 끌어올릴 때 입을 오무리며 숨을 내쉰다.

보충 설명

○ 힘이 모자라면 위의 그림과 같이 무릎을 구부리면 쉽게 할 수 있다. 이때도 요추전만을 유지하는 것은 기억하라.
○ 집에 있는 식탁이 튼튼하고 부인이 관대하다면 식탁 아래로 내려가 천장을 보고 누워 식탁 가장자리를 잡고도 할 수 있는 운동이다. 가족의 눈을 피해 시도하는 것이 좋겠다.
○ 아래 오른쪽 그림과 같이 서서 당기기 동작도 같은 효과를 볼 수 있다. 거꾸로 턱걸이보다는 저항이 약하게 걸린다.

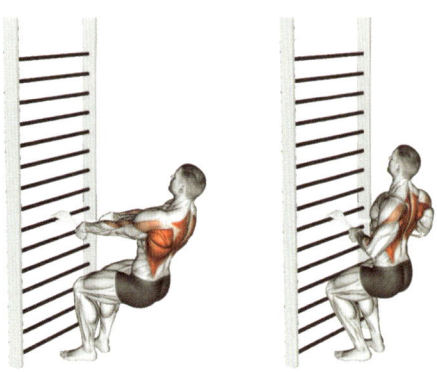

견갑골 딥스
Scapula Dips

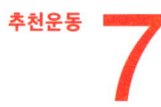
추천운동 7

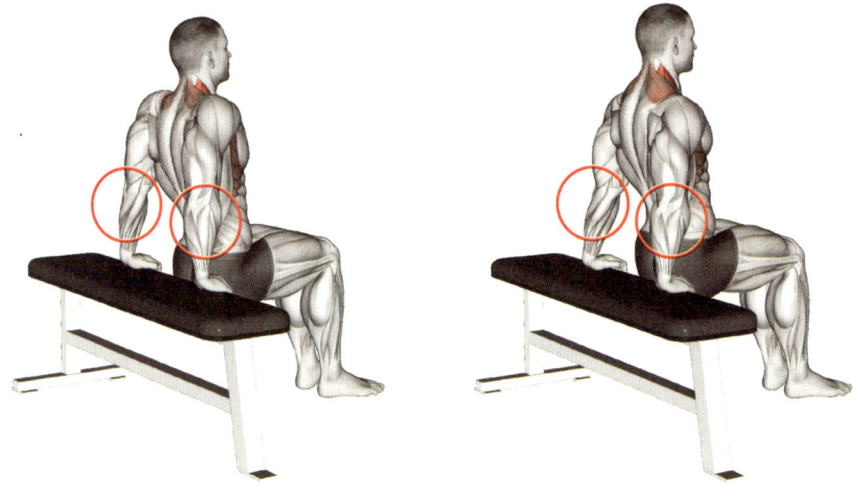

자극 근육

견갑골주변근육 강화와 운동조절(motor control) 훈련에 탁월한 효과를 볼 수 있다. 웬만한 회전근개힘줄 손상은 이 운동으로 해결된다.

동작 설명

1. 책상, 테이블, 튼튼한 팔걸이 의자 등 짚을 수 있는 어떤 것이라도 좋다. 어깨너비보다 약간 넓게 양손으로 짚고 팔을 완전히 편다.
2. 팔꿈치가 전혀 구부러지지 않도록 주의하면서 견갑골주변근육의 힘만으로 몸을 아래로 천천히 내린다.
3. 팔꿈치가 전혀 구부러지지 않도록 주의하면서 견갑골주변근육의 힘만으로 몸을 위로 들어 올린다.

숨쉬기

몸을 내릴 때 코로 숨을 들이마시고 견갑골로 몸을 끌어올릴 때 입을 오무리며 숨을 내쉰다.

보충 설명

- 다음에 나오는 견갑골 푸시업과 동일한 운동이나 방향이 다르다. 더 안전한 방향이다.
- 운동 동작 내내 팔꿈치를 절대로 구부리지 않는 것이 가장 중요한 키포인트이다. 회전근개힘줄 손상이 있는 사람이 견갑골딥스를 할 때 팔꿈치를 구부렸다 펴면 찢어진 힘줄에 큰 부담이 간다.
- 팔꿈치만 구부리지 않는다면 회전근개힘줄에 전층파열(全層破裂)이 있어도 안전하게 운동할 수 있다. 회전근개힘줄 파열에 가장 좋은 운동이다. 강추다.

견갑골푸시업
Scapula Push-up

추천운동 8

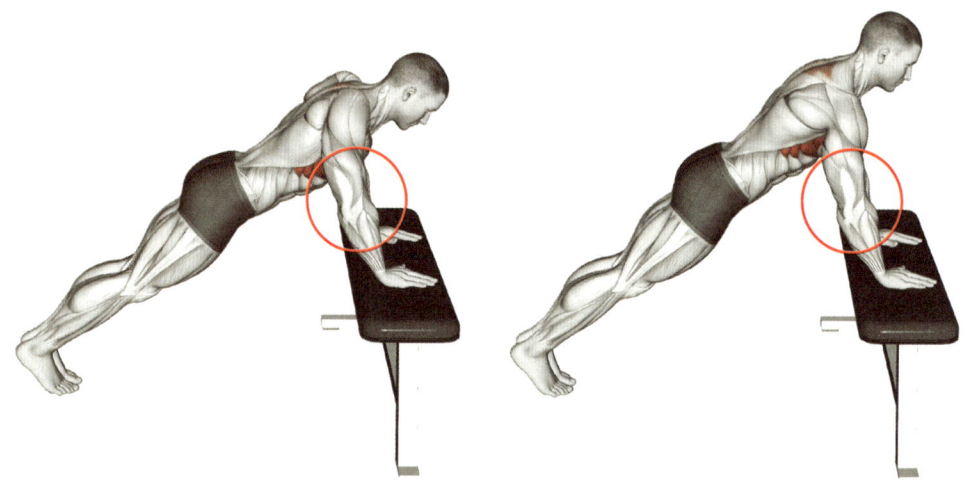

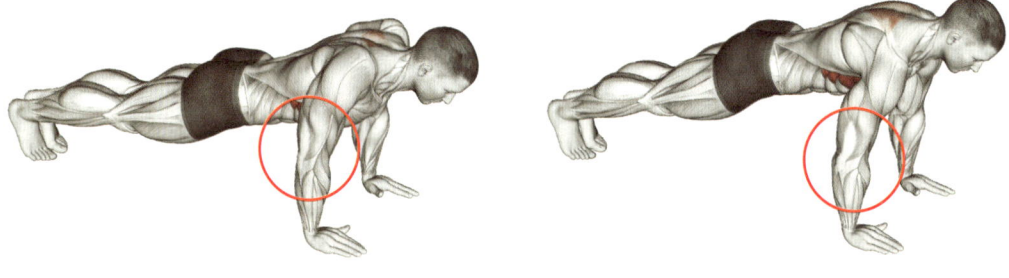

자극 근육

견갑골주변근육 강화와 운동조절(motor control) 훈련에 탁월한 효과를 볼 수 있다. 견갑골딥스를 할 때 전혀 어깨가 아프지 않다면 견갑골푸시업으로 진행한다.

동작 설명

1. 테이블이나 바닥에 어깨너비보다 약간 넓게 양 손으로 짚고 팔을 완전히 펴서 엎드린다.
2. 팔꿈치가 전혀 구부러지지 않도록 주의하면서 견갑골주변근육의 힘만으로 몸을 아래로 천천히 내린다.
3. 팔꿈치가 전혀 구부러지지 않도록 주의하면서 견갑골주변근육의 힘만으로 몸을 위로 들어 올린다.

숨쉬기

몸이 내려갈 때 코로 숨을 들이마시고 견갑골로 몸을 끌어올릴 때 입을 오무리며 숨을 내쉰다.

보충 설명

- 회전근개힘줄 파열이 있다면 견갑골딥스 동작을 먼저 마스터하고 견갑골푸시업으로 진도를 나간다.
- 처음부터 바닥에서 하는 것보다는 테이블에 기대어 어깨 부담을 줄인 상태로 충분히 견갑골주변근육을 강화한 다음 바닥에서 시도하는 것이 좋다.
- 견갑골딥스와 마찬가지로 팔꿈치를 절대로 구부리지 않도록 해야 한다. 팔꿈치를 구부리면 약(藥)이라고 먹은 것이 독이 되는 형국이다.

벤치딥스
Bench Dips

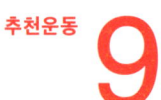
추천운동 9

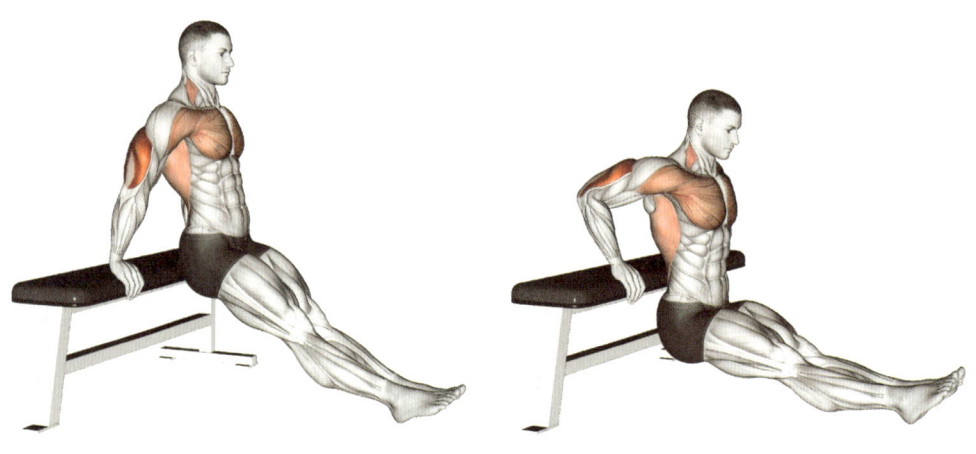

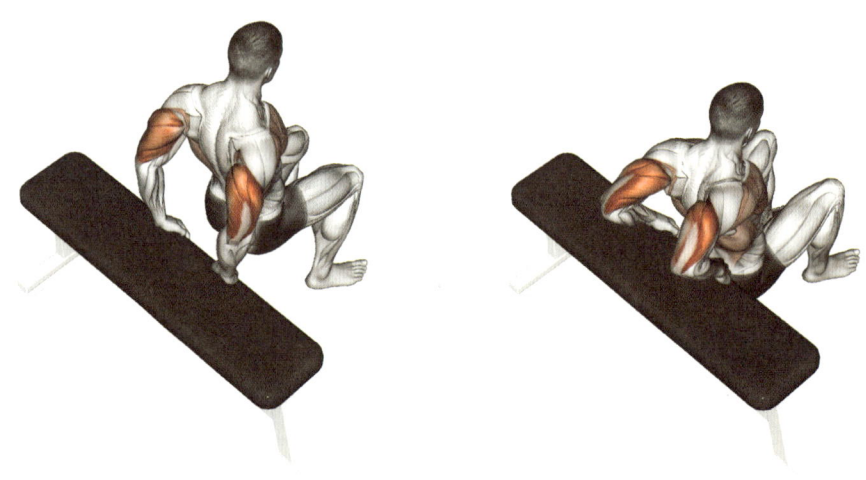

자극 근육

상완삼두근과 대흉근을 자극한다.

동작 설명

1. 책상이나 테이블을 등진 상태로 어깨너비보다 약간 넓게 양 손으로 짚고 팔을 편다.
2. 팔꿈치가 뒤쪽으로 구부러지면서 천천히 몸을 아래로 내린다.
3. 팔에 힘을 주면서 팔꿈치를 천천히 펴면서 몸을 위로 들어 올린다.

숨쉬기

몸을 내릴 때 코로 숨을 들이마시고 팔을 펴면서 몸을 위로 밀어 올릴 때 입을 오무리며 숨을 내쉰다.

보충 설명

○ 어깨관절에 부담이 올 수 있다. 어깨가 아프거나 힘이 약하면 아래 그림과 같이 무릎을 구부려 부담을 줄여 줄 수 있다.

다리 벌리기
힙업덕션 Hip Abduction

추천운동 **10**

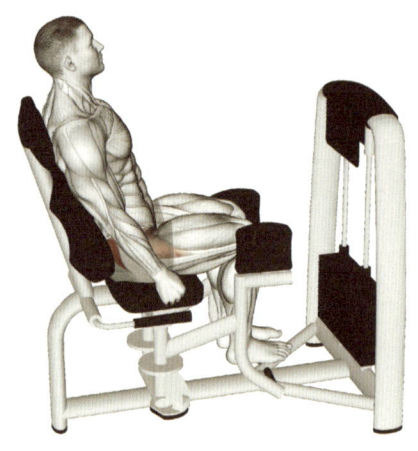
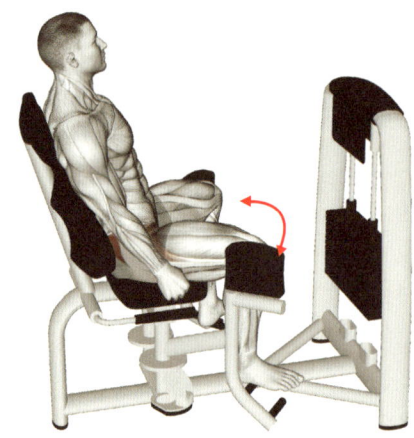

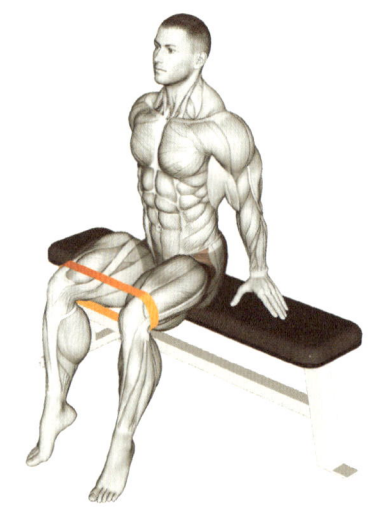
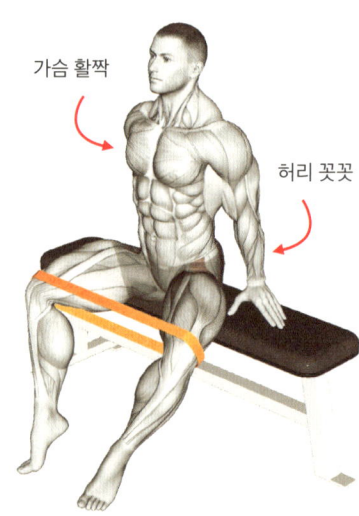

가슴 활짝

허리 꼿꼿

자극 근육

엉덩이근육만 선택적으로 자극한다. 허벅지나 코어근육에는 전혀 영향을 미치지 않기 때문에 무릎이나 허리에 무리가 될 가능성이 전혀 없어 매우 안전한 운동이다.

동작 설명

1. 허리를 꼿꼿이 펴서 요추전만을 만들고 가슴을 활짝 연 상태로 기구에 앉는다.
2. 발을 발판에 올리고 허벅지 바깥쪽에 저항패드가 닿도록 한다.
3. 엉덩이근육에 힘을 주면서 다리를 서서히 벌려 저항패드를 밀어젖힌다.
4. 다리를 최대한 벌려 멈춘다.
5. 엉덩이에 힘을 준 상태로 천천히 다리를 오무리기 시작한다. 무게플레이트가 '쿵' 하고 떨어지면 안 된다.
6. 무게플레이트가 닿기 전에 다시 다리를 벌린다.

숨쉬기

다리를 오무릴 때 코로 숨을 들이마시고 다리를 벌릴 때 입을 오무리며 숨을 내쉰다.

보충 설명

○ 허리에 전혀 부담 없이 엉덩이근육을 키울 수 있는 매우 좋은 운동이다.
○ 허리를 꼿꼿이 해 요추전만을 확실히 유지하고 가슴을 활짝 열고 다리를 벌리면 아무리 세게 힘을 써도 허리에 전혀 부담이 가지 않는다. 엉덩이에만 강한 자극을 가할 수 있다.
○ 참고로 얼핏 보면 다리 오무리기(힙어덕션, Hip Adduction) 동작과 비슷해 혼란스럽다. 자극하는 근육도 다르고 허리에 미치는 영향도 다르다. 다리 오무리기는 엉덩관절 내전근을 자극하고, 허리에 구부리는 부담을 가하는 기구이다. 두 동작을 명확히 구분해야 한다.

아래로 당기기
랫풀다운 Lat Pull-down

추천운동 **11**

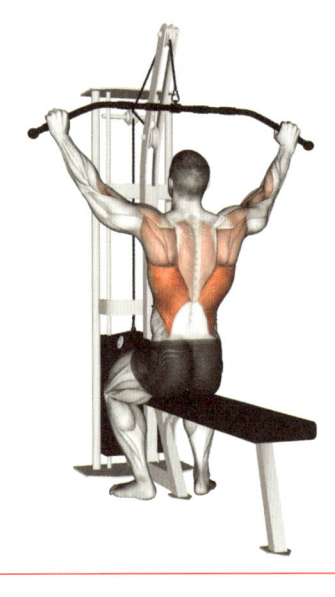
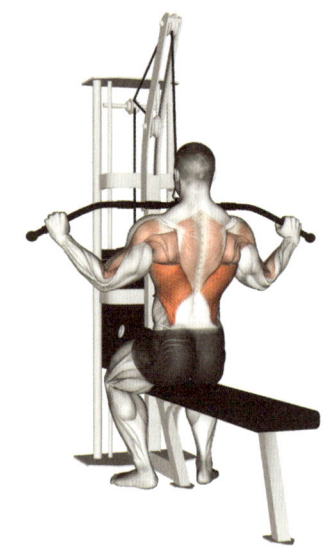

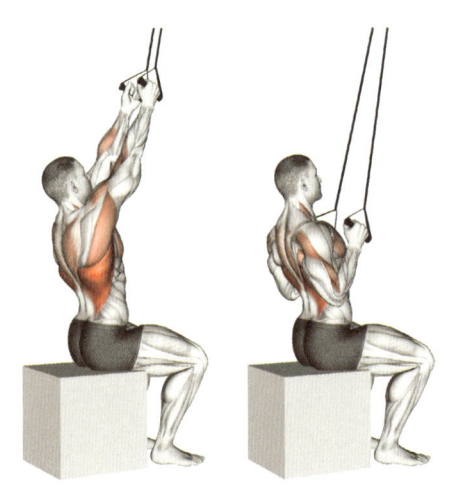

허리가 고정됨

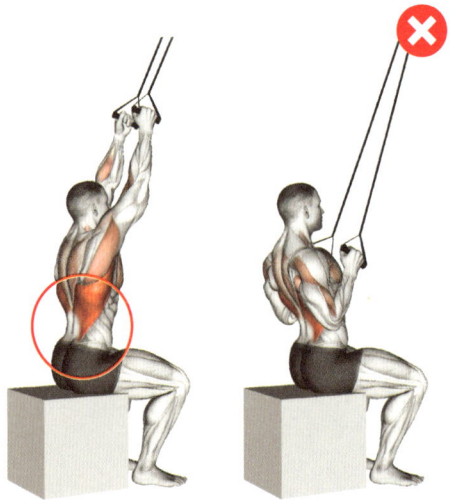

허리가 앞뒤로 움직임

자극 근육
활배근, 상완이두근, 견갑골주변근육을 자극한다.

동작 설명
1. 허리를 꼿꼿이 펴 요추전만을 만들고 가슴을 활짝 연 상태로 기구에 앉는다.
2. 안장과 허벅지패드의 높이를 적절히 조절하고 양팔을 펴서 손잡이 막대를 잡는다.
3. 견갑골주변근육에 힘을 가해 양쪽 견갑골을 서로 모은 다음 팔을 구부려 손잡이막대를 아래로 끌어당긴다.
4. 손잡이막대가 얼굴을 지나 흉골까지 내려오면 당기기를 멈춘다.
5. 팔을 서서히 펴면서 손잡이막대가 천천히 올라가도록 한다. 무게플레이트가 '쿵' 하고 닿기 전에 올리기를 멈추고 다시 당기기를 시작한다.

숨쉬기
손잡이막대를 올릴 때 코로 숨을 들이마시고 내릴 때 입을 오무리며 숨을 내쉰다.

보충 설명
○ 가능하면 손잡이막대를 몸의 중심축에 가깝게 당길수록 안전하다. 몸통으로부터 너무 멀리 떨어져 당기면 어깨관절, 목 디스크에 부담이 커진다.
○ 손잡이막대를 당길 때는 허리를 뒤로 젖히고, 팔을 펼 때 허리를 구부리는 동작(아래 오른쪽 그림)을 추천하는 경우도 있다. 활배근은 최대로 자극되지만 허리에는 해롭다. 아래 왼쪽 그림과 같이 동작 내내 가슴을 활짝 열고 요추전만을 유지해 허리를 고정하는 것이 중요하다.
○ 어깨가 아픈 분은 동작 범위를 줄이기 위해 양손 폭을 줄이고, 언더 그립으로 잡으며 팔을 다 펴지 않도록 한다. 그래도 동작 중 어깨가 아프면 다음 추천 동작인 수평으로 당기기(허라이즌털로, Horizontal Row)로 대체하는 것이 좋다.

무릎 펴기
레그익스텐션 Leg Extension

추천운동 **12**

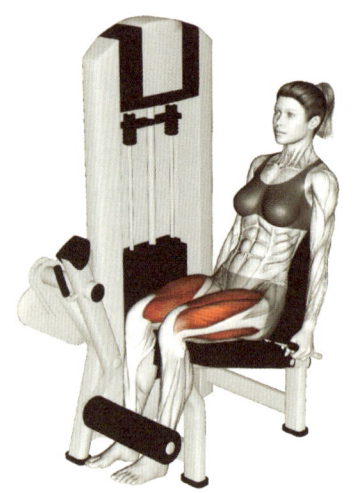
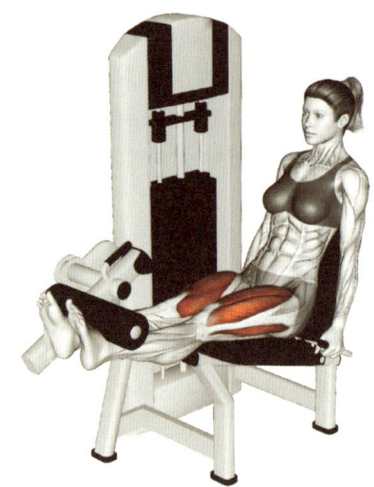

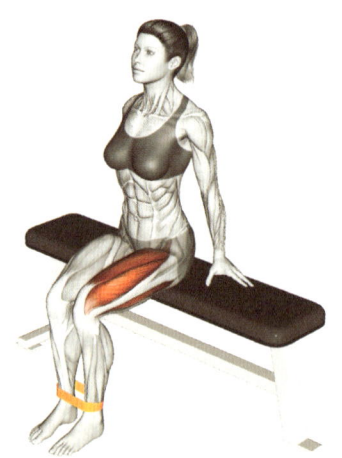
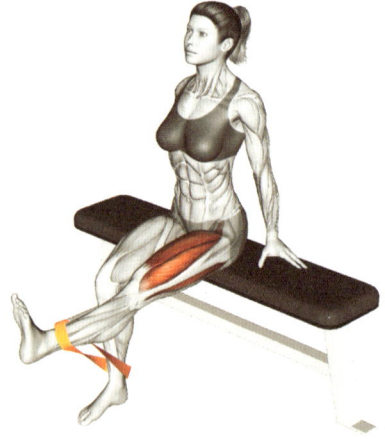

자극 근육

대퇴사두근만을 선택적으로 자극한다.

동작 설명

1. 허리를 꼿꼿이 펴 요추전만을 만들고 가슴을 활짝 연 상태로 기구에 앉는다.
2. 의자 등받이 위치를 조정해 무릎의 중심과 기구의 축이 맞도록 앉는다.
3. 발목패드 위치를 조정해 발목 바로 위에 발목패드가 닿도록 한다.
4. 요추전만을 유지한 채로 발목패드에 힘을 가하면서 무릎을 편다.
5. 무릎이 다 펴지면 펴기를 멈춘다.
6. 대퇴사두근에 힘을 주면서 천천히 무릎을 구부린다.
7. 무게플레이트가 '쿵' 하고 닿기 전에 구부리기를 멈추고 다시 펴기를 시작한다.

숨쉬기

무릎을 구부릴 때 코로 숨을 들이마시고 펼 때 입을 오무리며 숨을 내쉰다.

보충 설명

○ 스쿼트나 레그프레스에 비해 무릎 관절에 부담이 적다. 아픈 무릎에 좋다.
○ 무릎이 아프면 운동 범위를 줄이면 된다. 무릎을 완전히 펴거나 구부리지 않아도 충분히 운동이 된다.
○ 앉을 때 등받이를 너무 곧추세우면 허리 디스크 압력이 높아질 수 있다. 이 운동 후에 허리 통증이 심해지거나 좌골신경통이 생긴다면 당분간 무게를 확 낮추거나 운동을 쉬는 것이 좋다.
○ 위 그림과 같이 체육관에 가지 않고 고무밴드로도 충분히 자극 가능하다.

뒤로 날갯짓
리버스플라이 Reverse Fly

추천운동 **13**

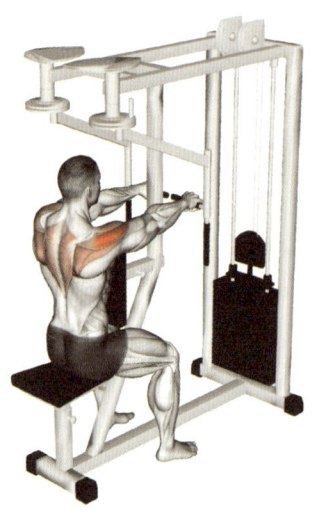 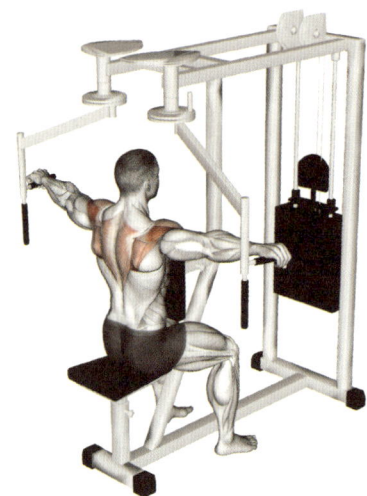

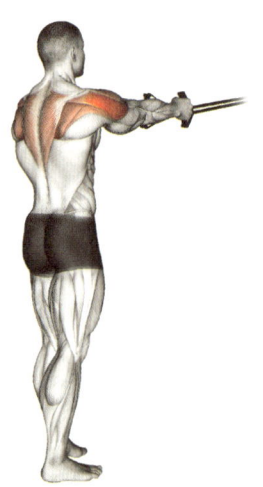 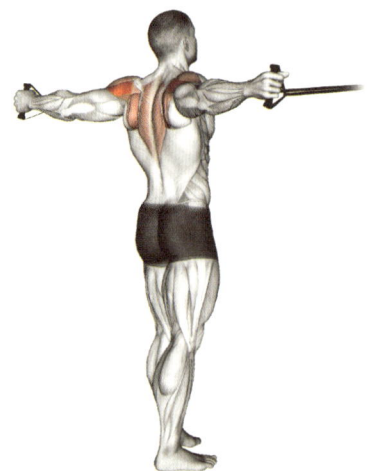

자극 근육

견갑골주변근육과 어깨 근육을 동시에 강화하는 운동이다.

동작 설명

1. 허리를 꼿꼿이 펴 요추전만을 만들고 가슴을 활짝 연 상태로 기구에 앉는다.
2. 손잡이를 잡았을 때 팔이 바닥과 평행하도록 의자 높이를 조절한다. 어깨가 아픈 분은 의자를 높여서 손이 어깨보다 낮게 위치하도록 한다.
3. 견갑골주변근육을 먼저 수축해 견갑골을 서로 붙이면서 날갯짓하듯 팔을 옆으로 벌린다.
4. 팔이 충분히 뒤로 젖혀지면 벌리기를 멈춘다.
5. 견갑골주변근육에 힘을 주면서 천천히 팔을 오므린다.
6. 무게플레이트가 '쿵' 하고 닿기 전에 오므리기를 멈추고 다시 벌리기를 시작한다.

숨쉬기

팔을 오므릴 때 코로 숨을 들이마시고 벌릴 때 입을 오무리며 숨을 내쉰다.

보충 설명

○ 팔을 벌릴 때 어깨 힘만으로 벌리면 안 되고 견갑골주변근육이 먼저 움직이고 어깨가 뒤따라 힘을 쓰도록 하는 것이 포인트이다. 머리속으로 자신의 견갑골이 먼저 움직이도록 상상하면서 운동하는 습관을 들이는 것이 좋다.

○ 회전근개힘줄에 전층파열이 있는 경우 견갑골딥스 운동을 먼저 하고 이후 견갑골푸시업까지 쉽게 할 수 있으면 이 운동을 가벼운 무게로 시작해도 좋다.

○ 체육관에 가기 어렵다면 아래 그림과 같이 밴드를 이용해도 가능하다.

앞으로 밀기
체스트프레스 Chest Press

추천운동 **14**

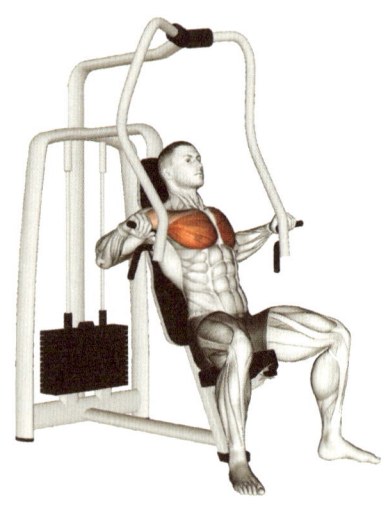
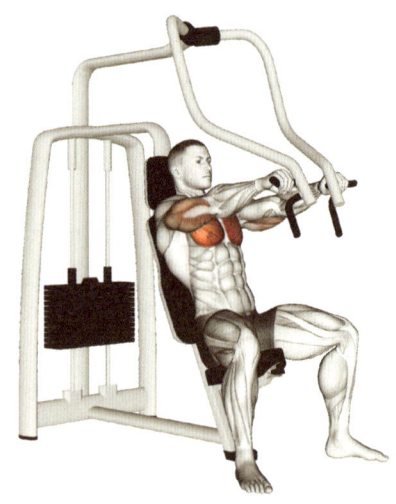

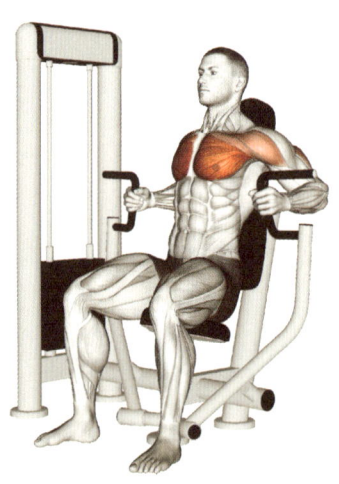
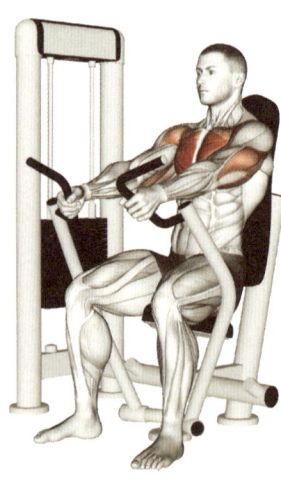

자극 근육

대흉근 운동이다. 어깨근육과 상완삼두근이 동시에 자극된다.

동작 설명

1 허리를 꼿꼿이 펴 요추전만을 만들고 가슴을 활짝 연 상태로 기구에 앉는다.
2 어깨의 상태에 따라 의자 높이를 조절한다. 어깨가 아플수록 의자를 높여서 손잡이를 잡은 손이 어깨보다 낮게 위치하도록 한다.
3 요추전만이 무너지지 않도록 조심하면서 팔을 펴서 손잡이를 앞으로 민다.
4 팔을 충분히 뻗고 멈춘다.
5 팔에 힘을 주면서 천천히 팔을 구부린다.
6 무게플레이트가 '쿵' 하고 닿기 전에 구부리기를 멈추고 다시 밀기를 시작한다.

숨쉬기

팔을 구부릴 때 코로 숨을 들이마시고 뻗어서 밀 때 입을 오므리며 숨을 내쉰다.

보충 설명

○ 어깨가 아프면 왼쪽 아래 그림과 같이 팔을 적게 벌리고 동작의 범위를 줄인다.
○ 팔을 완전히 뻗거나 구부리지 않아도 충분히 근육을 자극할 수 있다.
○ 오른쪽 아래 그림과 같이 등에 고무밴드를 걸고 앞으로 밀기도 같은 운동이다.

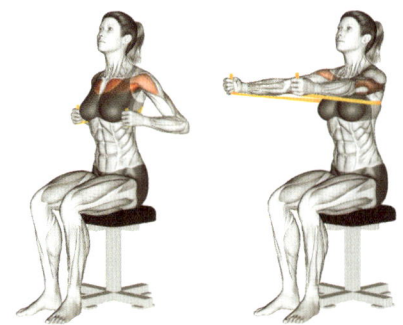

등에 고무밴드 걸고 앞으로 밀기

다리로 밀기
레그프레스 Leg Press

추천운동 **15**

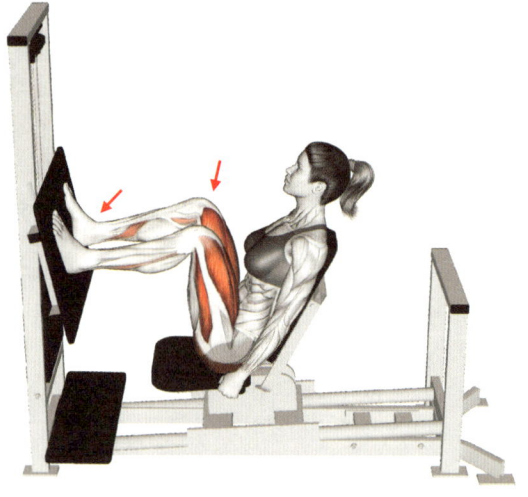

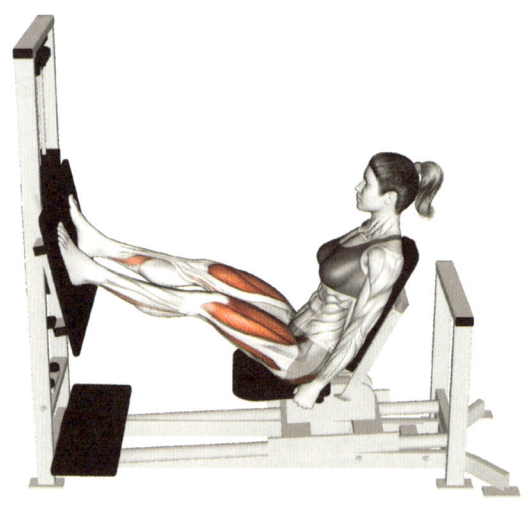

자극 근육

엉덩이근육, 대퇴사두근, 뒷종아리근, 햄스트링 등 하체의 모든 근육을 자극한다.

동작 설명

1. 허리를 꼿꼿이 펴 요추전만을 만들고 가슴을 활짝 연 상태로 기구에 앉는다.
2. 다리를 구부렸을 때 무게플레이트가 '쿵' 하고 닿지 않도록 의자의 위치를 조절한다.
3. 골반에 무게가 가해지도록 골반을 등받이에 견고하게 밀착한다. 요추전만은 유지한다.
4. 양발을 어깨너비보다 조금 넓게 벌려 발판을 딛는다. 이때 엉덩이보다 발이 앞쪽에 위치하도록 발판의 앞쪽을 밟는다.
5. 다리에 힘을 가하면서 천천히 발판을 민다.
6. 다리가 다 펴지면 멈춘다.
7. 다리 힘을 빼지 않고 천천히 무릎을 구부린다. 무릎을 많이 구부리면 무릎에도 해롭고 골반이 뒤로 꺾이면서 요추전만이 무너져 디스크에 나쁜 압박을 준다. 사람마다 다르지만 젊은 사람이 아니라면 무릎을 90도 이상 구부리지 않는 것이 좋다.
8. 무릎이 90도 될 때 다리 구부리기를 멈춘다.
9. 다리에 힘을 가해 다시 다리를 편다.

숨쉬기

다리를 구부릴 때 코로 숨을 들이마시고 뻗어서 밀 때 입을 오무리며 숨을 내쉰다.

보충 설명

○ 스쿼트의 기구식 버전이다. 역기를 메고 하는 스쿼트와 같은 효과를 보면서 무게가 척추를 거치지 않고 골반에 바로 작용하도록 해 허리 부담을 줄여 주는 장점이 있다.

○ 그러나 무릎을 많이 구부리면 골반이 뒤로 넘어가면서 요추전만이 무너진다. 스쿼트의 엉덩이윙크 같은 동작이 된다. 무릎을 많이 구부리면 해롭다.

수평으로 당기기
허라이즌털로 Horizontal Row

추천운동 **16**

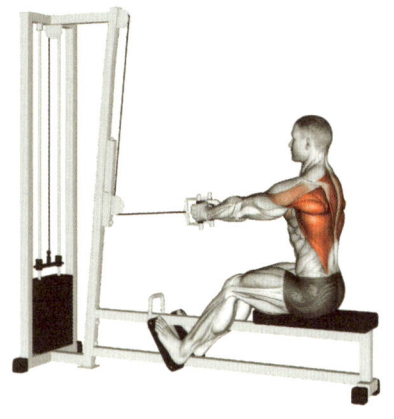
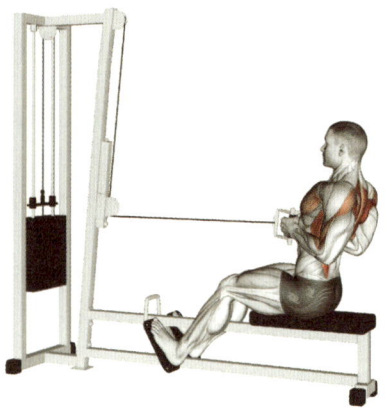

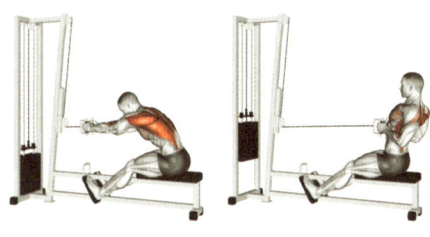
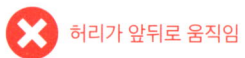 허리가 앞뒤로 움직임

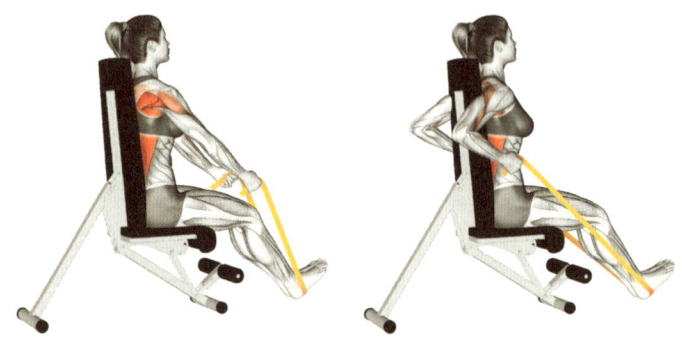

발에 고무밴드 걸고 당기기

자극 근육
활배근을 주로 자극한다. 견갑골주변근육과 상완이두근도 상당히 강하게 자극한다.

동작 설명
1. 허리를 꼿꼿이 펴 요추전만을 만들고 가슴을 활짝 연 상태로 기구에 앉는다.
2. 발판에 발을 올리고 다리로 뻗디디며 양손으로 손잡이를 잡는다.
3. 요추전만 자세로 등을 꼿꼿이 고정한 채 손잡이를 수평으로 끌어당긴다.
4. 손잡이가 복부 근처에 오면 당기기를 멈춘다.
5. 힘을 주면서 천천히 팔을 편다.
6. 팔이 다 펴지면 다시 당기기를 시작한다.

숨쉬기
팔을 펼 때 코로 숨을 들이마시고 손잡이를 당길 때 입을 오무리며 숨을 내쉰다.

보충 설명
- 아래로 당기기(랫풀다운, Lat Pull-down)보다 어깨 부담이 적다.
- 아래로 당기기와 마찬가지로 동작 내내 가슴을 활짝 열고 요추전만을 유지하며 허리를 고정하는 것이 좋다.
- 허리를 구부리는 방향으로 힘이 걸리므로 정확한 동작으로도 약간의 허리 부담이 생긴다. 따라서 허리를 절대로 움직이지 않도록 고정하는 것이 중요하다. 허리를 완전히 고정해도 이 동작으로 허리에 무리가 생겨 아픈 분들은 앞서 설명한 아래로 당기기를 하면 된다.
- 흉요근막에 붙는 활배근을 최대한 자극하기 위해서는 아래 왼쪽 그림과 같이 활배근을 수축할 때 허리를 펴고 이완할 때 허리를 구부리는 것이 효과적이다. 그러나 허리에 문제가 있는 분에게는 해롭다.
- 체육관에 가기 힘든 분은 집에서 밴드를 이용해도 가능하다. 오른쪽 아래에 있는 그림인 발에 고무밴드 걸고 당기기도 같은 운동이다.
- 거꾸로 턱걸이도 같은 효과를 보게 된다.

위로 밀기
숄더프레스 Shoulder Press

추천운동 **17**

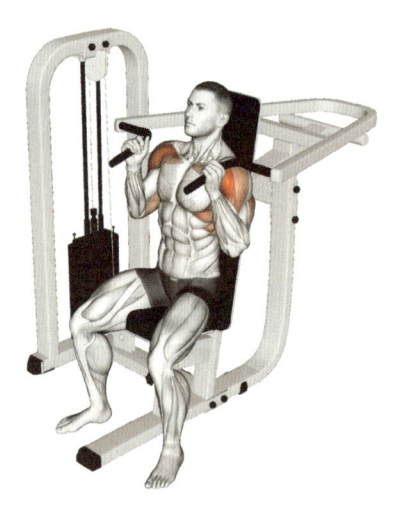
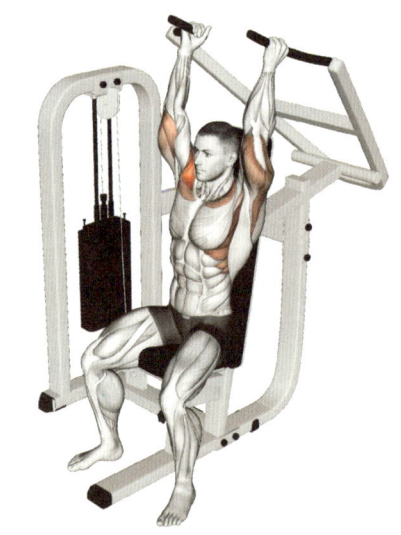

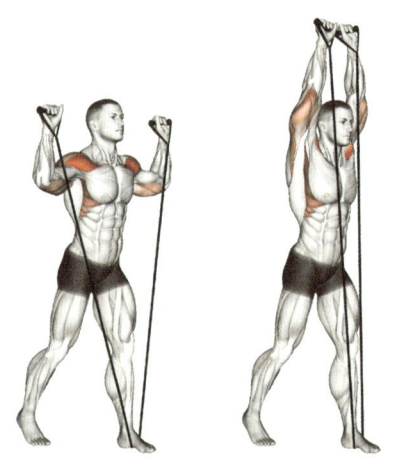
고무밴드 위로 밀기

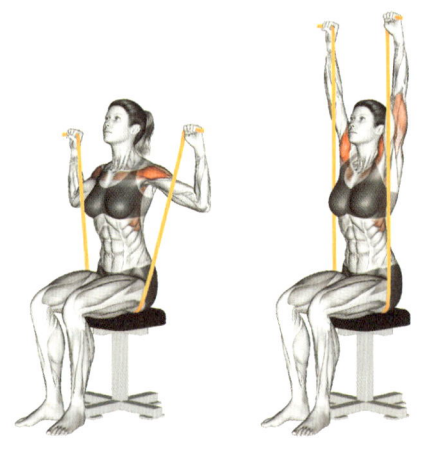
엉덩이에 고무밴드 걸고 위로 밀기

자극 근육

어깨근육 운동이다. 삼각근과 회전근개근육이 자극된다.

동작 설명

1. 허리를 꼿꼿이 펴 요추전만을 만들고 가슴을 활짝 연 상태로 기구에 앉는다.
2. 어깨 상태에 따라 손잡이를 잡는 위치를 달리한다. 어깨가 아플수록 손이 어깨보다 앞쪽에 위치하도록 한다.
3. 요추전만이 무너지지 않도록 조심하면서 팔을 펴서 손잡이를 위로 민다.
4. 팔을 충분히 뻗은 다음 멈춘다.
5. 팔에 힘을 주면서 천천히 팔을 구부린다.
6. 무게플레이트가 '쿵' 하고 닿기 전에 구부리기를 멈추고 다시 밀기를 시작한다.

숨쉬기

팔을 구부릴 때 코로 숨을 들이마시고 뻗어서 밀 때 입을 오므리며 숨을 내쉰다.

보충 설명

○ 어깨가 아픈 분은 운동 범위를 줄이는 것이 좋고 위의 그림과 같이 손잡이가 앞으로 튀어나온 부분을 망치 잡듯이(hammer grip) 잡으면 도움이 된다.

○ 고무밴드를 이용한 운동도 가능하다. 오른쪽 아래 그림과 같은 엉덩이에 고무밴드 걸고 위로 밀기도 같은 동작이다.

경사대 팔 구부리기
프리처컬 Preacher Curl

추천운동 **18**

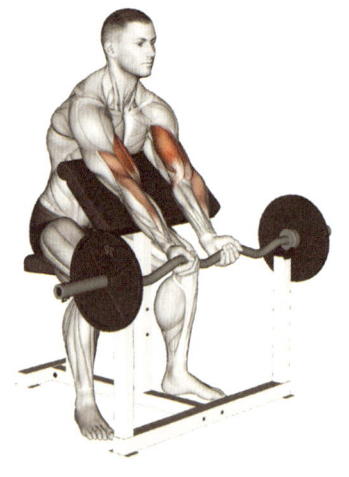
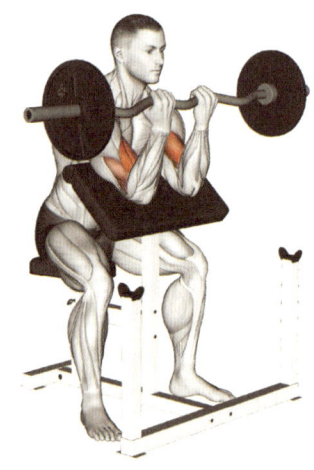

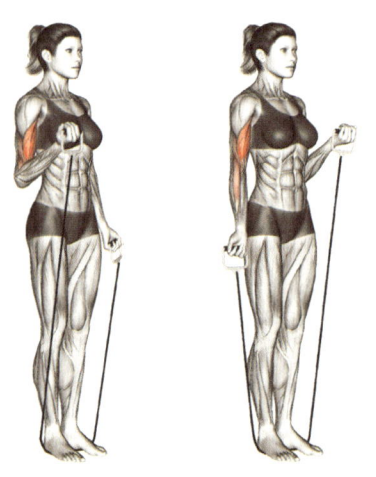

고무밴드 팔 구부리기

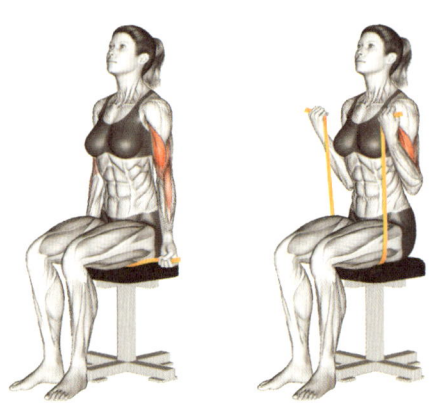

엉덩이에 고무밴드 걸고 팔구부리기

자극 근육

허리 부담을 최소화하면서 상완이두근을 자극할 수 있는 동작이다.

동작 설명

1. 위팔을 경사대에 올렸을 때 허리가 너무 구부러지지 않도록 의자의 높이를 조절한다.
2. 허리를 꼿꼿이 펴 요추전만을 만들고 기구에 앉는다.
3. 양손으로 굴곡역기(EZ bar)를 좁게 잡는다.
4. 팔 힘만을 이용해 팔꿈치를 천천히 구부려 역기를 들어 올린다.
5. 역기가 어깨 높이에 오면 팔꿈치 구부리기를 멈춘다.
6. 팔을 천천히 펴면서 역기를 내린다.
7. 팔이 다 펴지기 전에 내리기를 멈추고 다시 들어 올린다.

숨쉬기

팔을 펼 때 코로 숨을 들이마시고 힘을 주고 구부릴 때 입을 오무리며 숨을 내쉰다.

보충 설명

○ 젊은이라면 굴곡역기를 넓게 잡는 것도 좋지만 나이 드신 분은 좁게 잡아도 된다.
○ 나이 드신 분이 이 운동을 할 때 팔을 완전히 다 펴면 상완이두근의 장두(長頭)에 강한 장력이 걸려 끊어질 수도 있다. 팔을 다 펴지 않아도 된다.
○ 아래 그림과 같이 밴드 운동으로 대체할 수 있다.

아래로 누르기
푸시다운 Push-down

추천운동 **19**

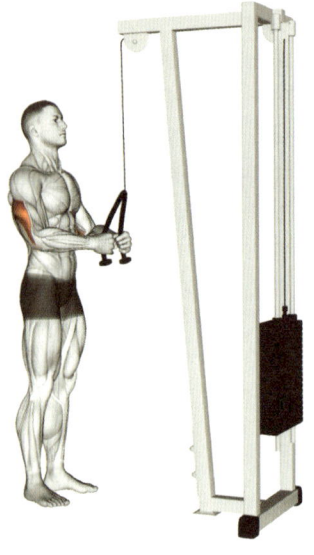
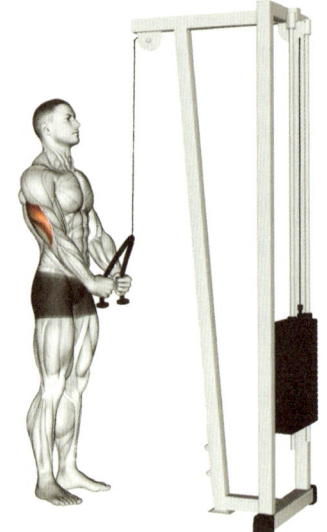

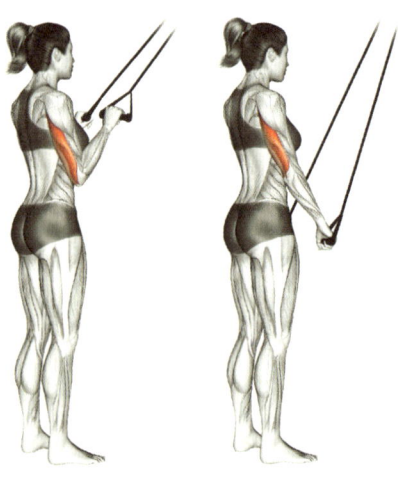

자극 근육

상완삼두근을 강화하는 운동이다.

동작 설명

1. 허리를 꼿꼿이 펴 요추전만을 만들고 가슴을 활짝 연 상태로 케이블 기구 앞에 선다.
2. 양손으로 손잡이를 잡는다. 딱딱한 막대 손잡이보다 움직이는 로프형 손잡이가 팔꿈치를 완전히 펼 수 있어서 더 효과적이다.
3. 허리가 구부러지지 않게 주의하면서 위팔을 상체 옆에 단단히 고정하고 팔꿈치 힘만으로 팔을 펴면서 손잡이를 아래로 누른다.
4. 팔이 완전히 펴지면 펴기를 멈춘다.
5. 팔에 힘을 주면서 서서히 팔을 구부린다.
6. 무게플레이트가 '쿵' 하고 닿기 전에 구부리기를 멈추고 다시 아래로 누른다.

숨쉬기

손잡이막대를 올릴 때 코로 숨을 들이마시고 내릴 때 입을 오무리며 숨을 내쉰다.

보충 설명

○ 상완삼두근은 웬만해서는 손상되지 않으므로 허리만 다치지 않도록 주의하면 된다. 동작 중에 허리를 구부렸다 폈다 하지 않도록 주의해야 한다.

무릎 구부리기
레그컬 Leg Curl

추천운동 20

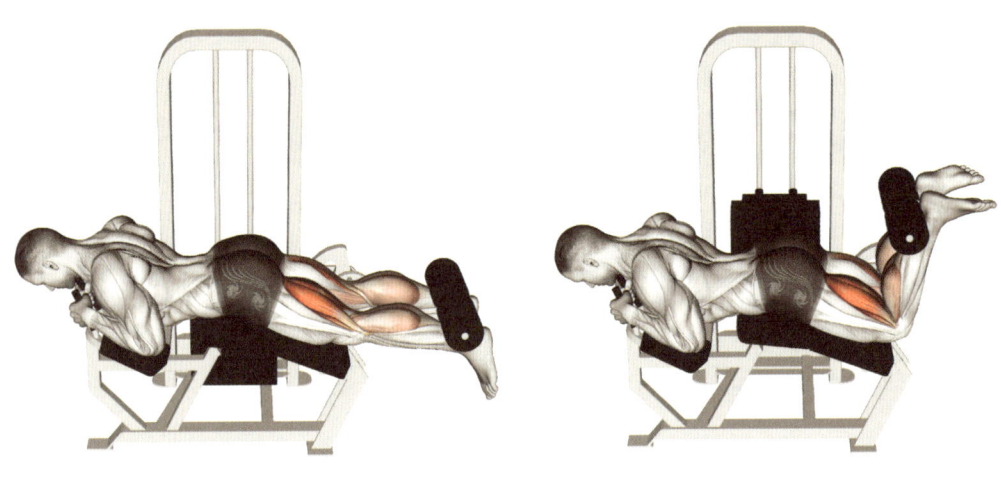

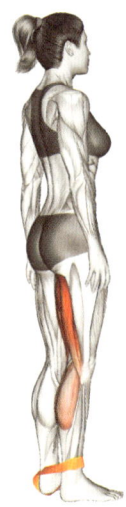
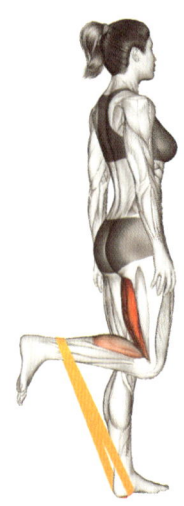

자극 근육
햄스트링을 강화한다.

동작 설명
1. 무릎의 중심과 기구의 축이 맞도록 엎드리고, 발목보다 머리쪽 즉, 아킬레스힘줄이 가자미근위를 지나가는 부분에 발목패드가 닿도록 한다.
2. 허리가 구부러지지 않도록 노력하면서 햄스트링만을 수축하도록 발목패드에 힘을 가해 무릎을 구부린다.
3. 무릎이 다 구부러지면 멈춘다.
4. 햄스트링에 힘을 주면서 천천히 무릎을 편다.
5. 무게플레이트가 '쿵' 하고 닿기 전에 펴기를 멈추고 다시 구부리기를 시작한다.

숨쉬기
무릎을 펼 때 코로 숨을 들이마시고 힘을 가해 구부릴 때 입을 오무리며 숨을 내쉰다.

보충 설명
○ 무릎을 구부릴 때 골반이 들어 올려지지 않도록 해야 한다. 골반이 올라가면 허리에 해로운 동작이 된다. 자신의 힘에 비해 너무 무겁거나, 무릎의 위치가 기구의 회전축에 제대로 정렬돼 있지 않으면 생기는 현상이다.
○ 무릎이 아프면 운동 범위를 줄이면 된다. 무릎을 완전히 펴거나 구부리지 않아도 충분히 운동이 된다.
○ 체육관에 가지 않고 고무밴드로도 자극이 가능하다.

요점 정리

1 근력운동 겁낼 것 하나 없다. 운동 동작만 잘 선택하면 척추와 관절에 무리 없이 튼튼하고 멋진 근육을 가질 수 있다.

2 언제 어디서나 맨몸으로 할 수 있는 4대 기본 맨몸운동, **엉덩이 뒤로 빼는 스쿼트, 턱걸이, 뒤꿈치 들기, 병합팔굽혀펴기**는 신이 내린 축복이다.

3 기본 맨몸운동에 **플랭크, 견갑골딥스, 견갑골푸시업, 벤치딥스, 거꾸로 턱걸이**를 추가하면 더 풍성한 운동 밥상이 차려진다.

4 체육관에 갈 수 있다면 **다리 벌리기(힙업덕션, Hip Abduction), 아래로 당기기(랫풀다운, Lat Pull-down), 무릎 펴기 (레그익스텐션, Leg Extension), 뒤로 날갯짓(리버스플라이, Reverse Fly), 앞으로 밀기(체스트프레스, Chest Press)**는 꼭 한 번씩 해 보라. 기구운동을 하더라도 플랭크와 뒤꿈치들기는 빼먹지 않아야 한다.

5 **다리로 밀기(레그프레스, Leg Press), 수평으로 당기기 (허라이즌털로, Horizontal Row), 위로 밀기(숄더프레스, Shoulder Press), 경사대 팔 구부리기(프리처컬, Preacher Curl), 아래로 누르기(푸시다운, Push-down), 무릎 구부리기 (레그컬, Leg Curl)** 등을 추가하면 더 풍성해진다. 자신의 척추와 관절의 상황에 맞춰 적절히 취사 선택하는 현명함이 필요하다.

6 근력운동의 동작은 무궁무진하다. **추천동작에만 머무를 필요가 없다.** 새로운 동작을 시도하는 데 두려워하지 말라. 단, 자신의 신체조건에 해(害)를 끼치지 않는 동작을 찾는 것이 중요하다.

7 근력운동을 할 때는 두 가지 교훈을 명심하라. 첫째, **낮게 시작해 천천히 올리라.** 둘째, 운동할 때나 하고 나서 **아프면 다시 한번 확인하라.** 자신의 몸과 운동 동작을!

20장 내 몸에 꼭 맞는 백년운동 따라 하기

주요 근육 골고루 자극하는 '맨몸 백년운동'

따로 체육관에 다니지 않아도 내 몸 하나로 활기차게 유산소 운동을 하고 10대 주요 근육을 모두 강화할 수 있다.

유산소운동

직장생활을 하면 기본적으로 평균 6,000~7,000보는 걷게 된다. 따라서, 30~40분 추가로 걸으면 만보를 채우게 된다. 출퇴근 시간에 걷는 구간을 정해 30~40분 '경쾌하게 걷기' 운동을 한다.

근력운동

아침에 일찍 출근해서 혹은 집에 와서 저녁시간에 4대 기본 맨몸 근력운동을 매일 한다. 엉덩이 뒤로 빼는 맨몸스쿼트, 턱걸이, 뒤꿈치 들기, 병합팔굽혀펴기이다. 각각의 동작을 스스로중단 시점까지 1세트만 하면 된다. 맨몸 근력운동 20분이면 충분하다. 차츰 근력이 늘면 하루는 엉덩이 뒤로 빼는 맨몸스쿼트 3세트, 턱걸이 3세트 하고 다음 날은 뒤꿈치 들기 3세트, 병합팔굽혀펴기 3세트로 분할(split)해도 좋다. 30분 정도 걸릴 것이다.

취미생활운동

주말에는 등산, 둘레길 걷기 등을 즐긴다.

아무런 기구나 장치 없이 완벽한 유산소운동과 무산소운동이 가능하다. 턱걸이를 할 봉은 하나 있어야 한다. 정 턱걸이 봉을 갖출 수 없다면 거꾸로 턱걸이를 해도 된다. 턱걸이를 한 번도 할 수 없는 분이라면 의자를 딛고 시작하면 된다. 매일 하다보면 차츰 근력이 좋아져 남부럽지 않게 턱걸이를 여러 번 할 수 있게 될 것이다.

주요 근육 골고루 자극하는
맨몸 백년운동

[그림 20.1] 맨몸운동만으로 유산소운동과 주요 근육 근력강화가 가능한 5가지 운동. 하루에 30분 걷고, 4대 맨몸 근력운동을 각각 스스로중단 시점까지 하면 20분 정도 걸린다. 하루 30+20분간 최소한의 운동 동작만으로 온몸의 주요 근육을 모두 자극할 수 있다. 맨몸 백년운동은 맨몸운동의 축복이다.

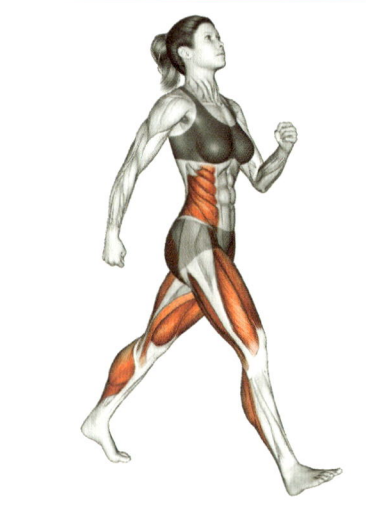

경쾌하게 걷기

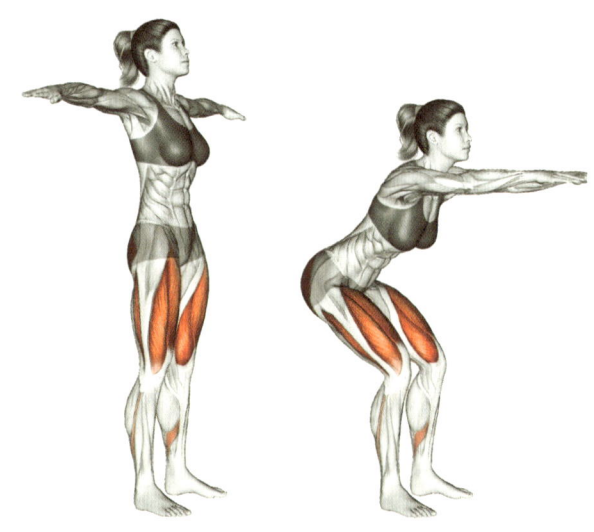

엉덩이 뒤로 빼는 스쿼트(Potty Squat)

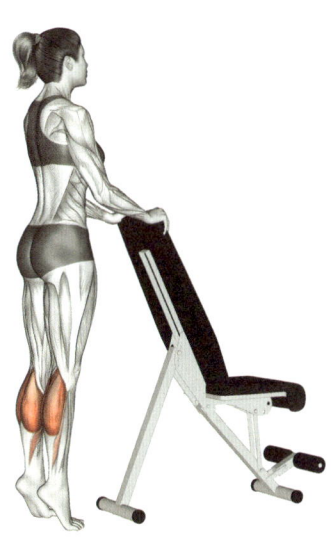

뒷꿈치 들기

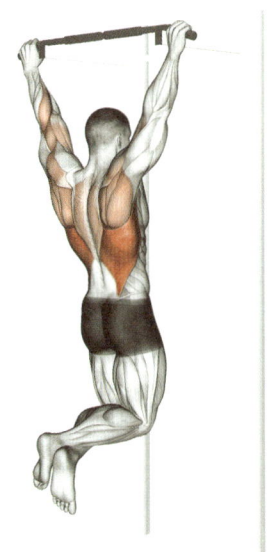

턱걸이

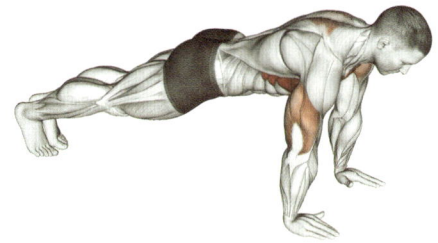

병합팔굽혀펴기

편안하게 따라 하는 '고무밴드 백년운동'

힘들게, 강하게 운동을 해야만 효과를 본다는 생각은 버리자. 자신의 몸 상태, 주변 환경이 허락하는 범위에서 최대한 많이 움직여 근육을 자극하는 것이 운동의 기본이다. 체육관에 가기 힘들고, 경쾌하게 걷기조차 힘든 상황이 있다. 직장 일이 너무 바빠서, 육아(育兒)로 도저히 시간을 낼 수 없어서, 중병을 앓은 직후, 연로해 노쇠(老衰)가 와서 등등 어쩔 수 없는 상황 때문에 운동을 제대로 하지 못해 서서히 몸이 약해지는 사람이 우리 주변에 너무나 많다. 이런 분들은 천천히 걷고, 의자에 앉아서 고무밴드 운동만 해도 심폐기능과 근육을 키울 수 있다.

유산소운동

걷기운동은 최고의 유산소 운동이다. 빠르게 걷지 않아도 된다. 집 안에서 제자리걸음만 해도 된다.

근력운동

의자를 잡고 가볍게 엉덩이 뒤로 빼는 맨몸스쿼트, 뒤꿈치 들기 운동을 한다. 주요근육 1등인 엉덩이근육을 고무밴드 걸고 다리 벌리기로 자극한다. 시간을 좀더 할애해서 고무밴드 걸고 무릎 펴기와 발에 고무밴드 걸고 당기기까지는 필수이다. 고무밴드 걸고 앞으로 밀기, 팔 구부리기, 위로 밀기까지 하면 금상첨화(錦上添花)이다. 반복 횟수는 '아, 좀 힘드니 그만하는 게 좋겠다'라는 생각이 들 때까지만 하면 된다. 밴드를 거는 노력이 아까우므로 한 가지 동작당 3 세트는 하고 다음 동작으로 넘어가자.

편하게 따라 하는 '고무밴드 백년운동'만으로도 어제보다 나은 내일을 만들 수 있다는 사실을 기억하라.

편안하게 따라 하는
고무밴드 백년운동

[그림 20.2] 편안하게 따라 하는 '고무밴드 백년운동'. 의자를 잡고 하는 하체운동과 의자에 앉아서 하는 고무밴드 운동만으로도 운동의 효과를 톡톡히 본다.

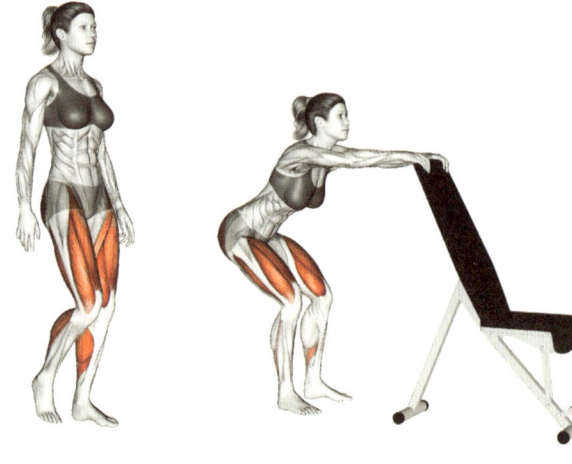

허리 펴고 걷기   의자 짚고 엉덩이 뒤로 빼는 스쿼트

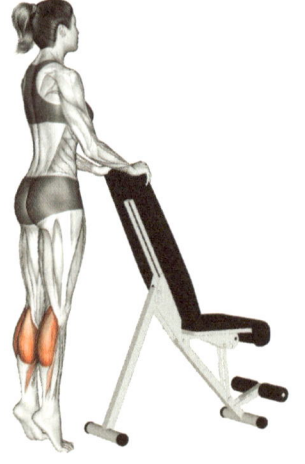 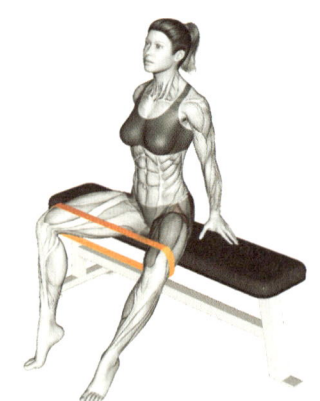 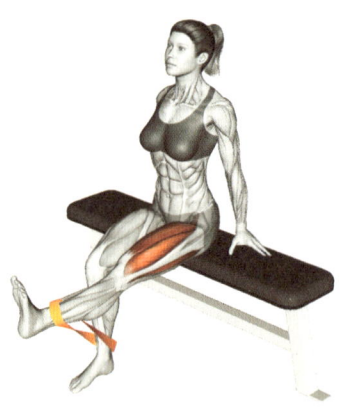

의자 짚고 뒤꿈치 들기   고무밴드 걸고 다리 벌리기   고무밴드 걸고 무릎 펴기

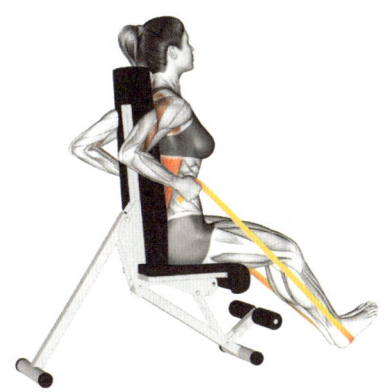
발에 고무밴드 걸고 당기기

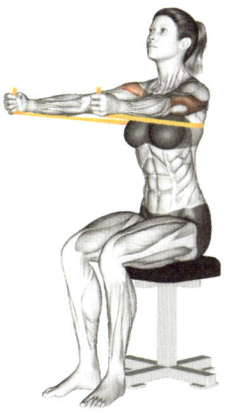
등에 고무밴드 걸고 앞으로 밀기

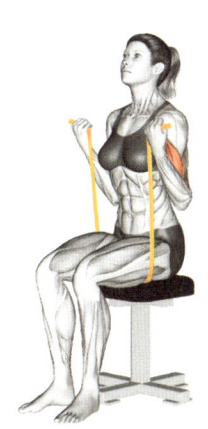
엉덩이에 고무밴드 걸고 팔 구부리기

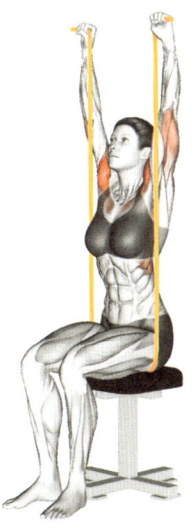
엉덩이에 고무밴드 걸고 위로 밀기

체육관에서 하는 '기구 백년운동 1, 2, 3단계'

청소년기를 벗어나 척추와 관절에 노화가 시작된 분은 운동 동작을 자신의 몸 상태에 맞춰 취사 선택할 필요가 있다. 체육관을 다닌다면 여러 가지 기구를 이용해 다양한 운동이 가능하다.

유산소운동

직장에서 기본 6,000~7,000보는 걷고 체육관 트레드밀에서 30~40분 추가로 걷는다. 딱딱한 보도블록 바닥보다는 트레드밀에서 걸으면 무릎 부담이 적다. 수영을 좋아하면 수영 30~40분도 좋다. 무릎이 아프다면 실내자전거를 강추한다. 무릎 손상에서 좋아질 때는 일립티컬 트레이너도 추천할 만하다.

근력운동

19장에서 추천한 기구 근력운동을 자신의 레벨에 맞게 시작한다. 아래 세 가지 단계의 기구 백년운동을 추천한다. 차츰 무게를 늘리고, 운동 방법을 추가하는 것이 좋다. 당연히 통증이 생기지 않는 범위라야 한다.

취미생활운동

등산, 수영, 탁구, 골프, 배드민턴, 야구 등을 주말에 즐긴다.

혹시라도 운동 중에 척추나 관절에 통증이 발생한다면 각 근육의 '한눈에 보는 운동 순위표'에서 엄지척 👍이 없는 운동은 시도하지 않는 것이 안전할 것이다.

체육관에서 하는 기구 백년운동 1단계
짧게 운동할 때

[그림 20.3] 체육관에서 하는 '기구 백년운동 1단계'. 운동 가짓수가 몇 개 안 되지만 이 정도만 해도 충분하다. 100세까지 어깨 힘주고 다닐 수 있다. 코어운동과 뒷종아리근육운동은 맨몸운동으로 추가했다.

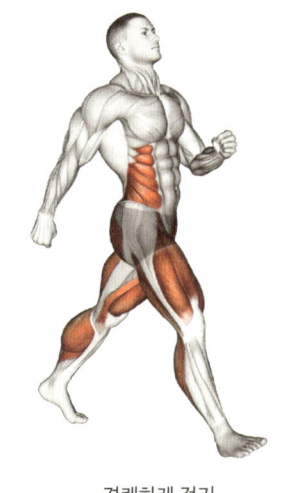

경쾌하게 걷기

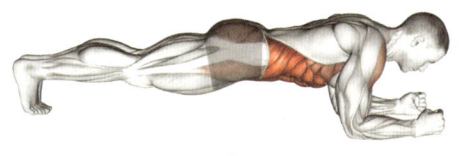

플랭크

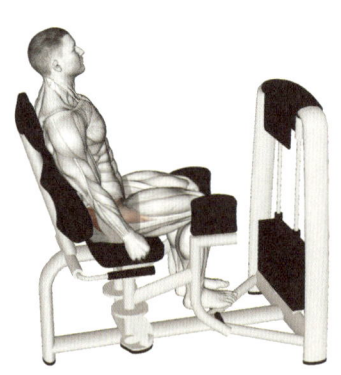

다리 벌리기(힙업덕션, Hip Abduction)

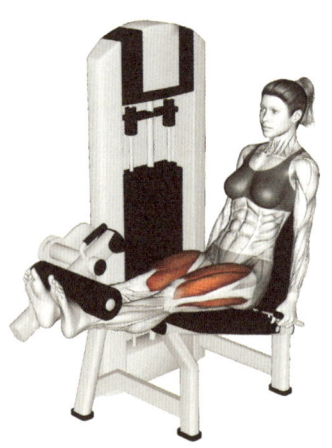

무릎 펴기(레그익스텐션, Leg Extension)

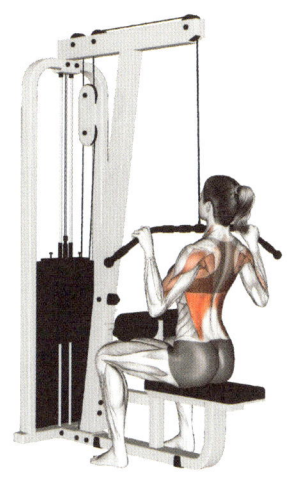

아래로 당기기(랫풀다운, Lat Pull-down)

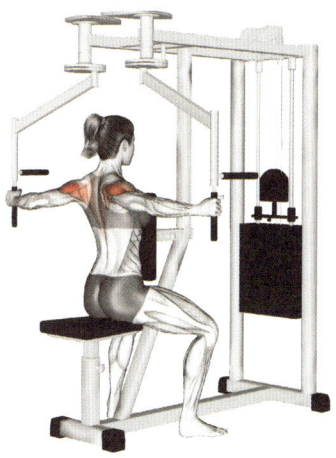

뒤로 날개짓(리버스플라이, Reverse Fly)

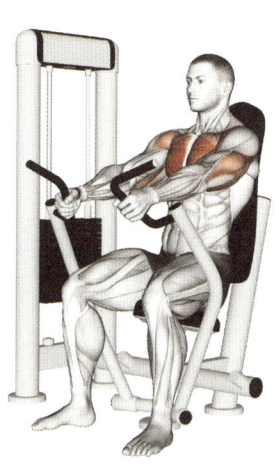

앞으로 밀기(체스트프레스, Chest Press)

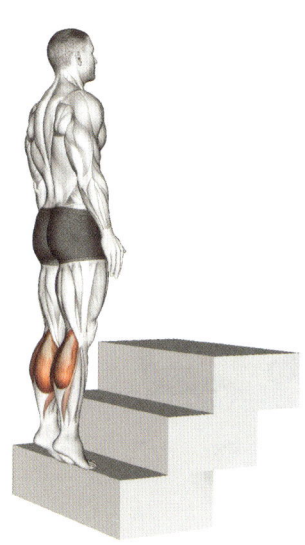

뒤꿈치 들기

체육관에서 하는 기구 백년운동 2단계
시간적 여유가 있을 때

[그림 20.4] 체육관에서 하는 '기구 백년운동 2단계'. 시간 여유가 있을 때 주요 근육을 좀 더 골고루 선택적으로 자극한다. 코어운동과 뒷종아리근육운동은 맨몸운동으로 추가했다.

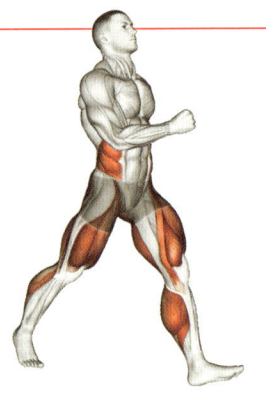

경쾌하게 걷기

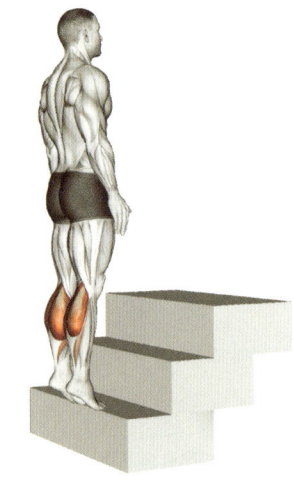

뒷꿈치 들기

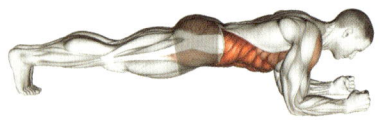

플랭크

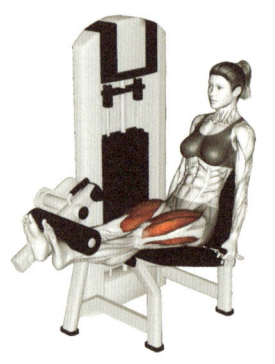

무릎 펴기
(레그익스텐션, Leg Extension)

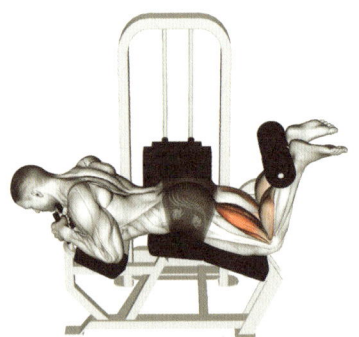

무릎 구부리기
(레그컬, Leg Curl)

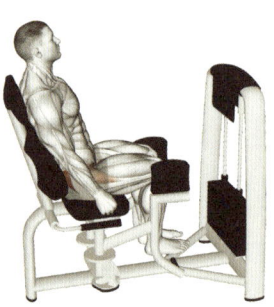

다리 벌리기
(힙업덕션, Hip Abduction)

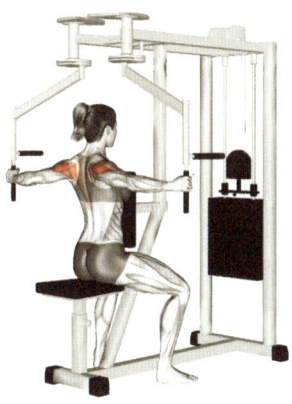
뒤로 날갯짓
(리버스플라이, Reverse Fly)

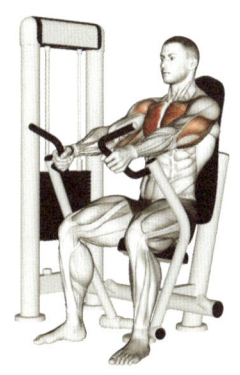
앞으로 밀기
(체스트프레스, Chest Press)

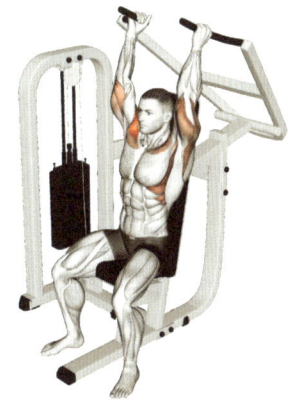
위로 밀기
(숄더프레스, Shoulder Press)

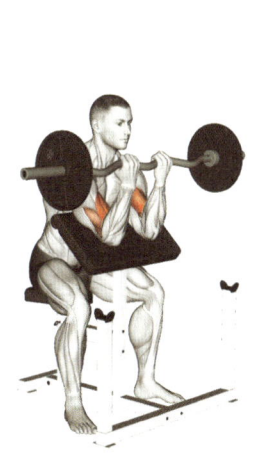
경사대 팔 구부리기
(프리처컬, Preacher Curl)

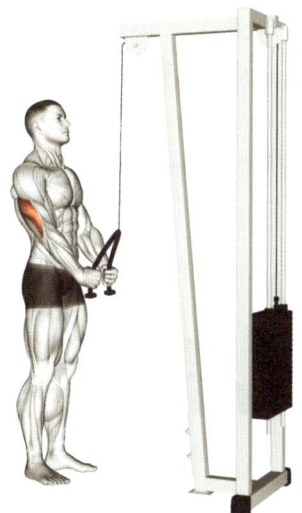
아래로 누르기
(푸시다운, Push-Down)

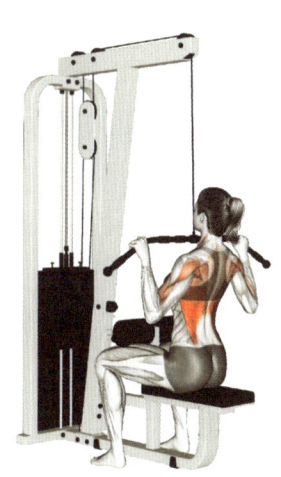
아래로 당기기
(랫풀다운, Lat Pull-down)

체육관에서 하는 기구 백년운동 3단계
척추와 관절에 자신감이 좀 생겼을 때

[그림 20.5] 체육관에서 하는 '기구 백년운동3단계'. 척추와 관절에 자신이 있는 분에게 적합한 운동이다. 척추와 관절에 자신이 있다면 다양한 근력운동에 도전할 수 있다. 추천에 빠진 운동이라도 '한눈에 보는 근력운동'표를 잘 확인하면서 한 단계씩 강도를 높여 가도록 하라.

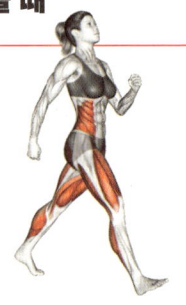

자연복대걷기

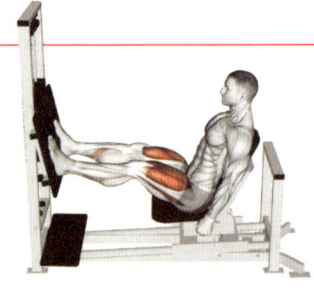

다리로 밀기(레그프레스, Leg Press)

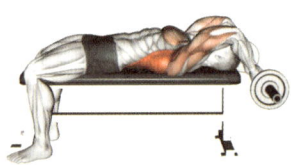

누워 당겨 올리기(Lying Pull-Over)

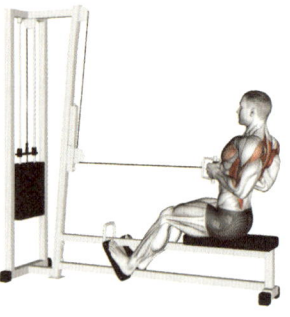

수평으로 당기기(Horizontal Row)

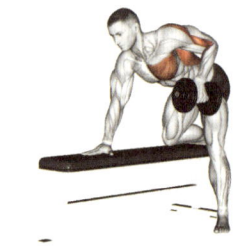

아령 구부려 끌기

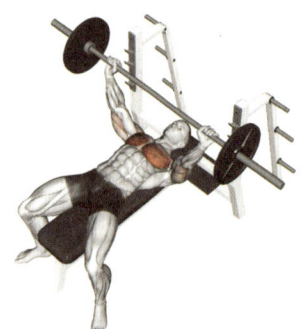

벤치프레스(Bench Press)

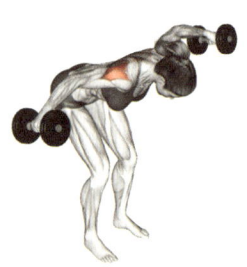

아령 뒤로 날갯짓

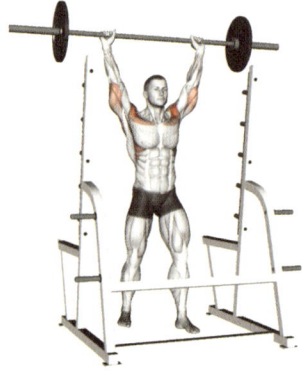

역기 위로 밀기

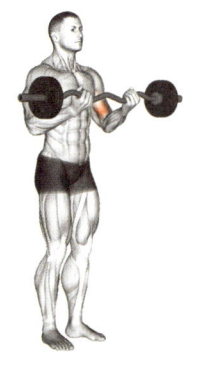
굴곡역기 팔 구부리기(EZ bar Curl)

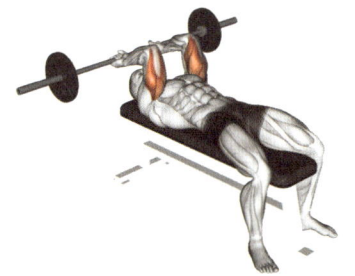
누워 팔 펴기(Lying Triceps Extension)

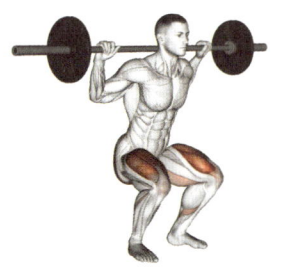
역기 스쿼트(Barbell Squat)

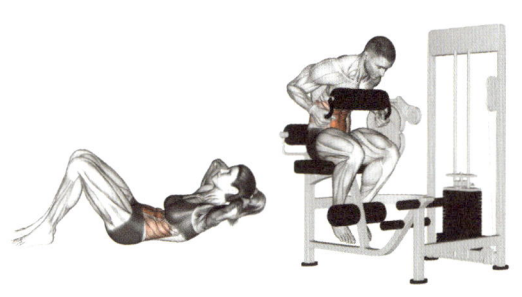
크런치

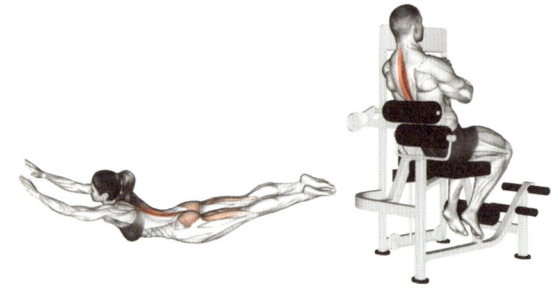
등 펴기(슈퍼맨)

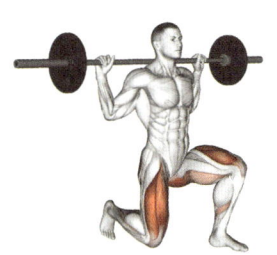
역기 런지(Barbell Lunge)

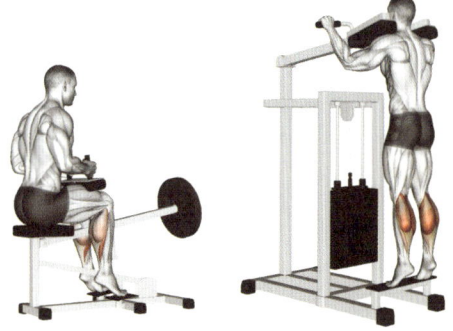
기구 뒤꿈치 들기

척추 관절 생생한 젊은이의 백년운동

척추와 관절에 문제가 전혀 없는 젊은 청춘남녀는 어떤 운동을 해도 상관없다. 이런 사람들을 두고 "벽돌 씹어 먹고 자갈똥 싸는 사람"이라고 표현한 이병훈 야구 해설위원의 말이 기억난다. 이 연령대의 사람들은 벽돌을 소화하는 내장기관뿐만 아니라 근골격계를 구성하는 근육, 뼈, 힘줄과 인대 그리고 연골까지 모든 조직이 웬만큼 강한 힘을 받아도 잘 손상되지 않는다. 손상이 되어도 회복이 무척 빠르다. 운동 강도를 빠른 속도로 높여도 손상 없이 더 강한 근골격계로 진화하는 능력이 있다. 필자도 소시적에는 그런 사람이었다.

유산소운동

걷기보다는 달리기나 빠른 수영을 권한다. 하루 30분 이상 고강도 유산소운동을 하는 것이 좋다. 물론 운동을 하지 않다가 갑자기 고강도 운동을 지속하기는 쉽지 않으므로 '낮게 시작해 서서히 올리는' 원칙은 지키는 것이 좋다. 몸이 젊고 싱싱한 만큼 운동 강도를 빨리 올려도 큰 무리가 따르지 않는다.

근력운동

익숙하지 않다면 약한 운동부터 시작해 점차 강도를 높이는 것이 좋다. 제8장부터 17장까지 10대 주요 근육을 설명할 때 제시한 '한눈에 보는 근력운동 동작'의 낮은 단계부터 시작해 가장 높은 단계의 운동까지 진도를 나가도 된다. 그림 20.6에 나오는 운동을 모두 섭렵하는 것을 목표로 하라.

취미생활운동 역시 하고 싶은 것 모두 거침없이 해 본다.

이 나이에는 가능하면 강하게 운동을 해 두는 것이 좋다. 나이가 들면 하고 싶어도 못한다. 단, 아무리 젊어도 척추와 관절의 손상이 생길 수 있다. 선천적으로 디스크가 약한 경우 10대부터 디스크 탈출증을 겪을 수도 있기 때문이다. 일단 척추와 관절에 문제가 생겨 한 달 이상 지속된다면 전문의의 진단이 필요하다. 적절한 의학적 진단과 치료가 끝난 후 다시 운동을 시작할 때는 척추나 관절에 부담을 최소화하는 운동부터 시작해 가능하면 낮은 부담의 운동 동작을 유지하는 것이 좋다. 아무리 나이가 젊어도 스스로의 몸 상태에 맞추는 것이 중요하다.

척추·관절 생생한
젊은이의 백년운동

[그림 20.6] 척추와 관절이 최고로 싱싱한 젊은이를 위한 '젊은이의 백년운동'

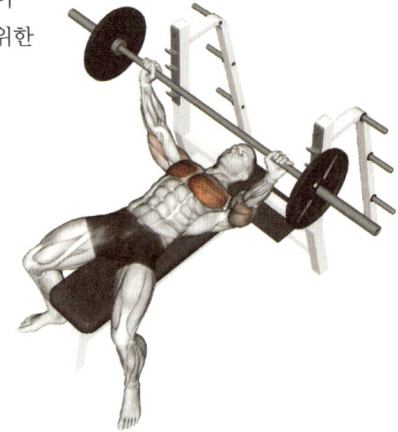
벤치프레스(Bench Press)

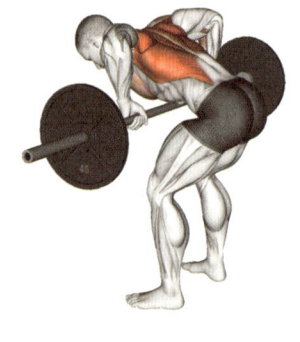
펜들레이 구부려 끌기(Pendlay Row)

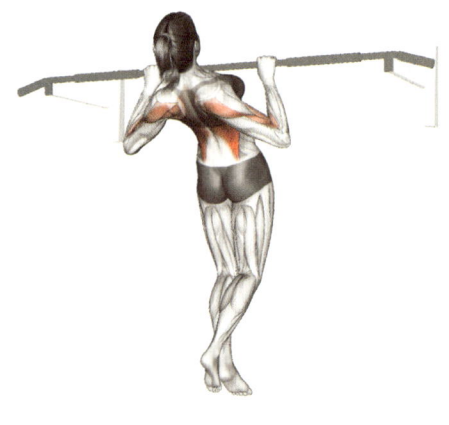
턱걸이(Pull-up)

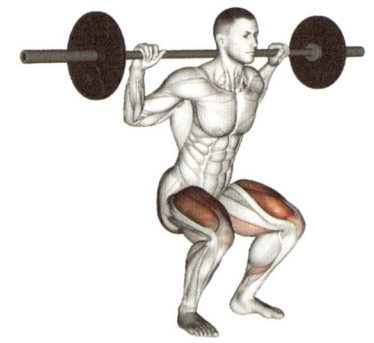
역기 스쿼트(Barbell Squat)

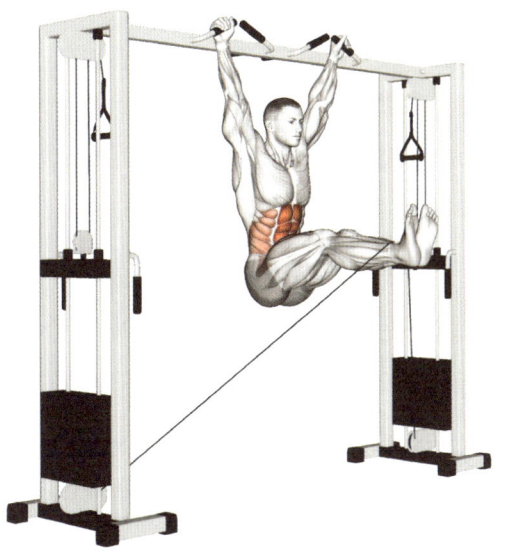

매달려 케이블 걸고 다리 들기

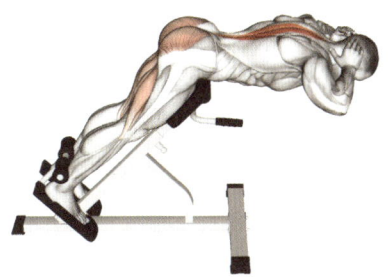

상체 들어올리기(Trunk Extenstion)

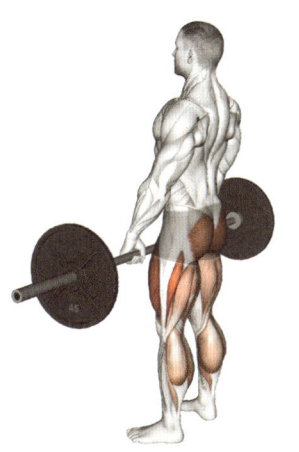

데드리프트(Deadlift)

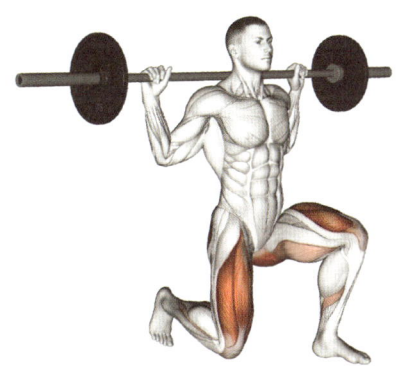

역기 런지(Barbell Lunge)

연세가 많은 어르신에게 추천하는 백년운동

연로해 노쇠한 분은 최소한의 움직임도 건강에 큰 도움이 된다. 가능한 한 자주, 많이, 끊임 없이 움직이는 것이 최고이다.

유산소운동

연로하신 분에게도 걷기운동이 가장 좋은 운동이다. 빠르게 걷지 않아도 된다. 걷는 동안 힘들거나 아프면 잠시 쉬어 가는 것도 좋은 방법이다. 무릎 통증이 있다면 걷기보다 등받이 있는 실내자전거를 타는 것이 유리하다. 수영도 좋지만 나이 드신 분은 어깨 통증을 유발할 수 있다. 수영장 물속에서 걷는 것은 아주 좋다.

근력운동

체육관을 이용한다면 앞 장에서 소개한 20가지 추천동작만 하는 것이 좋다. 낮은 무게로, 좁은 운동 범위에서 근력운동을 살살 시작한다. 체육관의 기구보다 고무밴드가 더 안전하다. 넘어질 우려 없이 의자에 앉아 운동할 수 있기 때문이다. 연세가 들수록 고무밴드와 친하게 지내면 좋다. [그림 20.2]의 '고무밴드 백년운동'을 강력히 추천한다. 무게나 저항을 가능하면 낮춰서 운동 동작의 반복 횟수를 20회나 30회 혹은 그보다 더 많은 횟수를 편안히 하는 것이 좋다. 동작을 반복하다가 '이제 힘들어. 그만 혀야 쓰것어!' 하는 마음이 생길 때까지만 하면 된다.

취미생활운동

야외에서 걷기, 당구, 탁구, 골프, 배드민턴, 게이트볼 등이 가능하다.

척추와 관절에 통증이 언제라도 생길 수 있으므로 아프지 않는 범위에서 운동하는 것이 매우 중요하다. 낮게 시작해 천천히 올리는 원칙을 엄격하게 지켜야 한다.

연로하지만 힘 좋은 어르신의 백년운동

젊은 사람과 똑같이 운동하면 된다. 단, 척추와 관절에 통증이 언제라도 생길 수 있으므로 아프지 않는 범위에서 운동하는 것이 매우 중요하다. 낮게 시작해 천천히 올리는 원칙을 엄격하게 유지한다. 젊은 사람과 마찬가지로 혹시라도 운동 중에 척추나 관절에 통증이 발생한다면 각 근육의 추천 운동 순위표에서 엄지척(👍)이 없는 운동은 시도하지 않는 것이 안전하다.

중병을 앓은 직후의 백년운동

폐렴, 협심증 같은 내과적인 중병, 큰 수술을 받은 직후, 항암치료 후, 중환자실 집중치료 후의 신체 운동 능력은 연세가 많아 노쇠한 분보다 더 떨어져 있다. 따라서 저강도 운동인 천천히 걷기운동부터 시작한다. 처음에는 5~10분밖에 걷지 못할 것이다. 그래도 자주 쉬어 가며 꾸준히 걷는 운동을 지속한다. 운동하는 날이 늘어나면서 서서히 걷는 시간을 늘린다. 많은 분이 이때 스트레칭을 해야 몸에 좋다고 알고 있는데 스트레칭 자체는 신체의 운동 능력에는 큰 영향을 주지 못한다. 치료 과정에서 특정한 관절이 굳어서 문제가 된다면 그 관절에 스트레칭을 해야 하겠지만 그렇지 않다면 아주 가벼운 무게나 고무밴드라도 근력운동을 시작하는 것이 좋다. 기본 맨몸 근력운동도 가능한 범위에서 조금씩 시도하다 보면 체력이 좋아져서 일상생활에 빨리 복귀하게 되고 남아 있는 병도 더 잘 해결된다. 다시 한번 강조하지만 몸을 건강하게 만드는 운동은 근육을 움직이는 유산소운동과 무산소운동(근력운동)이다.

체중을 줄이기 위한 백년운동

건강을 위해 체중을 줄인다는 것은 비만한 몸의 체지방을 줄이는 것이다. 체지방을 줄이려면 음식을 통해 몸으로 들어오는 에너지원 즉, 탄수화물과 지방을 모두 사용한 다음 몸속에 쌓여 있는 지방을 추가로 사용해서 없애버리면 된다. 많은 에너지원을 사용하려면 무산소운동(근력운동)보다는 유산소운동이 더 적절하다. 유산소운동은 여러 개의 큰 근육을 낮은 강도로 수축하면서 오랫동안 반복적으로 움직이는 운동이라 지속적인 에너지 소모가 가능하다. 걷기, 달리기, 수영, 등산 등 유산소운동을 최소한 30분 이상 지속하는 것이 좋다. 유산소운동을 시작하면 첫 30분 동안은 음식으로 섭취한 에너지원을 소모하는 데 사용되는 것으로 알려져 있다. 30분이 지난 이후부터 몸속에 저장된 지방을 분해한다. 몸속의 체지방을 줄이기 위해서는 유산소운동을 30분 이상 오래오래 하는 것이 좋다는 것이다.

그렇다면 체지방을 줄이기 위해서는 근력운동을 할 필요는 없겠네? 절대로 그렇지 않다. 체지방을 줄이기 위해 반드시 해야 하는 것이 큰 근육의 근력강화운동이다. 왜냐하면 유산소운동을 할 때 지속적으로 움직이면서 탄수화물과 지방을 소모하는 장본인이 바로 근육이기 때문이다. 유산소운동을 할 때 사용하는 큰 근육이 더 커지면 커질수록 똑같은 시간의 유산소운동을 해도 더 많은 에너지원을 소모할 수 있게 된다.

이유는 근력운동을 해서 근육이 커지면 쓰레기 소각장에 소각로(燒却爐)가 더 생기는 것과 같은 상황이 되기 때문이다 52페이지, '근력운동과 날씬한 몸매-쓰레기 소각장의 소각로 증설하기' 참조. 하나의 소각로를 가동하는 것보다 두 개 혹은 세 개의 소각로를 가동하면 훨씬 더 짧은 시간에 더 많은 쓰레기를 처리할 수 있는 것은 당연하다. 쓰레기가 체지방이고 소각로가 근육이며 소각로 가동이 유산소운동이다. 체지방을 효율적으로 줄이고 싶다면 유산소운동과 함께 반드시 큰 근육 위주의 근력강화운동을 해야 한다. 더 효율적인 체지방 소모가 가능해진다. 큰 근육이란 엉덩이근육, 활배근, 대퇴사두근, 대흉근, 햄스트링 등이다.

비만을 해결하기 위해서는 장시간 유산소운동과 큰 근육 위주의 근력강화운동만이 답이다. 음식은 약간만 줄이는 것이 좋다. 심한 칼로리 제한은 일시적으로는 가능하나 장기적으로는 실패하기 쉽다.

대사증후군을 조절하기 위한 백년운동

대사증후군이란 심장질환, 뇌졸중, 당뇨병 등을 일으키는 고혈압, 고혈당, 체지방 증가, 혈중 지질 이상 등의 요인이 복합적으로 가고 있는 상태이다. 전문의의 진단을 받아 적절한 약물치료를 시작하는 것도 중요하지만 운동을 통해 복부비만을 줄이고 체중을 감소시키며 몸속 세포의 인슐린 저항성을 개선하는 것이 매우 중요하다. 운동 방법은 앞서 설명한 체중을 줄이기 위한 운동을 참조하라.

허리가 심하게 아픈 분에게 추천하는 '아픈 허리 백년운동 1단계'

허리 디스크가 탈출되면 신경뿌리에 염증을 일으키고, 염증이 생긴 신경뿌리가 눌리거나 당겨지면 다리로 뻗쳐 가는 심한 통증이 생긴다. 방사통(放射痛) 혹은 좌골신경통(坐骨神經痛)으로 널리 알려진 통증이다『백년허리』허리 오해 3장,『백년목』4장 참조. 디스크 탈출로 오는 좌골신경통이 제대로 걸리면 통증 점수 10점 만점에 8~9점까지도 올라간다. 눈앞이 캄캄해지는 통증이다.

염증이 생긴 신경뿌리의 통증만큼 강하지는 않지만 허리 디스크가 반복적으로 찢어지고 짓이겨져서 생기는 디스크성 통증『백년허리』허리 오해 4장,『백년목』5장 참조도 만만치 않다. 오랜 기간 디스크 손상이 누적될수록 더 심하게 아프다. 통증 점수 8~9점까지 가는 경우도 가끔 본다.

통증 점수가 5점이 넘는 심한 방사통이나 디스크성 통증이 있을때 제대로 된 운동을 하는 것은 불가능하다. 그렇지만 이런 통증이 하루이틀 만에 씻은 듯이 사라질 것이 아니기 때문에 최소한의 운동을 하는 것이 필요하다. 다행인 것은 허리가 심하게 아플 때도 하루 종일 항상 똑같이 아픈 것은 아니다. 자세에 따라, 동작에 따라 안 아픈 시간이 꽤 유지된다. 방사통이 8점이라고 하는 분도 자세히 물어보면 하루 중에 전혀 아프지 않은 시간이 꽤 있다. 허리 자세를 잘 잡으면 염증이 심한 신경뿌리를 누르거나 당기지 않는 상태가 되기 때문이다. 또 요추전만을 잘 유지하면 찢어진 디스크의 상처가 서로 붙어서 아픔을 느끼지 않게 되기 때문이다.

디스크성 통증만 있는 경우는 누워 있거나 요추전만 자세로 서 있을 때는 거의 아프지 않다. 방사통이 있어도 일단 허리를 펴고 서 있으면 통증이 잦아드는 경우가 있다. 이런 분은 허리 통증이 있어도 조금씩 걷는 것이 큰 도움이 된다. 걷는 것 자체가 주는 유산소운동의 효과를 볼 수 있을 뿐만 아니라 걸을 때 발과 땅이 만나는 충격이 찢어진 허리 디스크로 전달되어 치료 효과를 발휘하기 때문이다. 걷거나 뛸 때 받는 작은 충격이 디스크 속의 세포와 디스크 주변의 줄기세포에 좋은 자극을 가해 디스크 손상을 치유한다는 연구결과가 다수 발표되었다. 엄청난 희소식이다 146 페이지 참조.

그러나 걷는 도중에 통증이 심해지거나 걷는 동안은 아프지 않아도 걷기운동 직후 혹은 다음 날 아침에 더 아프면 걷는 시간을 줄여야 한다. 걷기운동으로 손상된 디스크가 더 찌그러지거나 찢어졌다는 뜻이기 때문이다. 걷는 충격으로 디스크 내부 세포를 활발하게 만들지만 디스크 자체가 더 많이 찢어진다면 득(得)보다 실(失)이 많은 장사이다. 아플 때까지 걷는 것은 밑지는 장사라는 것이다.

디스크도 무릎과 마찬가지로 제나름의 기능한도 243페이지, '신용카드는 이용한도, 무릎은 기능한도' 참조가 있다. 튼튼한 디스크는 엄청난 무게를 견딜 수 있는 반면에 찢어진 디스크는 앉았다 일어서는 부담도 견디기 힘들다. 찢어져서 아픈 디스크에 기능한도를 서서히 높이기 위해서는 현재의 기능한도를 초과하지 않는 범위에서만 자극해야 한다.

5분만 걸어도 통증이 더 심해진다면 5분씩 여러 번 나눠서 걸으면 된다. 몇 분이 되건 아프기 직전까지만 걷고 그다음은 1~2시간 허리에 쿠션을 깔고 눕거나 맥켄지 신전동작으로 엎드려 있는다. 직장을 쉴 수 없는 상황이라면 요추전만을 최대한 유지하는 자세로 시간을 보내면 걸을 때 생겼던 통증이 회복된다. 그때 다시 걷기운동을 시작하는 것이다. 물론 안 아픈 범위에서 짧게 해야 한다[그림 20.7].

허리가 심하게 아픈 사람은 아래의 손상된 디스크의 걷기운동 원칙을 철저히 지키는 것이 좋다.

- **통증이 심해지지 않는 범위 내에서 걷기운동을 한다.**
- **걷기운동을 하지 않을 때는 요추전만을 최대한 유지하면서 통증이 잦아들기를 기다린다.**
- **다시 일어서도 통증이 느껴지지 않으면 다시 걷기운동을 하되 아프기 직전에 멈춘다.**

요추전만을 최대한 유지하는 방법은 아래와 같다.

- 맥켄지 신전동작으로 엎드린다. 이때 목을 한쪽으로 돌리고 있으면 목 디스크에 해롭다. 양손이나 큰 쿠션을 가슴에 받쳐 엎드리는 것이 도움된다.
- 허리 밑에 쿠션을 깔고 하늘을 보고 가만히 누워 있는다. 수건이나 목침보다는 푹신한 쿠션이 좋다.
- 의자 등받이와 허리 사이에 푹신한 쿠션을 넣고 등을 쿠션에 밀착해 앉아 있는다. 등받이가 없으면 스스로의 힘으로 요추전만을 유지하는 것이 좋다. 그러나 등받이에 기대 요추전만을 유지하는 것이 훨씬 더 유리하다.

이렇게 하다 보면 손상된 디스크가 아물면서 기능한도가 높아져 차츰 걷는 시간이 늘어나게 된다. 당연히 운동량도 늘어나고 허리 통증이 좋아진다. 허리 통증 해결의 실마리를 잡게 되는 것이다.

일어서기만 해도 다리가 당겨 허리를 펼 수 없다면 어떻게 해야 하나? 신경뿌리의 염증이 아주 심하고 탈출된 디스크 덩어리가 클 가능성이 높다. 운동보다 신경뿌리 염증을 줄이는 의학적 치료가 선행되어야 한다. 소염제, 스테로이드 주사 등의 방법이 있다. 의학적 치료 방법의 자세한 내용은 다음 기회로 미룬다.

중요한 것은 운동으로 허리 디스크가 낫는 것이 아니라는 것을 알아야 한다. 디스크를 낫게 하는 가장 강한 힘은 칼로 벤 상처가 저절로 아물듯이, 찢어진 디스크의 섬유륜에 흉터가 잡히면서 힐링되는 힘이다 『백년목』 140페이지, '찢어진 디스크, 재활용 안 되겠는가?' 참조. 걷기운동은 디스크 세포를 활성화해 이 힘을 약간 도와주는 것뿐이다. 이것을 강조하는 이유는 너무 과한 운동으로 디스크를 더 찢는 경우를 허다하게 보기 때문이다. 걷기운동도 마찬가지이다. 너무 과한 걷기운동은 허리 디스크에 해롭다. 통증 발생이 손상을 뜻하는 중요한 신호임을 반드시 기억하자.

운동으로 좋아지는 허리는 없다. 허리는 좋은 자세로 좋아진다. 운동은 몸에 좋으려고 하는 것이다. 요추전만을 유지하는 좋은 자세로 운동해야 한다. 허리가 운동을 만날 때 반드시 기억해야 하는 말이다.

허리 통증에서 회복되기 시작한 분에게 추천하는 '아픈 허리 백년운동 2단계'

허리디스크가 아물고 신경뿌리의 염증이 빠지면 허리 통증이 많이 줄어든다. 심한 통증에서 벗어나는 데 걸리는 시간은 사람마다 다르다. 빠르면 2~3주, 늦으면 2~3개월 걸린다. 약이나 스테로이드 주사의 도움을 받으면 그 기간이 짧아진다. 10점 만점에 3~4점의 통증이 되면 허리가 아파도 일상생활, 사회생활이 가능해진다. 좀더 적극적인 운동을 할 수 있다.

하루 30분~1시간 유산소운동을 한다. 앞서 설명한 것과 같이 아프지 않는 범위에서 걷기운동이 최고이다. 수영이나 실내자전거, 일립티컬 트레이닝도 나쁘지 않다. 등산도 얕은 산이라면 가능하다. 허리 통증이 있는 상태에서 수영을 새로 배우는 것은 권장하지 않는다. 새로 배우는 수영 동작이 익숙하지 않아 디스크 손상이 심해지는 경우가 있기 때문이다. 실내자전거는 허리를 뒤로 젖혀 등받이에 기댈 수 있는 의자형을 권한다 [127페이지, [그림 5.1] 참조]. 허리를 구부려 올라가야 할 정도로 가파른 등산은 피하는 것이 좋다. 요가, 필라테스, 국선도 등은 허리를 구부리는 동작이 많아 주의를 요한다. 잘 붙어 가던 섬유륜이 단 한 번의 고양이자세, 단 한 번의 허리 구부리는 스트레칭으로 다시 벌어지게 된다 [그림 20.8].

허리가 심하게 아픈 분에게 추천하는
아픈 허리 백년운동 1단계

[그림 20.7] 허리가 많이 아프면 제대로 된 운동을 할 수 없다. 통증 점수가 10점 만점에 5점이 넘어가면 걷는 것도 부담스럽다. 가만히 일어서서 살살 걸을 수만 있다면 걷기운동은 언제라도 강력 추천이다. 그렇지만 허리 통증이 더 심해질 정도로 많이 걸을 필요는 없다. 안 아픈 범위에서 짧게 짧게 자주 걸으시라. 요추전만을 되살리는 신전동작을 자주 하고 일단 허리가 펴지면 다시 구부리지 않는다는 생각으로 척추위생을 철저히 지킨다.

통증이 심한 정도, 나이, 선천적인 디스크의 강도에 따라 다르겠지만 이 시기를 벗어나는 데 빠르면 2~3주, 늦으면 2~3개월 걸린다. 단, 나쁜 동작, 나쁜 운동을 철저히 피하고 척추위생을 엄격히 유지했을 때의 기준이다.

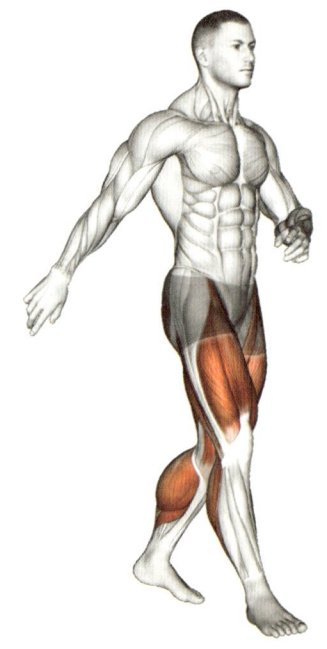

요추전만으로 천천히 걷기: 허리 통증이 심해지지 않는 범위에서 짧게, 자주 걷는다.

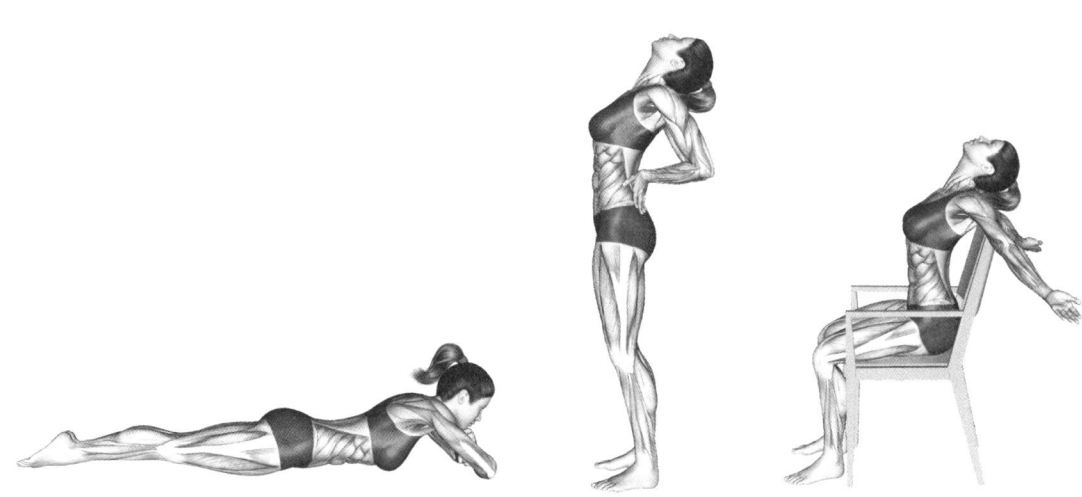

요추전만을 회복하기 위한 맥켄지 신전 동작

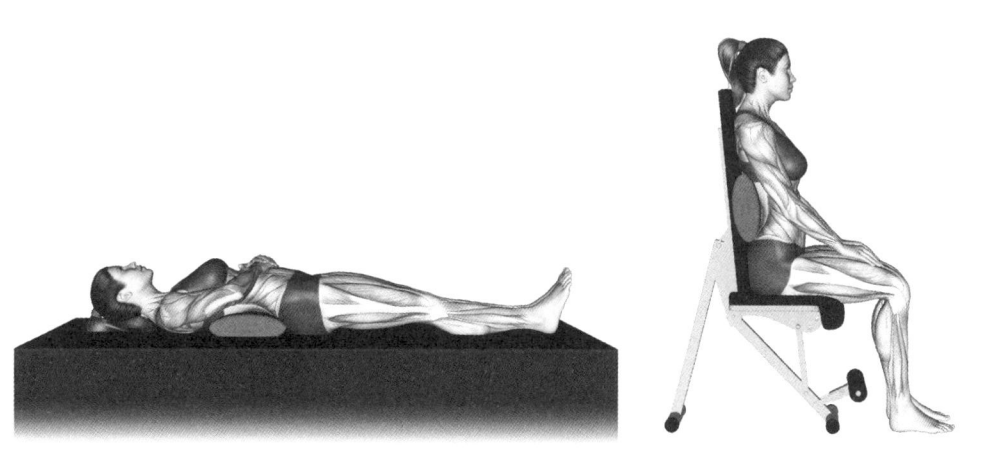

자나깨나 척추위생: 요추전만이 생긴 허리는 절대로 구부리지 않는다.

허리가 상당히 아픈데도 근력운동을 할 수 있을까? 답은 '가능하다'이다. 다행스럽게도 근력운동의 가성비 1순위인 엉덩이근육운동을 안전하게 할 수 있다. 바로 기구에 앉아서 다리를 벌리는 다리 벌리기(힙업덕션, Hip Abduction)운동 386페이지, '추천운동 10' 참조이다. 이 운동은 엉덩이근육에 강한 힘이 작용하지만 허리에는 전혀 부담이 없기 때문에 허리 디스크가 아물기 전에도 안전하게 시도할 수 있는 동작이다. 체육관에 가기 힘든 분은 고무밴드를 이용해 집에서도 할 수 있다.

허리 통증이 있을 때 권장되는 두 번째 운동은 활배근운동이다. 가성비 2위이기도 하면서 엉덩이근육과 함께 흉요근막을 단단히 잡아 허리를 안정되게 잡아 주는 중요한 기능을 하는 근육이다. 아래로 당기기(랫풀다운, Lat Pull-down) 동작 388페이지, '추천운동 11' 참조이 가장 안전하다. 집에서 할 때는 방문틀에 봉을 달고 고무밴드를 걸어서 같은 동작 85페이지, [그림 3.7] 참조을 하면 된다.

회복초기에는 위의 두 가지 근육운동만 지속하는 것이 좋다. 코어근육을 직접적으로 강화하는 운동은 자칫 아물어 가던 디스크를 다시 찢어서 통증이 깊어질 수 있기 때문이다.

취미생활운동으로 가벼운 구기운동도 가능하다. 아마추어끼리 가볍게 하는 탁구나 배드민턴 정도는 허리에 큰 부담이 되지 않는다. 꼭 참석해야만 하는 골프 라운딩도 가능하다. 어떤 운동을 하건 과도한 동작은 삼가는 것이 좋다. 통증이 심해지지 않는 범위 내에서 자신의 분수(分數)를 지켜야 한다.

허리 디스크를 찢는 나쁜 스트레칭

[그림 20.8] 손상된 허리 디스크를 더 찢는 나쁜 허리 스트레칭. 이 동작만 완전히 피해도 허리 아픈 것은 저절로 낫는다. 요추전만(腰椎前彎)이 중요함을 아무리 강조해도 믿지 않는 분이 많다. 특히, '요추전만이 심해지면 과도한 요추전만, 즉 과전만(過前彎)이 되어 몸에 해롭다'고 주장하는 잘못된 운동 상식 때문에 10년이 지나도 낫지 않는 분들을 보면 안타깝기 짝이 없다. 요추전만은 아무리 심해도 나쁘지 않다. 전만이 크면 클수록 좋다. 전방전위가 있건, 척추관협착증이 있건, 감압술을 했건, 유합술을 받았건 마찬가지이다. 과전만이 허리에 좋다는 증거를 들자면 밤을 새워도 모자란다. 언제 찬찬히 정리할 기회가 있을 것이라 생각한다.

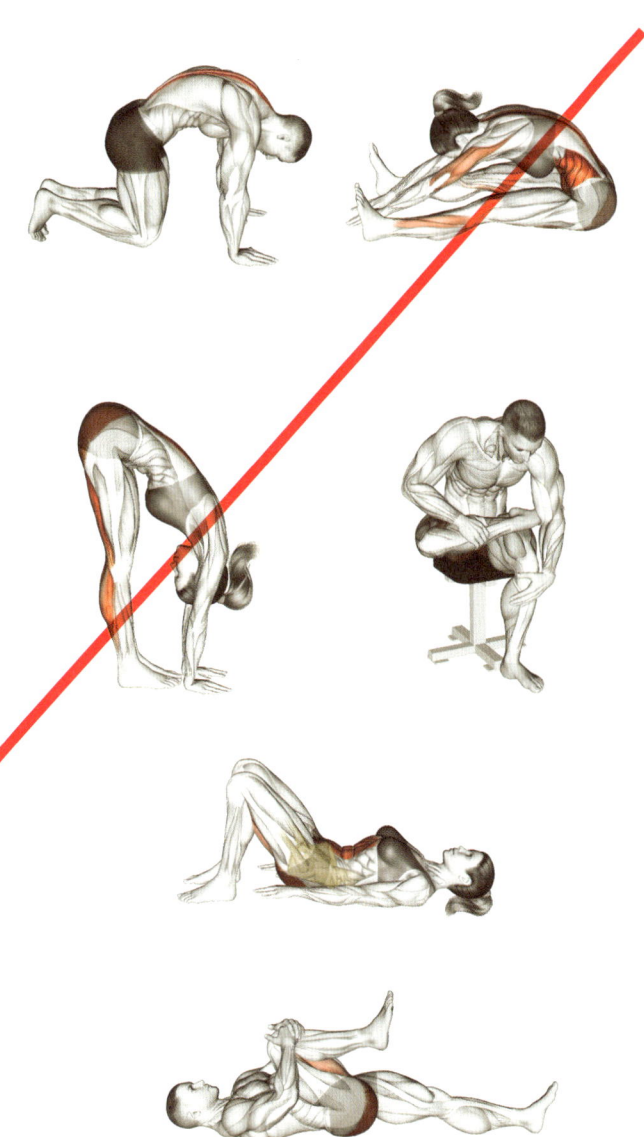

허리 통증에서 회복되기 시작한 분에게 추천하는
아픈 허리 백년운동 2단계

[그림 20.9] 허리 디스크가 아물기 시작하고 신경뿌리의 염증이 줄면서 통증점수가 10점 만점에 3~4점이 되면 그 통증을 경고신호로 삼아 운동 동작을 엄선한다. 통증 강도를 올리는 운동은 나쁜 운동이다. 아프지 않은 운동만 한다. 모든 운동 동작에서 요추전만을 유지하는 것은 반드시 지켜야 한다. 중요한 것은 이 시기에 운동을 하는 이유가 허리를 낫게 하려는 목적이 아니라는 것이다.

허리가 아프지만 몸이 건강해져야 하므로 운동을 하는 것이다. 이 시기를 벗어나는 데 수개월에서 1년 이상 걸린다. 물론 개인차가 크다. 통증이 아주 빨리 없어지는 사람도 있고 10년이상 지속되는 사람도 있다. 오래걸리는 사람은 척추위생이 제대로 지켜지지 않고 나쁜 운동을 지속하기 때문이다.

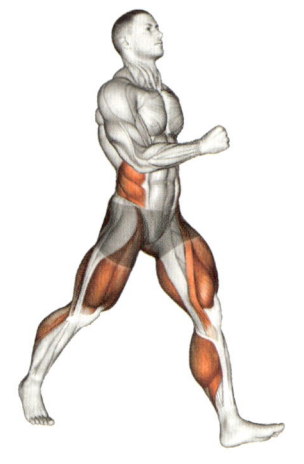

요추전만으로 경쾌하게 걷기

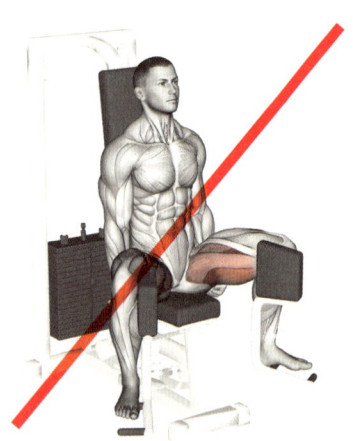

다리 오므리기는 추천하지 않는다!

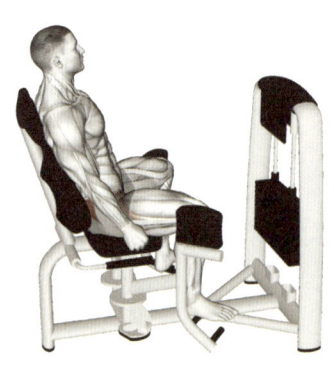

다리 벌리기(힙업덕션, Hip Abduction)

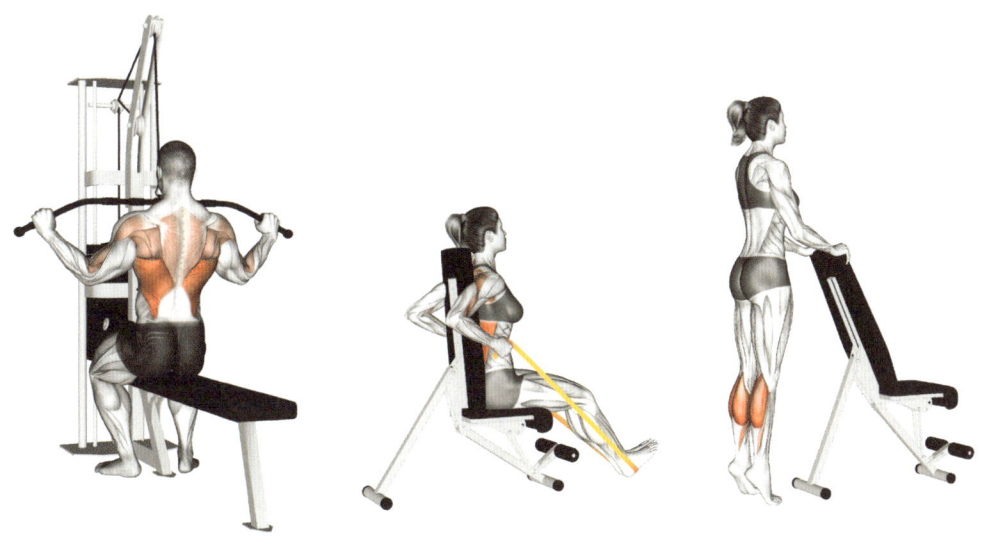

아래로 당기기(랫풀다운, Lat Pull-down) 고무밴드 당기기 의자 짚고 뒷꿈치 들기

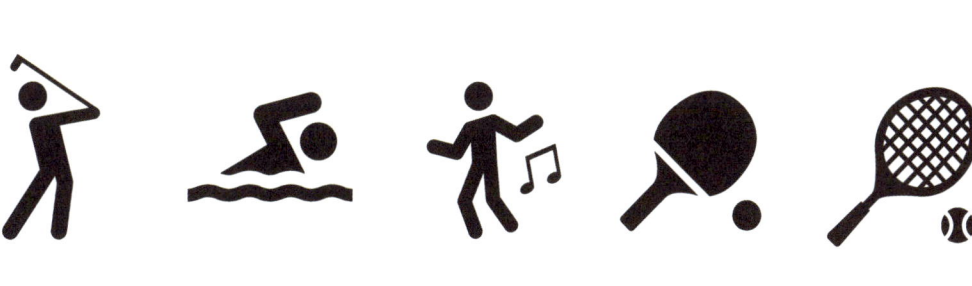

골프 라운딩 수영 에어로빅댄스 탁구 테니스, 베드민턴

약한 허리 통증을 가끔 느끼는 분에게 추천하는
아픈 허리 백년운동 3단계

[그림 20.10] 찢어졌던 디스크가 많이 아물기는 했으나 여전히 상처가 있어 통증 점수가 1~2점으로 유지되거나 가끔 3~4점으로 올라가는 분들을 위한 '아픈 허리 백년운동 3단계'이다. [그림 20.9]의 운동에 좀더 강도 높은 운동이 추가될 수 있다. 물론 모든 운동 동작을 할 때 요추전만을 최대한 유지해야 하고, 운동 중이나 운동 후에 아프지 않아야 한다는 것은 두말하면 입 아프다. 걷기운동은 요추전만으로 경쾌하게 걷기면 충분하다. 자연복대 걷기도 해 볼 수는 있으나 허리 통증이 지속된다면 중지하는 것이 좋다. 자연복대 걷기만으로 디스크가 더 손상되는 경우를 가끔 보기 때문이다. 운동하면서 통증이 유발되는지, 운동 후에 통증이 더 심해지는지, 다음 날 아침까지도 예민하게 살펴서 자신의 몸에 맞는 운동인지 아닌지를 판별하려는 노력이 필요하다. 이 시기가 생각보다 길다. 6개월에서 2년 정도 걸린다. 더 오래 지속될 수도 있다.

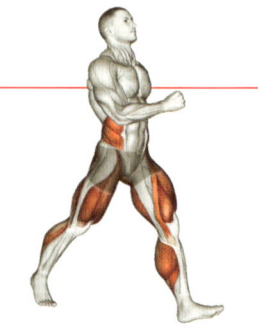

요추전만/자연복대로 경쾌하게 걷기

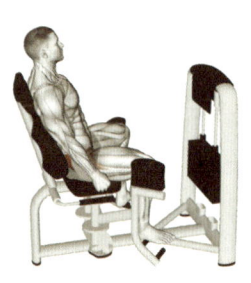 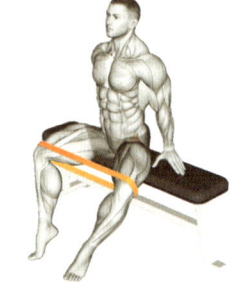

다리 벌리기(힙업덕션, Hip Abduction)

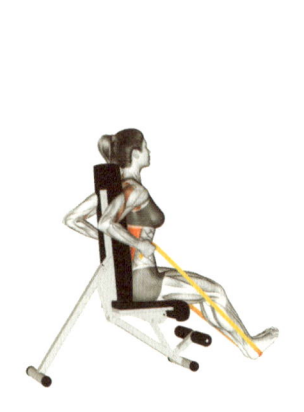 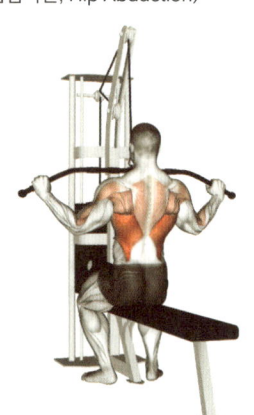

고무밴드 당기기   아래로 당기기(랫풀다운 Lat Pull-down)

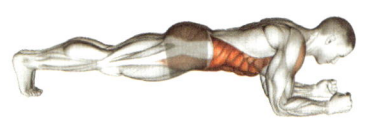
플랭크

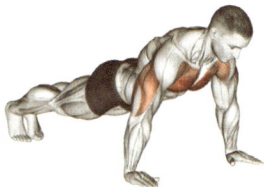
팔굽혀펴기

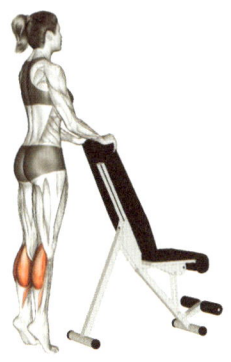
의자 짚고 뒷꿈치 들기

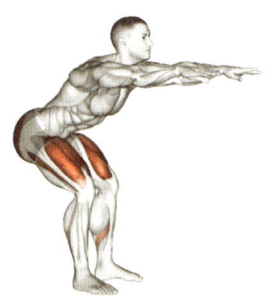
엉덩이 뒤로 빼는 맨몸스쿼트
(포티스쿼트, Potty Squat)

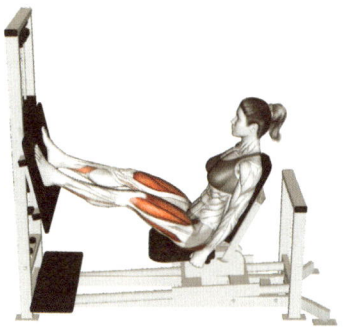
다리로 밀기

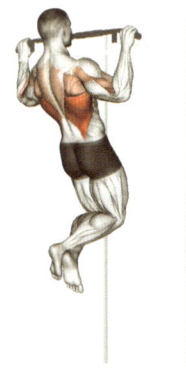
턱걸이

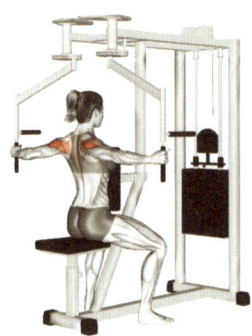
뒤로 날갯짓(리버스플라이, Riverse Fly)

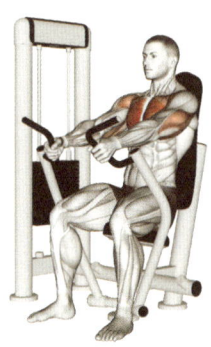
앞으로 밀기(체스트프레스, Chest Press)

약한 허리 통증을 가끔 느끼는 분에게 추천하는
아픈 허리 백년운동 3단계

허리디스크가 더 아물어 통증 점수 10점 만점에 1~2점의 통증이 되면 정상적인 생활이 가능하다. 물론 일상 동작에서 허리가 구부려져서 요추전만이 무너지지 않도록 척추위생『백년목』11장, '척추위생:목 디스크 100년 동안 사용하는 방법' 참조을 철저히 지키는 것이 중요하다. 운동을 할 수 있는 범위는 훨씬 더 넓어진다.

유산소운동의 강도를 높여 하루 30분~1시간 운동한다. 아프지 않은 범위에서 하는 것은 마찬가지이나 걷기운동의 속도가 더 빨라지고 수영, 실내자전거, 일립티컬 트레이너, 등산 등의 강도를 좀 더 높일 수 있다.

요가, 필라테스, 국선도 등의 구부리는 동작은 여전히 매우 주의해야 한다. 사실은 이 단계에서 더 큰 주의가 필요하다. 왜냐하면 허리 디스크가 아물 때 허리에 뻣뻣한 느낌이 심해지기 때문이다.

"양말 신기 힘들다."
"발톱 깎기 힘들다."
"허리에 나사를 박은 듯하다."
"허리를 구부리면 등 속에 철사가 팽팽하게 당겨지는 느낌이다."

좌골신경통에서 회복되는 과정에서 흔히 토로하는 불편감이다.

"그렇게 허리가 아프더니 이제 완전히 굳어버렸구나! 이러다가 평생 허리를 못 구부리는 거 아닐까?"하는 두려움이 엄습해 온다. 허리를 앞으로 구부리는 스트레칭을 해야만 할 것 같은 강한 충동을 느끼는 대목이다. 참으로 안타까운 오해가 아닐 수 없다. 칼로 벤 손가락의 상처가 아물 때 손가락을 구부리기 힘든 것과 같은 일시적인 현상인데 이를 오해하고 상처를 다시 벌리는 행동을 하는 것이다. 찢어진 디스크의 상처가 붙을 때 생기는 뻣뻣함을 그대로 잘 간직해야 한다. 대부분의 경우 2~3개월이 지나면 다시 혼자서 발톱을 깎을 수 있게 된다. 손상된 디스크에 흉터가 생겨서 힐링이 완료되면 다시 유연성을 되찾는다는 뜻이다. 물론 디스크 손상 이전에 비해서는 유연성이 좀 떨어진다. 그것은 자연스러운 노화 과정이다.

걷기운동을 할 때 코어근육에 힘을 가볍게 주는 '자연복대'를 시도해 볼 수 있다. 플랭크를 해도 허리가 아프지 않다면 자연복대를 해도 된다. 그러나 자연복대만으로도 허리 통증이 재발하는 경우가 더러 있으므로 주의해야 한다. 척추위생도 잘 지키고 나쁜 운동도 전혀 하지 않는데 왠지 모르게 허리 통증이 낫지 않는 분들은 '자연복대'가 통증 지속의 원인일 수도 있다. 이런 분은 디스크의 기능한도가 매우 낮으므로 자연복대를 빼고 요추전만만 유지하는 것이 좋다.

    몸 전체 근육의 근력운동도 가능하다. 앞장에서 추천한

기본 맨몸 근육운동 중 엉덩이 뒤로 빼는 스쿼트, 턱걸이, 뒤꿈치 들기 등은 가능하다. 플랭크도 통증이 없으면 가능하고 플랭크가 가능하면 병합팔굽혀펴기나 자연복대로 걷기도 가능해진다. 엉덩이 뒤로 빼는 스쿼트와 턱걸이는 자세에 따라 디스크 압력이 높아질 수 있으므로 추천운동 1,2에서 설명한 대로 정확한 자세를 잘 지켜야 한다.

다리 벌리기(힙업덕션, Hip Abduction), 아래로 당기기(랫풀다운, Lat Pull-down)에 추가로 뒤로 날갯짓(리버스플라이, Reverse Fly), 앞으로 밀기(체스트프레스, Chest Press), 경사대 팔 구부리기(프리처컬, Preacher Curl), 아래로 누르기(푸시다운, Push-down)는 큰 무리 없이 가능하다. 무릎 펴기(레그익스텐션, Leg Extension)나 다리로 밀기(레그프레스, Leg Press), 무릎 구부리기(레그컬, Leg Curl)도 가능하나 주의를 요한다. 자칫 디스크 압력이 높아질 우려가 있는 운동이기 때문이다 [그림 20.10].

허리 운동에는 선행학습이란 없다. 운동 진도는 천천히 나갈수록 좋다. '안전빵'이 최고라는 뜻이다. 6개월 동안 지극정성으로 붙여 놓은 허리 디스크가 단 한 번의 강한 동작으로 다시 찢어질 수 있다. 지긋지긋하던 허리 통증에서 벗어나면서 근력운동이 신나게 잘될 때가 온다. 오랜만에 찾아온 자신의 몸 상태에서 오는 자신감, 이제 다 나았다는 해방감 등으로 좀 더 강한 무게, 좀 더 부담이 높은 운동 동작을 시도하게 된다. 그러나 이때 주의해야 한다. 과한 무게와 동작으로 가슴 철렁하는 요통의 재발을 자주 보기 때문이다.

회복 과정에서 흔히 겪는 '가슴 철렁하는 요통 재발'의 이유는 허리가 아프지 않다고 해서 디스크가 튼튼하게 다 나은 것이 아니기 때문이다. 『백년목』 141페이지에서 소개한 새끼 양의 허리 디스크를 칼로 베는 수술을 하고 2년 동안 방목했던 동물실험 결과를 다시 보자. 한 달 정도만 지나도 바깥쪽은 어느 정도 흉터가 생긴다[그림 20.11] 왼쪽,[24]. 가만히 있으면 아프지 않을 정도로 나았다는 뜻이다. 그러나 섬유륜이 힘을 받을 정도로 붙는 것은 수술후 1년 반이 지나서 관찰되었다[그림 20.11] 오른쪽. 아프지 않다고 디스크가 다 나았다고 생각하면 안 된다. 힘을 받기에는 덜 아물었지만 아프지는 않은

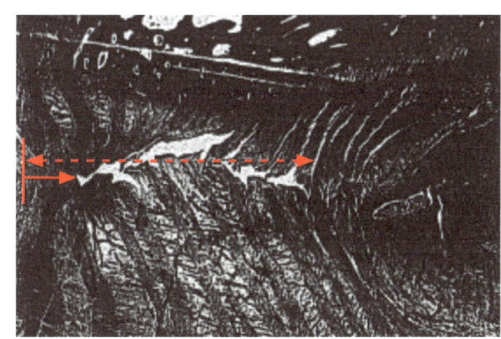 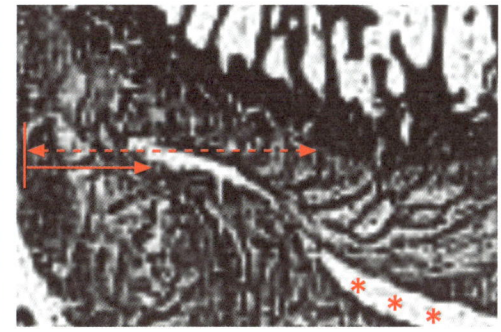

수술 1개월 후   수술 18개월 후

[그림 20.11] 호주에서 새끼 양의 허리를 수술해 디스크의 섬유륜을 칼로 벤 후 1개월 후(왼쪽)와 18개월 후(오른쪽) 확인한 섬유륜 손상의 회복 정도[24]. 붉은색 점선 화살표가 최초 손상의 두께를 나타내며 실선 화살표는 다시 붙은 섬유륜의 두께를 보여 준다. 수술 1개월 후에는 제일 바깥쪽 섬유륜만 살짝 붙었으나 1년 반이 지나면서 섬유륜의 상당 부분이 다시 붙은 것을 볼 수 있다. 1년 반 지난 디스크는 내부에 퇴행(붉은색*)을 보이고 있다.

상태가 상당 기간 지속되기 때문이다. 이때 너무 강한 운동을 하면 디스크가 다시 찢어진다. 평균수명이 11년인 새끼 양이 1년 반 걸렸는데 평균수명 85세인 인간이 40~50대에 겪는 디스크 손상은 힐링에 훨씬 더 긴 시간이 걸릴 것이 분명하다.

그러면 어떻게 해야 하나? 이거 겁나서 운동하겠나? 너무 겁내지 않아도 된다. 우리에게는 힐링되던 디스크가 다시 찢어질 상황을 미리 알려 주는 든든한 우군(友軍)이 있다. 바로 통증이다. 아프지 않게 운동하는 것이 답이다. 통증에 담긴 메시지의 정확한 해독(解讀)이 필요하다. 운동하는 중에 아프거나, 할 때는 아프지 않지만 운동 직후부터 다음 날 아침까지 통증이 재발하면 그 운동은 과도한 운동이라고 보면 된다.

허리 통증에서 완전히 회복된 후의 백년운동

허리 통증에서 완전히 회복되었다면 할 수 있는 운동의 범위가 넓어진다. 맨몸 백년운동 [그림 20.1], 기구 백년운동1단계 [그림 20.3], 2단계 [그림 20.4]를 따라 하면 된다. 한 번 허리가 아팠던 분이라면 기구 백년운동 3단계 [그림 20.5]는 적극 추천하지는 않는다. 허리가 아팠지만 나이가 젊거나(40세 이하), 나이가 많아도 선천적으로 튼튼한 디스크를 타고 난 사람은 3단계 혹은 그 이상을 시도해 볼 수 있다. 단, 아프지 않은 범위 내에서만 시도해야 한다.

당장은 아프지 않아도 아팠던 허리디스크가 부하를 견뎌

낼 능력이 많이 떨어져 있을 가능성이 있다. 선천적으로 디스크가 약하거나 허리가 아픈데도 불구하고 오랫동안 반복적으로 나쁜 운동을 해서 디스크 손상이 아주 깊었던 경우, 나이가 많아 디스크 퇴행이 많이 진행된 경우, 유합술이나 감압술 등 허리 수술을 받은 경우에는 디스크의 강도가 많이 떨어지게 된다. 이런 분은 기구 백년운동 3단계[그림 20.5]는 시도 하지 않는 것이 좋다.

디스크의 강도가 떨어져 있을 가능성이 있다면 무작정 허리에 부담이 큰 운동을 시도하기 보다는 '낮게 시작해 천천히 올리는' 원칙을 철저히 지켜야 한다. 걷기와 20가지 추천 운동들을 통증이 생기지 않는 범위에서 충분히 진행하고 그래도 전혀 아프지 않다면 그 이상의 운동으로 진도를 나가도 된다. 그렇지만 8장부터 17장까지 나열한 10대 주요 근육운동 방법 중 엄지척 ⬤이 없는 운동은 시도하지 않는 것이 안전하다.

허리 수술 후의 백년운동

탈출된 디스크를 제거하는 감압술이나 손상된 디스크를 제거하고 인공디스크를 넣는 인공디스크 치환술, 척추뼈를 나사로 고정하는 유합술 등 모든 허리 수술은 어느 정도 척추의 기계적 강도를 약하게 만든다. 수술하기 전에 비해 생체역학적으로 불리한 상황이 된다는 것이다. 그래서 그 불리함을 상쇄할 만큼 중대한 이득이 있을 때에만 수술을 결정하는 것이 필요함은 모든 척추전문의가 동의하는 부분이다.

    허리 수술을 하고 나서 생체역학적으로 약해지는 정도는 선천적인 허리 디스크 강도, 수술 전 디스크 손상 정도, 퇴행 정도, 수술 방법 등에 따라 큰 차이가 있을 수 있다. 그렇지만 수술 전에 비해 분명히 강도가 약해지므로 운동 동작의 선택에 매우 신중해야 한다. [그림 20.9]에 소개한 '**아픈 허리 백년 운동 2단계**'만 평생토록 해도 된다. 그 이상 진도를 나가는 것은 프로 운동선수가 아니라면 권장하지 않는다. 그 정도만 해도 충분히 멋지게 오래오래 살 수 있다.

허리 척추관 협착증이 있는 분을 위한 백년운동

허리의 척추관은 허리를 구부리면 넓어지고 허리를 뒤로 젖히면 좁아진다. 따라서 허리를 펴고 걷다 보면 척추관이 좁아져서 생기는 여러 가지 증상이 심해진다. 걸음을 걷다 보면 엉덩이부터 다리 쪽으로 저림이 느껴지고, 발바닥 감각이 둔해져 빈대떡을 붙여놓은 것 같으며, 다리가 후들거려 더는 걷기 힘들어 허리를 구부리면서 앉아야 하는 간헐성파행(間歇性跛行, intermittent claudication) 현상이 생긴다. 간헐성파행은 허리를 구부리면 좋아지고 허리를 펴면 더 심해진다. 이런 이유로 많은 사람이 척추관협착증이 있으면 허리를 앞으로 많이 구부려야 한다고 믿고 있다. 그러나 척추관협착증이 있는 분들이 허리를 구부리는 운동을 하는 것은 배고파 우는 아이에게 눈깔사탕을 물리는 것과 같다.

허리의 척추관이 좁아지는 이유는 척추관 앞에 있는 디스크가 팽윤되어 척추관을 뒤로 밀고, 척추관 뒤쪽의 후방관절과 황인대가 두꺼워져서 관을 앞으로 침범하기 때문이다[그림 20.12]. 그런데 디스크가 팽윤되고 후방관절과 황인대가 두꺼워지는 근본 원인은 디스크 손상이다. 디스크가 손상되고 퇴행되며 더 찌그러들기 때문에 생긴 부차적인 현상이다. 척추관협착증이란 결국 디스크가 주인공이 되어 오랜 기간 손상되고 퇴행되면서 도달하게 된 상황인 것이다. 즉, 디스크탈

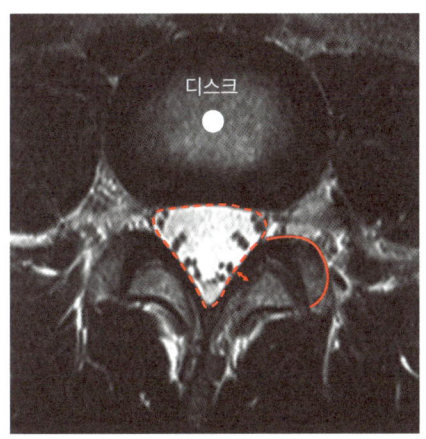
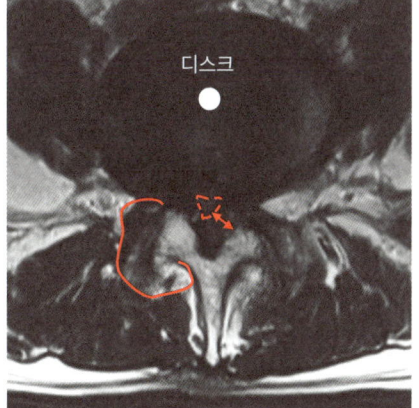

정상 척추관   협착된 척추관

[그림 20.12] 정상척추관과 협착된 척추관. 협착된 척추관(점선)은 척추관 앞에 있는 디스크가 팽윤되어 뒤로 밀고, 뒤쪽의 후방관절(실선)과 황인대(화살표)가 두꺼워져서 관을 앞으로 침범하기 때문이다. 이런 구조적인 변화의 주인공은 퇴행하는 디스크이다.

출증, 디스크성요통 등 디스크 문제와는 완전히 다른 새로운 문제가 아니라 동일선상의 문제이다. 디스크 손상이 오래오래 쌓여서 생긴 문제이다. 디스크 탈출증 때문에 아픈 것이 100m 달리기를 하고 나서 숨찬 것이라면 척추관협착증은 마라톤을 하고 나서 숨찬 것과 비슷하다. 힘이 빠진 정도, 탈진의 정도는 다르지만 '달리고 나서 숨찬 것'이라는 점에서 일맥상통하는 것이라는 뜻이다.

보통 척추관협착증의 증상이 2~3개월 전에 생겼다고 병원에 찾아오시는 분이 대부분이다. 그런데 이들의 척추관을 보면 이미 오래전부터 좁아진 것이 분명해 보인다. 오래전부터 척추관이 좁아진 상태로 지냈지만 그동안은 전혀 증상이 없다가 최근에 새로이 증상이 나타난 것이다. 척추관을 더 좁게 만드는 문제가 최근에 생겼다는 뜻이다. 대부분의 경우 척추관협착증의 주인공인 디스크가 최근 손상을 받기 때문에 생기는 현상이다.

따라서 당장 증상을 줄이는 방향으로 허리를 구부리게 할 것이 아니라 시간이 걸리더라도 최근에 다친 디스크를 잘 아물도록 하는 것이 가장 좋은 방법이다. 그 방법은? 필자가 3년전에 출판한 『백년허리』에 나오는 내용을 허리 아픈 젊은 사람보다 훨씬 더 엄격하게 지켜야 한다. 나쁜 자세, 나쁜 운동을 철저히 배격하고 좋은 자세만 오랫동안 지속하면 된다. 여기에 [그림 20.7]의 '아픈 허리 백년운동 1단계'와 [그림 20.9]에 소개한 '아픈 허리 백년운동 2단계'를 철저하게 따라가는 것이다.

협착증이 있는 분은 보통 65세 이상의 어르신이고 오랜 기간 디스크가 손상돼 왔다는 뜻이므로 증상이 좋아지는 데 오래 걸린다. 그러나 짧게는 3개월, 길게는 1년 정도 꾸준히 노력하면 상당히 심한 협착증 증세가 해소되는 경우를 자주 본다. 협착증에 관한 자세한 내용은 다음에 출판할 책에서 다루기로 한다.

목 디스크 문제가 있을 때의 백년운동

급성 목 디스크 손상으로 디스크성 목통증이 있거나, 목디스크 탈출로 오는 방사통이 있을 때는 통증이 너무 심해 운동을 꿈도 꾸지 못한다. 이때는 강력한 소염제를 먹거나, 신경뿌리의 염증을 줄이는 스테로이드 주사가 필요하다.

급성 통증이 줄어들면 웬만한 운동은 가능하다. 허리 디스크 문제에 비해 운동으로 복귀가 빠르다. 목 디스크가 나쁜 사람은 허리 디스크도 나쁠 가능성이 높다. 목에 나쁜 자세가 허리에도 나쁘고, 목 디스크가 선천적으로 약하면 허리 디스크도 약하기 때문이다. 운동 동작 선정에 주의가 필요하다.

목 디스크 문제가 있는 사람이라면 허리 통증이 있을 때의 운동 기준을 따라가면 된다. 한 가지 특별히 주의할 점은 승모근이 강하게 수축하면 목 디스크의 압력이 높아져 새로운 목 디스크 손상을 일으키거나, 원래 아팠던 디스크를 다시 손상시킬 수 있다. 승모근을 강하게 수축하는 운동은 피하는 것이 좋다. 백년운동에서 추천한 근력운동 동작 중에는 턱걸이, 거꾸로 턱걸이, 수평으로 당기기(허라이즌털로, Horizontal Row) 등이 승모근 수축을 어느 정도 유도한다. 아래로 당기기(랫풀다운, Lat Pull-down)도 손이 몸통보다 더 앞쪽에 위치하면 승모근 수축이 강해진다. 목 디스크가 안 좋은 사람이라면 [그림20.13]과 같은 승모근 근력강화운동은 피하는 것이 좋다.

목 디스크 문제가 있을 때 피해야 할 운동

[그림 20.13] 목디스크에 문제가 있을 때는 승모근(가운데 열의 왼쪽)의 강한 수축을 유발하는 운동(위쪽 열의 운동)은 피하는 것이 좋다. 아래쪽의 어깨 운동이나 활배근 운동도 승모근을 어느 정도 수축시키므로 주의를 요한다. 이런 운동을 할 때 목 디스크 통증이 심해진다면 중지하라는 뜻이다.

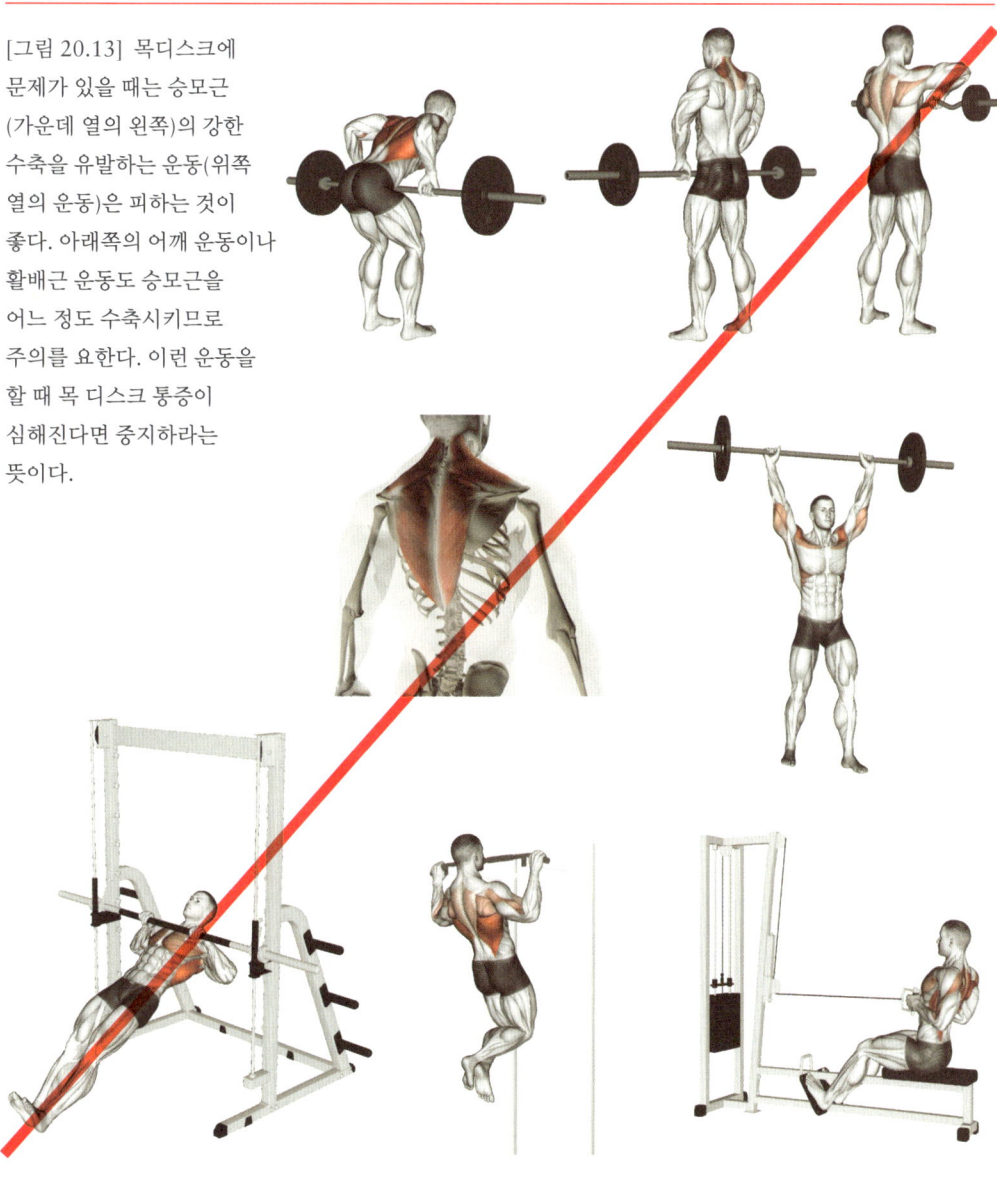

무릎이 약한 분에게 추천하는 '아픈 무릎 백년운동'

무릎 통증은 연골이나 인대가 찢어져 생기는 활액막 염증이나, 과도하게 무릎을 사용해 관절면 아래쪽 뼈에 스트레스가 누적되어 생긴다. 어깨처럼 힘줄이나 인대 혹은 무릎 앞쪽에 위치하는 지방층에 석회결절이 생겼다가 녹으면서 염증성 통증을 일으키기도 한다. 따라서 심한 통증이 있을 때는 소염제나 스테로이드주사로 염증을 줄이거나 관절 사용을 줄여 뼈에 누적된 스트레스를 해소하는 것이 급선무이다.

무릎뼈, 허벅지뼈, 종아리뼈에 쌓인 스트레스 해소에는 통상 3~6개월 걸린다. 그 기간에 운동을 전혀 하지 않으면 무릎의 기계적 특성을 유지하는 데 가장 중요한 메커니즘인 대퇴사두근의 근력이 약화된다. 무릎이 아프다고 운동을 하지 않으면 더 나빠진다는 뜻이다. 무릎관절에는 부담을 주지 않고 운동할 방법을 찾는 것이 '아픈 무릎 백년운동'[그림 20.15]의 핵심이다.

경쾌하게 걷기는 무릎관절에 도움이 된다. 그러나 염증이 심하고 스트레스가 누적되어 아픈 무릎은 걸음만 오래 걸어도 더 아프다. 따라서 통증이 생기지 않는 범위에서 걷는 것이 좋다. 걷기운동을 하는 바닥의 상태도 중요하다. 딱딱한 시멘트 바닥보다는 푹신한 잔디밭이 더 낫다. 체육관에 있는 트레드밀(러닝머신)에서 걷기운동을 하면 실외에서 걸을 때보다 무릎에 걸리는 부담이 적다 [251페이지 참조]. 걷기운동 대신 실내자전거를 타거나 물속에서 걷기운동을 하는 것도 현명한 방법이다. 각자의 상황에 맞춰 무릎 부담을 줄이는 방법을 찾아 매일 유산소운동을 30~60분 지속한다[그림 20.14].

아픈 무릎은 대퇴사두근 근력강화로 상당 부분 해결된다. 가능하면 무릎에 부담을 주지 않고 근력을 키워야 한다. 똑같은 대퇴사두근 근력강화운동이지만 스쿼트, 런지, 다리로 밀기(레그프레스, Leg Press)는 무릎 부담이 높다. 한쪽 무릎에만 체중의 3~4배의 힘이 걸린다. 이에 비해 무릎 펴기(레그익스텐션, Leg Extension)는 체중의 1.5배 정도의 힘이 걸려 걷기운동 때보다 부담이 적다. 따라서 아픈 무릎 운동으로는 무릎 펴기(레그익스텐션, Leg Extension)가 최고이다. 단, 이 동작을 할 때 무릎을 완전히 펴거나 많이 구부리면 통증이 생길 수 있다. 이럴 때는 통증이 없는 운동 범위에서만 근력강화를 해도 충분하다.

대퇴사두근이 무릎을 지키는 가장 중요한 근육이지만 이를 도와주는 도우미 근육이 있다. 바로 엉덩이근육과 뒷종아리근육이다. 무릎과 함께 엉덩이와 발목관절이 늘 함께 움직이기 때문에 이들을 관장하는 근육이 충분히 강하고 조절이 잘되면 무릎관절에 미치는 부담을 많이 분산시킬 수 있기 때문이다. 엉덩이근육은 무릎관절의 위치를 관장하기 때문에 더 중요하다[그림 20.15].

스쿼트, 런지, 다리로 밀기(레그프레스, Leg Press)로 엉덩이근육을 강화할 수 있지만 앞서 설명한 대로 무릎에 미치는 부담이 우려된다[그림 20.16]. 무릎통증에도 다리 벌리기(힙 업덕션, Hip Abduction)가 강추이다. 허리에 문제가 전혀 없다면 서서 뒤로 다리 밀기(스탠딩힙익스텐션, Standing Hip Extension)209페이지 참조도 가능하다.

뒷종아리근육을 강화하기 위해서는 뒤꿈치 들기가 추천된다. 처음에는 맨바닥에서 시작하고 근력이 좋아지면 계단이나 턱을 딛고 하다가 더 강력한 자극이 필요하면 한쪽 발을 들고 하면 된다.

[그림 20.14] 유산소 운동을 할 때 무릎에 걸리는 부담. 무릎이 많이 약해지면 걷는 충격도 통증의 원인이 될 수 있다. 여러 가지 유산소운동 중 무릎에 부담이 적은 운동을 선택하는 것이 좋다. 실내자전거가 가장 안전하다. 통증이 사라지면 아프지 않은 범위에서 다시 걷기운동을 시작한다.

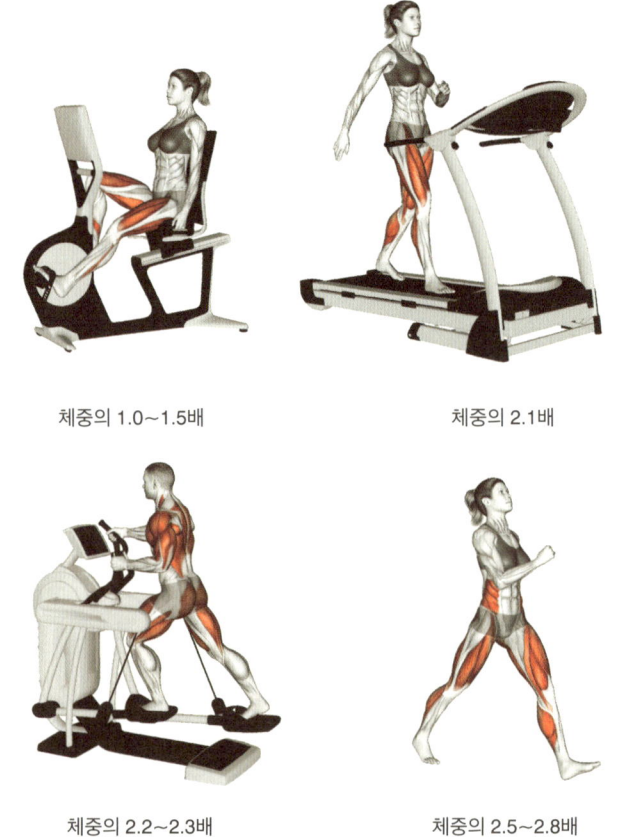

체중의 1.0~1.5배   체중의 2.1배

체중의 2.2~2.3배   체중의 2.5~2.8배

무릎이 약한 분에게 추천하는
아픈 무릎 백년운동

[그림 20.15] 무릎이 약한 분을 위한 '아픈 무릎 백년운동'. 걷기운동은 무릎에 약간의 충격을 가해 연골을 튼튼하게 하고 대퇴사두근도 강화한다. 무릎 펴기 운동은 대퇴사두근 강화에 최고이다. 무릎에 부담 없이 근력을 강화할 수 있다. 그와 함께 엉덩이근육과 뒷종아리근육의 근력운동도 무릎에 큰 도움이 된다.

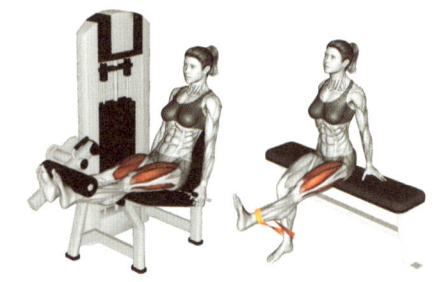

무릎 펴기(레그익스텐션, Leg Extension)

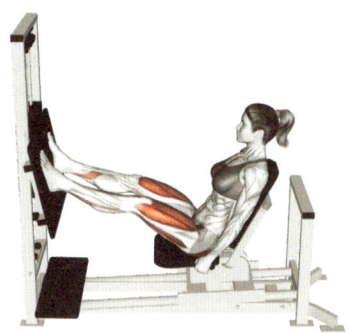

다리로 밀기

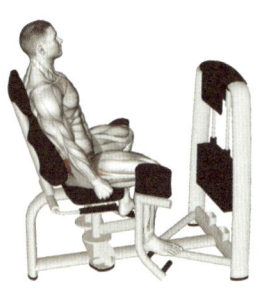

다리 벌리기(힙업덕션, Hip Abduction)

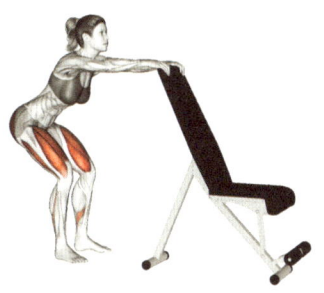

의자 짚고 엉덩이 뒤로 빼는 스쿼트

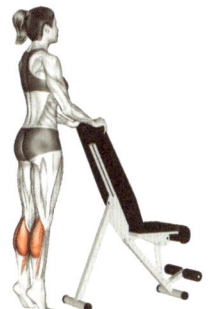

의자 짚고 뒤꿈치 들기

무릎에 나쁜 운동

[그림 20.16] 무릎에 나쁜 운동. 무릎이 아픈 사람이라면 피하는 것이 좋다.

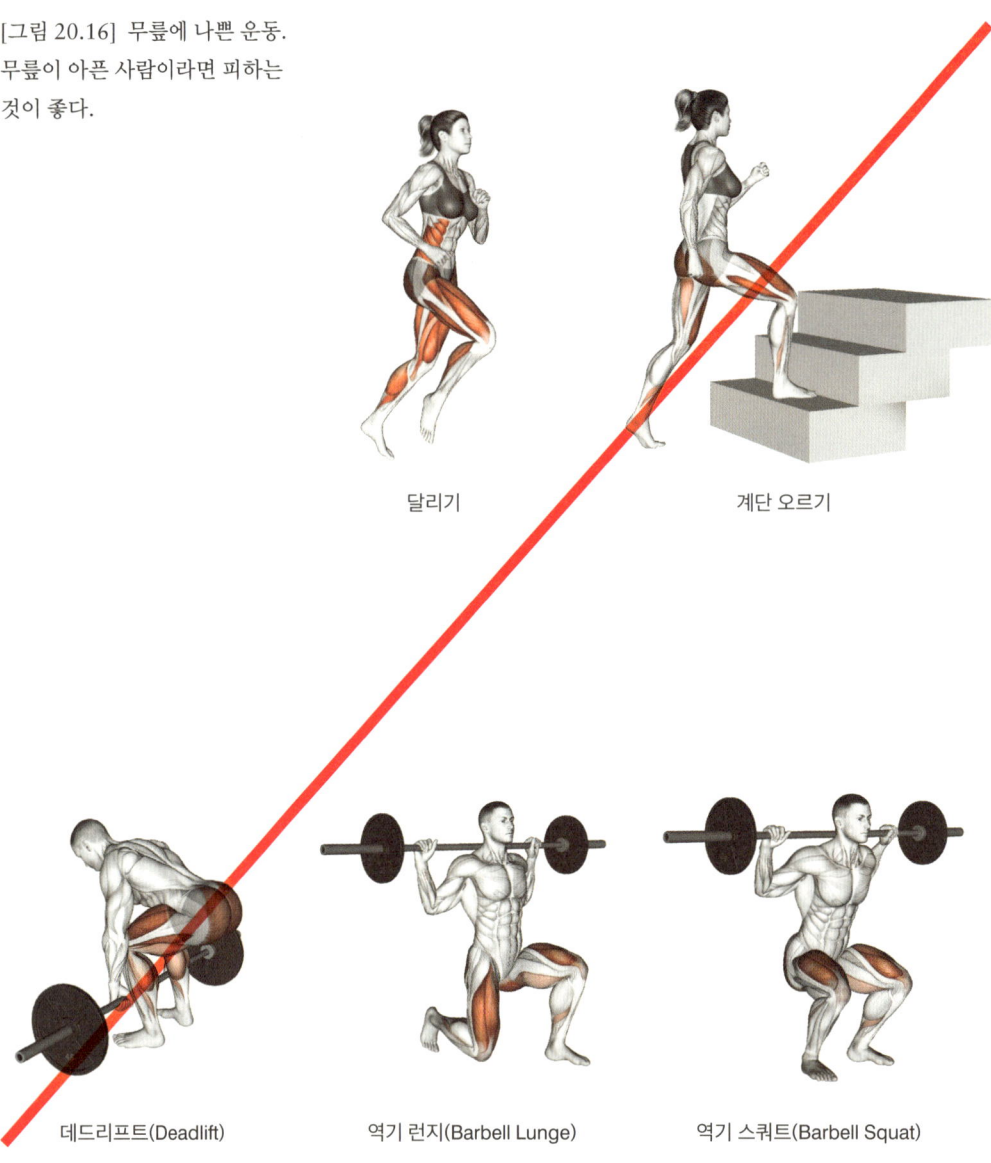

달리기   계단 오르기

데드리프트(Deadlift)   역기 런지(Barbell Lunge)   역기 스쿼트(Barbell Squat)

어깨가 약한 분에게 추천하는 백년운동

어깨 통증은 관절속 활액막 염증, 회전근개힘줄에 생기는 석회, 회전근개힘줄의 찢어짐 등이 상부상조하면서 생긴다. 잠을 못 이룰 정도로 심한 염증이 있다면 운동보다 염증치료가 우선되어야 한다. 통증이 어느 정도 해소되면 운동을 시작할 수 있다.

유착성관절막염(오십견, 동결견)은 관절막이 굳어 어깨를 움직이기 힘들게 되므로 근력강화보다는 스트레칭이 중요하다. 스트레칭의 해악을 늘 조심하라고 주장하는 필자도 유착성관절막염에는 스트레칭을 적극 권장한다. 어깨가 움직이는 모든 방향으로 아플 때까지 스트레칭을 해 주는 것이 원칙이다. 아래는 몇 가지 예를 그림으로 보여 준다[그림 20.17].

석회성건염은 석회결절의 크기에 따라 접근 방법이 달라진다. 석회가 아주 크다면 주사기로 뽑는 것이 좋고 크기가 작다면 운동을 적극적으로 하는 것이 도움이 된다. 어깨 운동을 하면 할수록 석회가 빨리 녹아 없어지기 때문이다. 운동할 때마다 석회가 조금씩 녹아내리면서 염증과 통증을 유발하지만 결절의 크기가 작다면 통증이 심하지 않으므로 필요하면 소염제를 먹어 가면서 하고 싶은 운동을 다 해도 된다.

회전근개힘줄이 찢어지면 근력강화운동에 신경을 써야 한다. 어깨를 높이 들어 올리는 아래로 당기기(랫풀다운, Lat Pull-down)나 턱걸이 등은 회전근개힘줄에 무리가 될 수 있다. 수평으로 당기기(허라이즌털로, Horizontal Row)나 거꾸로 턱걸이로 대체하는 것이 현명하다. **위로 밀기(쇼더프레스, Shoulder Press)**도 가능하면 손잡이를 어깨보다 앞쪽에서 잡도록 하며 400페이지, '추천운동 17' 참조 **앞으로 밀기(체스트프레스, Chest Press)**도 손잡이가 어깨보다 낮을수록 좋고 양손의 폭도 줄이는 것이 안전하다 394페이지, '추천운동 14' 참조.

회전근개힘줄 손상을 적극적으로 치료하는 운동이 있다. 바로 공으로 재주를 부리는 물개, 즉 견갑골을 잘 움직이도록 하는 것이다 276페이지, [그림 12.2] 참조. 어깨관절의 안정성은 견갑골의 움직임에 따라 결정되므로 견갑골주변근육을 적절히 강화하는 운동이 중요한 포인트이다. 문제는 견갑골주변근육을 운동시키는 과정에서 손상된 회전근개 힘줄이 더 스트레스받기 쉽다는 것이다.

회전근개힘줄에 부담을 최소화하면서 견갑골주변근육만 강화하는 최고의 방법이 바로 **견갑골딥스(Scapula dips)** 380페이지, '추천운동 7' 참조이다. 통증없이 **견갑골딥스**를 잘할 수 있다면 **견갑골푸시업**으로 넘어간다. 처음에는 테이블을 짚은 상태로 약하게 진행하다가 충분히 익숙해지면 바닥에서 **견갑골푸시업**을 하면 된다. **견갑골딥스**과 **견갑골푸시업**을 할 때 가장 중요한 것은 팔꿈치를 절대로 구부렸다 폈다 하지 않고 완전히 고정시켜야 한다는 것이다. 견갑골만의 움직임으로 상체를 들었다 놓았다 해야 한다. 팔꿈치가 구부려졌다 펴졌다 하면 회전근개힘줄에 강한 스트레스가 가해지므로 약(藥)이 되어야 할 운동이 독이 된다.

바닥에서 **견갑골푸시업**이 통증 없이 쉽게 되면 뒤로 **날갯**

짓(리버스플라이, Reverse Fly)으로 진도를 나가도 된다. 이후 통증 없는 범위에서 여러 가지 상체운동이 가능하다[그림 20.18].

어깨 통증 때문에 경쾌하게 걷기에 지장이 오는 경우는 거의 없다. 유산소운동으로는 걷기운동을 매일 30~60분 하면 된다.

수영은 어깨에 부담을 많이 가하는 운동이다. 그렇지만 유착성관절막염으로 어깨가 굳은 상태이거나 작은 석회결절로 오는 석회성건염으로 은근한 통증을 느끼는 상태라면 수영으로 어깨에 스트레스를 많이 주는 것이 별로 해롭지 않다. 오히려 굳은 어깨를 풀 수도 있고 작은 석회결절을 더 빨리 녹게 할 수도 있다. 그러나 회전근개힘줄 손상이 있다면 수영은 접는 것이 좋다. 걷기, 자전거, 등산 등의 운동으로 바꾸는 것을 고려하라.

골프 스윙은 유착성관절막염이나 석회성건염 치료에는 도움이 된다. 골프가 어깨에 부담을 주기는 하나 수영보다는 훨씬 약하다. 회전근개힘줄 손상이 있어도 주 1회 정도 라운딩은 가능하다. 회전근개힘줄의 전층(全層)파열이 있어도 염증 조절이 잘 되고 견갑골주변근육 운동이 충분히 되면 골프하는 데 전혀 지장이 없는 경우가 대부분이다. 탁구, 복식 테니스, 취미 배드민턴 등도 즐길 수 있다.

오십견(유착성관절막염)이 있을 때 추천하는
스트레칭

[그림 20.17] 오십견(동결견, 유착성 관절막염)이 있을 때의 어깨 스트레칭. 여기에 나오는 방법 외에도 다양한 방법의 스트레칭이 가능하다. 아픈 방향으로 지긋이 오랫동안 스트레칭하는 것이 포인트이다. 염증이 너무 심하면 약간의 스트레칭만으로도 많이 아플 수 있다. 이럴 때는 염증치료가 선행되어야 한다.

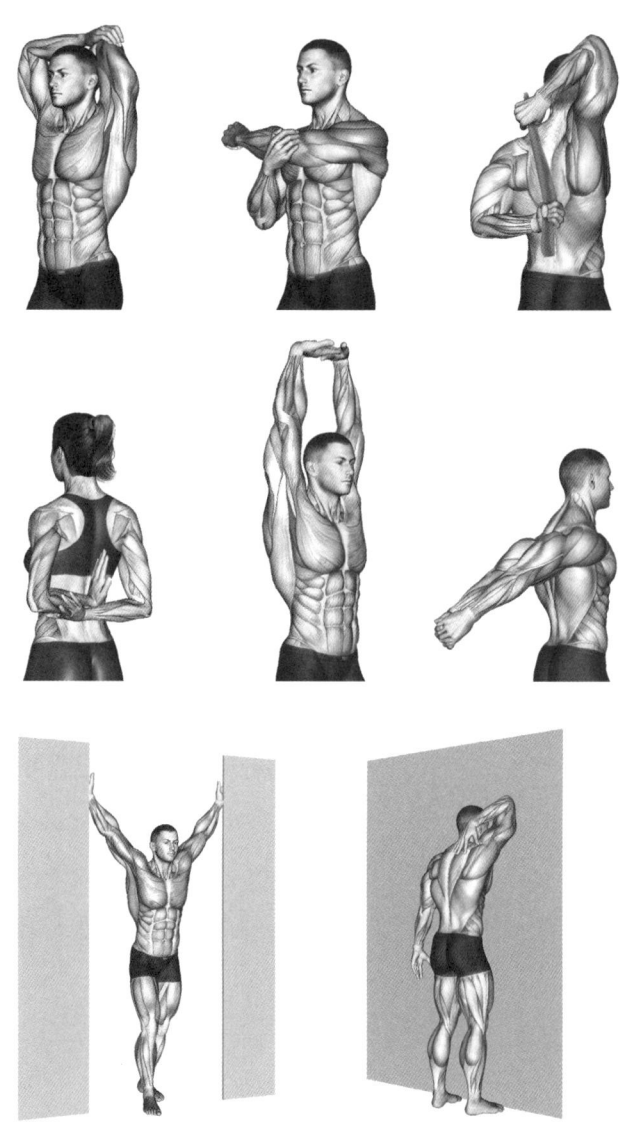

회전근개힘줄 손상이 있는 분을 위한
아픈 어깨 백년운동

[그림 20.18] 회전근개힘줄 손상이 있을 때의 운동법. 먼저 견갑골을 아래위, 앞뒤로 움직이면서 가동 범위를 충분히 넓힌다. 팔꿈치를 전혀 구부리지 않고 견갑골딥스를 하면 회전근개힘줄에는 전혀 부담을 주지 않으면서 견갑골주변근육을 강화한다. 견갑골딥스가 잘되면 견갑골푸시업으로 진행하고 그 이후 뒤로 날갯짓 (리버스플라이, Reverse Fly)을 시도한다. 그 후에는 가벼운 구기운동을 해도 된다.

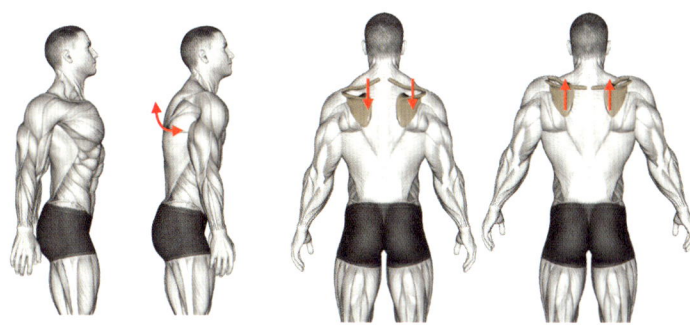

견갑골 가동 운동(Scapula mobilization Exercise)

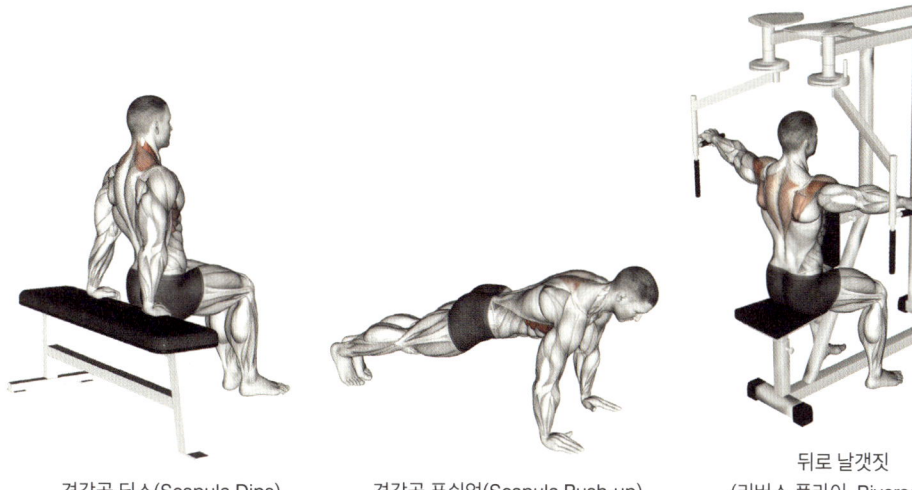

견갑골 딥스(Scapula Dips)   견갑골 푸쉬업(Scapula Push-up)   뒤로 날갯짓 (리버스 플라이, Riverse Fly)

요점 정리

1 몸을 움직여 신체를 건강하게 만드는 운동은 유산소운동과 무산소운동 두 가지이다. 유산소운동으로 오래 살고 무산소운동으로 멋지게 살자.

2 100세까지 멋지게 살기 위해서는 하루 30분에서 1시간 유산소운동을 하고 스스로의 몸 상태에 적합한 근력운동을 잘 찾아 10대 근육 각각을 주 2회 이상 자극 해야 한다.

3 척추와 관절은 뼈나 근육보다 일찍 약해진다. 척추와 관절에 무리가 가지 않는 운동을 잘 선택하자.

4 즐겁게 운동하는 취미생활도 자신의 몸 상태에만 잘 맞추면 오래오래 즐길 수 있다.

5 유산소운동의 최고봉은 걷기운동이다. 하루 30분 이상 경쾌하게 걸으면 100세까지 무병장수는 따 논 당상이다.

6 근력운동, 부담스러울 것 하나도 없다. 가벼운 저항이라도 반복 횟수만 충분하면 된다. 10대 주요 근육을 주 2회만 자극하면 3개월 만에 몸짱 클럽에 가입할 수 있다.

7 자신의 몸에 꼭 맞는 백년운동 찾아 보자. 지피지기(知彼知己)이면 백전백승(百戰百勝)이듯 내 몸의 상태와 운동의 특성을 정확히 알면 100세까지 청춘으로 살 수 있는 답이 있다.

에필로그

100세까지 청춘으로 멋지게 살고 싶은 분들을 위하여…

누구의 영향을 받았는지 알 수는 없으나 필자는 중학교 때부터 스프링 운동기구와 아령으로 근력운동을 시작했다. 당시에는 고등학교 입시를 위해 턱걸이를 포함한 '체력장'이라는 체력 검사가 있었다. 중학교 입학 직후 턱걸이를 하나도 못 하던 나에게 팔굽혀펴기 운동을 열심히 하면 턱걸이를 잘할 수 있다고 일러준 '이경철'이라는 1년 선배가 있었다. 아마도 그 영향이 컸을 것이다.

 의과대학을 다니면서 서울대역도부에서 운동했고 그 후로 심하게 바쁠 때는 어쩔 수 없이 소홀해지긴 했지만 한 달 이상 근력운동을 하지 않은 적은 없었던 것 같다. 동네 체육관에 가면 제일 높은 무게로 운동하는 편이었다. 당시에는 역기와 아령으로만 운동했다. 왜 체육관에 그렇게 많은 기구를 갖다 놓는지 이해할 수 없었다. 벤치프레스를 하기 위한 벤치와 고중량 스쿼트를 하기 위한 스탠드 외의 기구는 공간만 차지하는 아무짝에도 쓸데없는 물건이라 여겼다. 쓸데없는 물건으로 체육관을 붐비게 하는 관장의 판단을 내심 비난했다.

비난할 일은 또 있었다. 젊었을 때 힘깨나 쓴 듯한 중년의 아저씨들은 왜 그렇게 역기를 깔짝대면서 드는지! 벤치프레스나 레그프레스에 한껏 많은 무게를 올려 놓고는 아주 좁은 운동범위에서만 올렸다 내렸다 하는 모습이 참 보기 싫었다. '저렇게 할 바에야 왜 무게를 올리나? 과시하려는 것인가? 차라리 무게를 내리지' 하는 마음으로 힐끗거렸다.

40대를 넘으면서 2006년 허리 디스크 탈출증, 2007년 왼쪽 어깨 관절순 손상(SLAP), 2011년 목 디스크 탈출증, 2015년 왼쪽 무릎관절 연골 손상 등 척추 관절 통증을 순차적으로 겪었다. 찢어지고 무너지는 척추와 관절을 추스르며 아직도 근력운동은 유지하고 있다. 물론 20년전과는 매우 다른 방식으로….

이제 역기와 아령은 거의 들지 않는다. 대부분 기구나 케이블로 운동한다. 역기는 벤치, 프리처스탠드와 함께 사용한다. 완전한 운동 범위에 집착하지 않는다. 약해져 가는 관절을 최대한 보호하기 위해 짧은 구간만 반복해서 운동한다. 깔짝대고 있는 것이다.

그런 의미에서 지금은 80대를 넘겼을 내 젊은 시절의 관장님과 힘 좋던 아저씨들은 선각자였다. 이미 30년 전 이 책의 내용을 다 꿰고 있었던 것 아닌가? 참으로 죄송스럽다는 말씀을 올린다. "죄송합니다. 제가 어려서, 철이 없어서 그랬습니다."

1997년 서울대병원에 전임강사로 발령받은 후 2004년부터 본격적으로 근골격계 재활 분야를 맡아 허리, 목, 무릎,

어깨 통증으로 병원을 찾는 분들을 진료하기 시작했다. 해가 거듭되면서 점점 더 확연하게 느껴지는 것은 '척추관절 통증으로 고생하는 사람이 참으로 많구나. 그런데 자신의 척추와 관절을 제대로 관리하는 방법을 아는 분은 거의 없구나!'라는 생각이었다. 2007년 노화연구의 대가이신 박상철 교수님의 노화연구소에 합류하면서 '노화'를 보는 새로운 시각을 얻었다. 나이가 들면서 누구에게나 생기는 척추와 관절 문제에 적절한 답을 찾는 것이 무엇보다 중요한 화두로 떠올랐다.

10여 년 전 어느 스포츠생리학자의 강의를 들은 적이 있다. 운동을 하면 어떤 생리적 변화가 오는지를 주제로 한 강의 말미에 강사가 '저에게 말씀만 하시면 최고의 운동 처방을 드리겠습니다'라고 했다. 척추 관절 통증 진료를 시작한 지 5년 차쯤 되던 당시의 필자는 '저분은 척추 관절 통증은 잘 모르실 텐데 어떻게 운동 처방을 하실 수 있을까?' 하는 의문이 잠시 들었다. 청중 대부분이 50대가 넘은 분들이라 한두 가지 척추 관절 통증은 지니고 있을 것이 분명했기 때문이다.

노인성 근감소증, 영어로는 사코페니아(sarcopenia)라는 병이 2010년 쯤부터 의학계에 큰 화두가 되었다. 병의 이름은 새로 생겼지만 새로운 병은 아니고 '인간이 나이가 들면서 근육이 줄어들고 힘이 빠지는 현상'을 비로소 '질병'으로 인식하게 된 것이다. 새로운 트렌드에 발맞춰 2013년쯤 사코페니아에 관한 연구 업적이 뛰어난 호주 교수의 초청 강의를 듣고 저녁식사를 하는 뒤풀이 장소에서 필자가 물었다. "나이가 들면서 누구나 척추 관절 통증으로 고생하는데, 그런 분들은 운동하기가 어려워 근감소증이 더 잘 생기지 않나요? 척추 관절 통증과 근감소증의 관계는 어떠한가요?", "……." 묵묵부답이었다. 근감소증을 연구하면서 척추 관절 통증은 전혀 고려하지 않았을 수도 있고, 고려하고 싶긴 했지만 실제적으로 어려움이 있었을 수도 있다. 혹은 필자의 영어가 서툴러 질문을 잘 알아듣지 못했을 수도 있다.

2016년 필자가 『백년허리』라는 단행본을 출판해 비교적 좋은 평을 받고 있을 때였다. 어느 유명한 출판사의 편집부에서 전화가 왔다. 필자의 책을 읽고 시작한 기획인데 연세 드신 분들에게 운동 방법을 가르쳐 주는 책을 같이 만들고 싶다는 내용이었다. '척추 관절 통증을 지닌 분들이 어떻게 하면 안전하게 운동할 수 있을지'는 수년 동안 필자의 화두였으나 책을 내려고 하니 아직 경험과 지식이 일천해 까마득했다. "저도 운동을 했던 사람이고, 또 여러 군데 척추 관절 통증을 앓고 있으며, 진료실에서 뵙는 분들이 가장 원하는 정보가 그런 정보입니다. 그런 책을 꼭 내고 싶습니다만 아직은 저의 지식과 경험이 부족해 책을 내기에는 못 미칩니다"라고 거절했다. 그런데 편집부에서 아연실색할 답이 돌아왔다. "아니, 책을 왜 교수님이 직접 쓰려고 하세요? 저희 편집부 만나서 몇 마디 조언만 주시면 책은 저희가 만들게요!" 혓뿌리에서 올라오는 특정 숫자를 집어 삼키느라 약 3.6초간의 침묵이 흐른 뒤 "예끼, 이 사람아!" 하고 전화를 끊었다. 그 후 그 출판사가 원하던 책을 출판했는지는 알 수 없으나 면전에서 모욕을 당한 듯한 느낌과 '왜 나는 그런 책을 쓸 만한 내공을 미리 갖추지 못

했던가!' 하고 자책(自責)하는 마음을 지닌 채 몇 년이 지났다. 진료실에서 환자분들께 졸업장을 드릴 때면 그 마음이 더욱 사무쳤다.

　이 책에는 필자가 지난 15년간 척추관절 통증 환자분들을 뵈면서 가졌던 염원을 담았다. 그 염원은 바로 어떻게 하면 늙어 가는 척추와 관절을 가지고 꾸준히 운동 특히, 근력운동을 할 수 있을까 하는 질문의 해답이다. 중학교 때부터 시작한 지난 40년간의 근력운동 과정에서 허리와 목, 어깨와 무릎에 손상을 겪은 스스로의 몸에 내린 처방이기도 하다. 2018년 초『조선일보』에 연재한「정선근 교수의 백년 쓰는 척추관절 운동법」과 지금도 연재 중인 서울대병원 홍보실에서 주관하는 네이버포스트「백년아재의 척추와 관절」의 내용이 씨앗이 되었다.

　이 책에서 제대로 다루지 않은 이슈가 두 가지 있다. 첫째는 관절에 생기는 병, 통증, 자연경과, 대처 방안 등이다. 운동과 관련된 관절의 문제는 가볍게 설명 했으나『백년허리』나『백년목』만큼 자세히 다루지는 않았다. 둘째는 척추와 관절을 '건강하게' 움직이는 운동조절(motor control) 방안도 빠져 있다. 초기 원고에는 두 가지 이슈 모두 포함했으나 원고가 완성되면서 제외했다. 분량이 너무 많고 내용이 산만해 '몸을 건강하게 만드는 운동'에만 집중하기 위해 내린 결정이었다. 조만간 또 한 권의 책으로 정리할 예정이다.

　필자 스스로 척추 관절 통증과 함께 꾸준히 운동했고, 통증과 운동 사이에서 고생하는 많은 환자를 진료실에서 만났다. 연세 드신 어르신이 6개월간의 근력운동 효과를 확인하는 임상시험을 진행하고 척추 관절 통증과 운동에 관한 수많은 연구보고서를 읽으며 또 이 책을 쓰면서 느낀 세 가지 포인트가 있다.

운동 강도는 낮게 시작해 천천히 올리라. 척추와 관절이 아팠던 경험이 있다면 아주 천천히 올리라.

운동할 때 반드시 풀레인지(full range)로 운동할 필요는 없다. 관절의 전체 범위를 다 쓰지 않아도 된다는 말이다.

운동하다 아프면 소나기 피하듯 피해서 가라. 운동 강도를 낮추고, 안전도가 높은 운동법으로 내려가는 것이 피하는 방법이다.

대한민국 국민은 지금보다는 훨씬 더 많은 근력운동을 해야 한다. 선진국이 되기 위해 국민소득을 높이는 것보다 더 중요하다고 본다. 모쪼록, 필자의 졸저가 대한민국 국민이 평생 운동하며 멋지게 살아가는 데 조그마한 보탬이 된다면 더는 바랄 것이 없겠다.

2019년 8월 초 연건동에서

참고문헌

1. Morris, J.N., et al., *Coronary heart-disease and physical activity of work.* Lancet, 1953. 265(6795): p. 1053-7; contd.
2. Paffenbarger, R.S., Jr., et al., *Physical activity, all-cause mortality, and longevity of college alumni.* N Engl J Med, 1986. 314(10): p. 605-13.
3. Inoue, M., et al., *Daily total physical activity level and premature death in men and women: results from a large-scale population-based cohort study in Japan (JPHC study).* Ann Epidemiol, 2008. 18(7): p. 522-30.
4. Dunstan, D.W., et al., *Television viewing time and mortality: the Australian Diabetes, Obesity and Lifestyle Study (AusDiab).* Circulation, 2010. 121(3): p. 384-91.
5. Grontved, A. and F.B. Hu, *Television viewing and risk of type 2 diabetes, cardiovascular disease, and all-cause mortality: a meta-analysis.* JAMA, 2011. 305(23): p. 2448-55.
6. Lee, I.M., et al., *Effect of physical inactivity on major non-communicable diseases worldwide: an analysis of burden of disease and life expectancy.* Lancet, 2012. 380(9838): p. 219-29.
7. Ekelund, U., et al., *Does physical activity attenuate, or even eliminate, the detrimental association of sitting time with mortality? A harmonised meta-analysis of data from more than 1 million men and women.* Lancet, 2016. 388(10051): p. 1302-10.
8. United States. Department of Health and Human Services., *Physical Activity Guidelines for Americans, 2nd Ed.* 2018.
9. Kraus, W.E. and B.D. Levine, *Exercise training for diabetes: the "strength" of the evidence.* Ann Intern Med, 2007. 147(6): p. 423-4.
10. Koelwyn, G.J., et al., *Exercise-dependent regulation of the tumour microenvironment.* Nat Rev Cancer, 2017. 17(10): p. 620-632.
11. Schnohr, P., et al., *Dose of jogging and long-term mortality: the Copenhagen City Heart Study.* J Am Coll Cardiol, 2015. 65(5): p. 411-9.
12. Armstrong, M.E., et al., *Frequent physical activity may not reduce vascular disease risk as much as moderate activity: large prospective study of women in the United Kingdom.* Circulation, 2015. 131(8): p. 721-9.
13. Karvonen, M.J., et al., *Longevity of endurance skiers.* Med Sci Sports, 1974. 6(1): p. 49-51.
14. Sanchis-Gomar, F., et al., *Increased average longevity among the "Tour de France" cyclists.* Int J Sports Med, 2011. 32(8): p. 644-7.
15. Fahey, T.D., et al., *Serum testosterone, body composition, and strength of young adults.* Med Sci Sports, 1976. 8(1): p. 31-4.
16. Hooper, D.R., et al., *Endocrinological Roles for Testosterone in Resistance Exercise Responses and Adaptations.* Sports Med, 2017. 47(9): p. 1709-1720.
17. Izquierdo, M., et al., *Differential effects of strength training leading to failure versus not to failure on hormonal responses, strength, and muscle power gains.* J Appl Physiol (1985), 2006. 100(5): p. 1647-56.
18. Anker, S.D., J.E. Morley, and S. von Haehling, *Welcome to the ICD-10 code for sarcopenia.* J Cachexia Sarcopenia Muscle, 2016. 7(5): p. 512-514.
19. Hoffmann, C. and C. Weigert, *Skeletal Muscle as an Endocrine Organ: The Role of Myokines in Exercise Adaptations.* Cold Spring Harb

Perspect Med, 2017. 7(11).

20 Benatti, F.B. and B.K. Pedersen, *Exercise as an anti-inflammatory therapy for rheumatic diseases-myokine regulation.* Nat Rev Rheumatol, 2015. 11(2): p. 86-97.

21 Jensen, M.C., et al., *Magnetic resonance imaging of the lumbar spine in people without back pain.* New England Journal of Medicine, 1994. 331(2): p. 69-73.

22 Reilly, P., et al., *Dead men and radiologists don't lie: a review of cadaveric and radiological studies of rotator cuff tear prevalence.* Ann R Coll Surg Engl, 2006. 88(2): p. 116-21.

23 Jerosch, J., W.H. Castro, and J. Assheuer, *Age-related magnetic resonance imaging morphology of the menisci in asymptomatic individuals.* Arch Orthop Trauma Surg, 1996. 115(3-4): p. 199-202.

24 Osti, O.L., B. Vernon-Roberts, and R.D. Fraser, *1990 Volvo Award in experimental studies. Anulus tears and intervertebral disc degeneration. An experimental study using an animal model.* Spine (Phila Pa 1976), 1990. 15(8): p. 762-67.

25 Boden, S.D., et al., *A prospective and blinded investigation of magnetic resonance imaging of the knee. Abnormal findings in asymptomatic subjects.* Clin Orthop Relat Res, 1992(282): p. 177-85.

26 Pate, R.R., et al., *Physical activity and public health. A recommendation from the Centers for Disease Control and Prevention and the American College of Sports Medicine.* JAMA, 1995. 273(5): p. 402-07.

27 Jette, M., K. Sidney, and G. Blumchen, *Metabolic equivalents (METS) in exercise testing, exercise prescription, and evaluation of functional capacity.* Clin Cardiol, 1990. 13(8): p. 555-65.

28 United States. Department of Health and Human Services., *2008 Physical Activity Guidelines for Americans.* 2008.

29 Saint-Maurice, P.F., et al., *Moderate-to-Vigorous Physical Activity and All-Cause Mortality: Do Bouts Matter?* J Am Heart Assoc, 2018. 7(6).

30 Duysens, J., et al., *Backward and forward walking use different patterns of phase-dependent modulation of cutaneous reflexes in humans.* J Neurophysiol, 1996. 76(1): p. 301-10.

31 Brisby, H., et al., *The effect of running exercise on intervertebral disc extracellular matrix production in a rat model.* Spine (Phila Pa 1976), 2010. 35(15): p. 1429-436.

32 Belavy, D.L., et al., *Running exercise strengthens the intervertebral disc.* Sci Rep, 2017. 7: p. 45975.

33 Sasaki, N., et al., *Physical exercise affects cell proliferation in lumbar intervertebral disc regions in rats.* Spine (Phila Pa 1976), 2012. 37(17): p. 1440-447.

34 Trepczynski, A., et al., *Patellofemoral joint contact forces during activities with high knee flexion.* J Orthop Res, 2012. 30(3): p. 408-15.

35 D'Lima, D.D., et al., *The Chitranjan Ranawat Award: in vivo knee forces after total knee arthroplasty.* Clin Orthop Relat Res, 2005. 440: p. 45-49.

36 McFadyen, B.J. and D.A. Winter, *An integrated biomechanical analysis*

of normal stair ascent and descent. J Biomech, 1988. 21(9): p. 733-44.

37. Kokkonen, J., A.G. Nelson, and A. Cornwell, *Acute muscle stretching inhibits maximal strength performance.* Res Q Exerc Sport, 1998. 69(4): p. 411-15.

38. Behm, D.G., et al., *Effect of acute static stretching on force, balance, reaction time, and movement time.* Med Sci Sports Exerc, 2004. 36(8): p. 1397-402.

39. Young, W.B. and D.G. Behm, *Effects of running, static stretching and practice jumps on explosive force production and jumping performance.* J Sports Med Phys Fitness, 2003. 43(1): p. 21-27.

40. McHugh, M.P. and C.H. Cosgrave, *To stretch or not to stretch: the role of stretching in injury prevention and performance.* Scand J Med Sci Sports, 2010. 20(2): p. 169-81.

41. Whatman, C., A. Knappstein, and P. Hume, *Acute changes in passive stiffness and range of motion post-stretching.* Phys Ther Sport, 2006. 7(4): p. 195-200.

42. Paffenbarger, R.S., Jr., et al., *The association of changes in physical-activity level and other lifestyle characteristics with mortality among men.* N Engl J Med, 1993. 328(8): p. 538-45.

43. Moore, S.C., et al., *Leisure time physical activity of moderate to vigorous intensity and mortality: a large pooled cohort analysis.* PLoS Med, 2012. 9(11): p. e1001335.

44. Allen, J., et al., *Effects of Treadmill Exercise on Advanced Osteoarthritis Pain in Rats.* Arthritis Rheumatol, 2017. 69(7): p. 1407-17.

45. Ettinger, W.H., Jr., et al., *A randomized trial comparing aerobic exercise and resistance exercise with a health education program in older adults with knee osteoarthritis. The Fitness Arthritis and Seniors Trial (FAST).* JAMA, 1997. 277(1): p. 25-31.

46. Burton, E., et al., *Why do seniors leave resistance training programs?* Clin Interv Aging, 2017. 12: p. 585-592.

47. Morton, R.W., et al., *Neither load nor systemic hormones determine resistance training-mediated hypertrophy or strength gains in resistance-trained young men.* J Appl Physiol (1985), 2016. 121(1): p. 129-38.

48. Nobrega, S.R., et al., *Effect of Resistance Training to Muscle Failure vs. Volitional Interruption at High- and Low-Intensities on Muscle Mass and Strength.* J Strength Cond Res, 2018. 32(1): p. 162-69.

49. Sundstrup, E., et al., *Muscle activation strategies during strength training with heavy loading vs. repetitions to failure.* J Strength Cond Res, 2012. 26(7): p. 1897-903.

50. American College of Sports, M., *American College of Sports Medicine position stand. Progression models in resistance training for healthy adults.* Med Sci Sports Exerc, 2009. 41(3): p. 687-708.

51. Damas, F., C.A. Libardi, and C. Ugrinowitsch, *The development of skeletal muscle hypertrophy through resistance training: the role of muscle damage and muscle protein synthesis.* Eur J Appl Physiol, 2018. 118(3): p. 485-500.

52. Burkhart, S.S., C.D. Morgan, and W.B. Kibler, *Shoulder injuries in*

overhead athletes. The "dead arm" revisited. Clin Sports Med, 2000. 19(1): p. 125-58.

53 Palmoski, M., E. Perricone, and K.D. Brandt, *Development and reversal of a proteoglycan aggregation defect in normal canine knee cartilage after immobilization.* Arthritis Rheum, 1979. 22(5): p. 508-17.

54 Ding, C., et al., *Two-year prospective longitudinal study exploring the factors associated with change in femoral cartilage volume in a cohort largely without knee radiographic osteoarthritis.* Osteoarthritis Cartilage, 2008. 16(4): p. 443-49.

55 Fransen, M., et al., *Exercise for osteoarthritis of the knee: a Cochrane systematic review.* Br J Sports Med, 2015. 49(24): p. 1554-57.

56 Dye, S.F. and M.H. Chew, *The use of scintigraphy to detect increased osseous metabolic activity about the knee.* Instr Course Lect, 1994. 43: p. 453-69.

57 Dye, S.F., G.L. Vaupel, and C.C. Dye, *Conscious neurosensory mapping of the internal structures of the human knee without intraarticular anesthesia.* Am J Sports Med, 1998. 26(6): p. 773-77.

58 Dye, S.F., *The knee as a biologic transmission with an envelope of function: a theory.* Clin Orthop Relat Res, 1996(325): p. 10-18.

59 D'Lima, D.D., et al., Knee joint forces: prediction, measurement, and significance. Proc Inst Mech Eng H, 2012. 226(2): p. 95-102.

60 Kutzner, I., et al., Loading of the knee joint during activities of daily living measured in vivo in five subjects. J Biomech, 2010. 43(11): p. 2164-73.

61 Schindler, O.S. and W.N. Scott, Basic kinematics and biomechanics of the patello-femoral joint. Part 1: The native patella. Acta Orthop Belg, 2011. 77(4): p. 421-31.

62 Taylor, W.R., et al., A comprehensive assessment of the musculoskeletal system: The CAMS-Knee data set. J Biomech, 2017. 65: p. 32-39.

63 Escamilla, R.F., et al., *Cruciate ligament force during the wall squat and the one-leg squat.* Med Sci Sports Exerc, 2009. 41(2): p. 408-17.

64 Wieling, W., et al., *Physical countermeasures to increase orthostatic tolerance.* J Intern Med, 2015. 277(1): p. 69-82.

65 Minagawa, H., et al., *Prevalence of symptomatic and asymptomatic rotator cuff tears in the general population: From mass-screening in one village.* J Orthop, 2013. 10(1): p. 8-12.

66 Moosmayer, S., et al., *Tendon Repair Compared with Physiotherapy in the Treatment of Rotator Cuff Tears: A Randomized Controlled Study in 103 Cases with a Five-Year Follow-up.* J Bone Joint Surg Am, 2014. 96(18): p. 1504-14.

67 Pedowitz, R.A., et al., *Optimizing the management of rotator cuff problems.* J Am Acad Orthop Surg, 2011. 19(6): p. 368-79.

68 Beard, D.J., et al., *Arthroscopic subacromial decompression for subacromial shoulder pain (CSAW): a multicentre, pragmatic, parallel group, placebo-controlled, three-group, randomised surgical trial.* Lancet, 2018. 391(10118): p. 329-38.

69 Grenier, S.G. and S.M. McGill, *Quantification of Lumbar Stability by Using 2 Different Abdominal Activation Strategies.* Archives of Physical Medicine and Rehabilitation, 2007. 88(1): p. 54-62.

70 Nachemson, A.L., *The Lumbar Spine An Orthopaedic Challenge.* Spine, 1976. 1(1): p. 59-71.
71 Marcolin, G., et al., *Differences in electromyographic activity of biceps brachii and brachioradialis while performing three variants of curl.* PeerJ, 2018. 6: p. e5165.
72 Werner, S., *An evaluation of knee extensor and knee flexor torques and EMGs in patients with patellofemoral pain syndrome in comparison with matched controls.* Knee Surg Sports Traumatol Arthrosc, 1995. 3(2): p. 89-94.
73 Peterson, M., et al., *A randomized controlled trial of eccentric vs. concentric graded exercise in chronic tennis elbow (lateral elbow tendinopathy).* Clin Rehabil, 2014. 28(9): p. 862-72.
74 Couppe, C., et al., *Eccentric or Concentric Exercises for the Treatment of Tendinopathies?* J Orthop Sports Phys Ther, 2015. 45(11): p. 853-63.

이미지 출처

저자 제공: [그림 1.1], [1.3], [1.4], [2.1], [2.2], [3.1], [3.2], [3.4], [3.5], [3.6], [3.7], [3.8], [3.9], [3.10], [3.11], [3.12], [8.6], [10.2], [10.3], [10.4], [12.2], [12.5], [16.2], [20.12]

김기원: [그림 3.3]

Gymvisual(www.gymvisual.com): [그림 5.1], [5.2], [6.1], [7.1], [8.1], [8.2], [8.3], [9.1], [9.2], [10.1], [10.2], [10.5], [11.1], [11.2], [11.3], [11.4], [12.1], [12.3], [12.4], [12.6], [13.1], [13.3], [13.4], [14.1], [14.2], [15.1], [16.1], [16.3], [16.4], [16.5], [17.1], [17.2], [18.1], [18.2], [18.3], [18.4], [19.1], [19.2], [19.3], [19.4], [19.5], [19.6], [19.7], [19.8], [19.9], [19.10], [19.11], [19.12], [19.13], [19.14], [19.15], [19.16], [19.17], [19.18], [19.19], [19.20], [20.1], [20.2], [20.3], [20.4], [20.5], [20.6], [20.7], [20.8], [20.9], [20.11], [20.13], [20.14], [20.15], [20.16], [20.17]

Netter Images(www.netterimages.com): [그림 8.4]

Elsevier (thru RightsLink): [그림 1.2](Lancet)

Wolters Kluwer (thru RightsLink): [그림 13.2](Spine), [20.10](Spine)

백년운동
척추·관절 아프지 않게 100세까지 운동하는 방법

발행일
2019년 10월 31일 1판 1쇄
2025년 2월 21일 1판 17쇄

발행인: 김영미
저자: 정선근
편집: 김영미
디자인: 유윤석, 안연주 도움
교정/교열: 박재역

ISBN 979-11-968340-0-5 03470
가격 19,500원

아티잔
출판등록 2019년 1월 31일 (제 2019-000010호)
출판번호 968340
02839 서울시 성북구 선잠로 97
전화 (02) 723-2355 팩스 (02)3210-2840
이메일 artisan@artisanseoul.com
홈페이지 www.artisanseoul.com

이 책은 저작권법에 따라 보호를 받는 저작물이므로
무단전제와 무단복제를 금합니다.

잘못된 책은 구입하신 서점에서 바꾸어 드립니다.

이 도서의 국립중앙도서관 출판시도서목록(CIP)은서
지정보유통지원시스템 홈페이지(seoji.nl.go.kr)와국가
자료공동목록시스템(nl.go.kr/kolisnet)에서이용하실
수 있습니다. CIP제어번호: CIP2019042206

관련 유튜브: 정선근 TV

untangling

언탱글링(Untangling)은 도서출판 아티잔(Artisan)의 건강 및 생명과학 분야의 임프린트입니다. 언탱글링의 사전적인 의미는 '(엉킨 것을) 풀다' 혹은 '난제(難題)를 해결하다'는 뜻입니다. 언탱글링은 전문가들도 혼란에 빠지기 쉬운 복잡하고 어려운 건강 및 생명과학의 문제를 대중에게 쉽게 풀어 설명하는 출판과 미디어의 역할을 하고자 합니다.